CATALOGUE DES PIÈCES

DU

MUSÉE DUPUYTREN

CATALOGUE DES PIÈCES

DU

MUSÉE DUPUYTREN

PUBLIÉ

Sous les auspices de la Faculté de Médecine de Paris

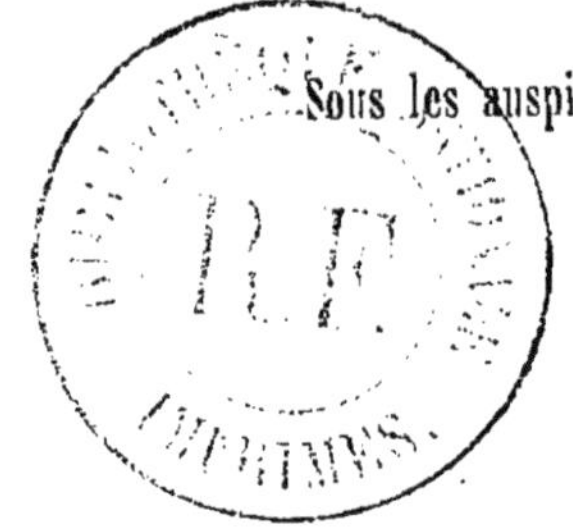

PAR

M. HOUEL

CONSERVATEUR DES COLLECTIONS DE LA FACULTÉ DE MÉDECINE DE PARIS
AGRÉGÉ DE LA FACULTÉ
CHEVALIER DE LA LÉGION D'HONNEUR
MEMBRE DE LA SOCIÉTÉ DE CHIRURGIE, DE LA SOCIÉTÉ DE BIOLOGIE
ET DE LA SOCIÉTÉ ANATOMIQUE

TOME QUATRIÈME

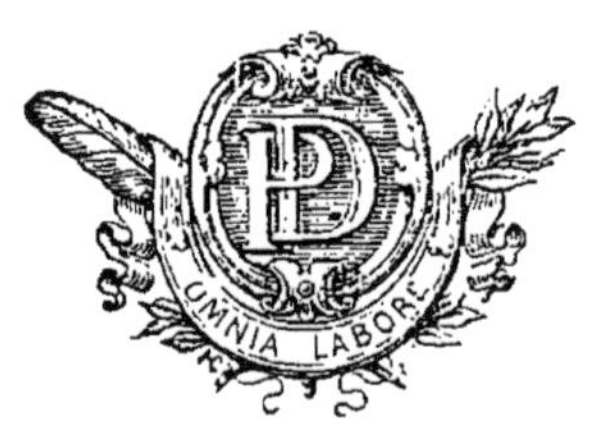

PARIS

PAUL DUPONT
ÉDITEUR
41, rue Jean-Jacques-Rousseau.

G. MASSON, EDITEUR
LIBRAIRE DE L'ACADÉMIE DE MÉDECINE
Boulevard Saint-Germain en face l'École-de-Médecine

1879

LÉSIONS

DE

L'APPAREIL DE LA CIRCULATION

Les pièces relatives aux lésions de l'appareil de la circulation sont au nombre de 397 dans le Musée. Un certain nombre de ces pièces, surtout pour les affections du cœur, portent les noms de Corvisart, Lœnnec et Bouillaud, ce qui n'étonnera personne si l'on réfléchit aux travaux remarquables de ces éminents professeurs.

Ces pièces comprendront quatre chapitres principaux, à savoir :

1° Les lésions du cœur ;
2° Les lésions des artères ;
3° Les lésions des veines ;
4° Les lésions des vaisseaux lymphatiques.

Chacun de ces chapitres est divisé en un certain nombre d'articles distincts qui sont nécessaires à la classification du Musée. Ces articles serviront à faciliter les recherches et ils m'ont permis de faire avec plus de méthode le classement des nombreuses pièces de ce grand appareil qui, avec les altérations du système osseux, est peut-être un des plus complets du Musée Dupuytren.

CHAPITRE PREMIER

Lésions du cœur.

Je diviserai les lésions du cœur en deux articles, à savoir :
1° Les lésions de l'enveloppe du cœur ou péricarde ;
2° Lésions du cœur même.

Article premier.

LÉSIONS DU PÉRICARDE

Les lésions du péricarde peuvent se résumer en deux ordres de faits :

1° L'absence de la membrane séreuse ;
2° L'inflammation de cette membrane ou la péricardite.

L'absence de la membrane séreuse, quand on l'observe, est toujours congénitale. C'est un fait anatomique excessivement rare, la science n'en contient que très-peu d'exemples ; le Musée Dupuytren en renferme deux des plus remarquables : n°s 1, 2, 2 *a* et 2 *b*. Le n° 1 est une pièce naturelle ; les n°s 2 et 2 *a* sont la représentation en cire et le dessin de cette pièce. La pièce n° 2 *b*, préparée par dessiccation, présente une absence incomplète du péricarde qui peut être rapportée à un arrêt de développement. Les pièces d'inflammation du péricarde sont au nombre de 20, du n° 3 au n° 19 inclusivement.

Dans les cas de péricardite aiguë, il se produit des fausses membranes qui, suivant les circonstances, comme cela s'observe sur les pièces du Musée, peuvent prendre divers aspects. Cela résulte plus spécialement des mouvements continuels du cœur, de la qualité et de la quantité du liquide épanché.

Ces fausses membranes viscérales et pariétales ont quelquefois un aspect villeux, c'est le *cor hirsutum* des anciens, nos 3, 4, 5, 6, 7. D'autres fois la fausse membrane peut acquérir une épaisseur considérable, nos 9 et 10 ; sur cette dernière pièce le feuillet viscéral a près d'un 1/2 centimètre d'épaisseur ; le cœur, peu volumineux, est normal. Je me demande si, dans ce cas, ces fausses membranes puissantes ne pourraient point exercer sur le cœur une action identique à celle que l'on observe sur le poumon; si, en un mot, elles ne pourraient point le comprimer. Il est certain que cette compression est moins évidente et moins facile à opérer, mais, sur certains cœurs, et en particulier sur la pièce n° 10, cette compression m'a paru exister. Le cœur, par l'épaisseur de son muscle, doit avoir une force de résistance considérable ; mais, d'un autre côté, la force de rétractibilité des fausses membranes, passées à l'état fibreux, peut aussi avoir une grande énergie.

D'autres fois, les fausses membranes s'organisant sous forme de lamelles cellulaires, nos 11, 12, 13, 14 et 15, peuvent déterminer des adhérences entre le feuillet viscéral et pariétal ; c'est dans ces cas que l'on a pu croire quelquefois à des absences de péricarde, lorsque surtout, comme sur les pièces nos 14 et 15, l'adhérence est intime et générale. La cavité séreuse a alors complétement disparu. Des plaques crétacées nos 16 et 17, peuvent aussi se développer sous la séreuse viscérale.

N° 1. — Cœur d'adulte; absence du péricarde.

Cette pièce a été trouvée sur un maçon, âgé de 28 ans, grand, maigre, habituellement bien portant et n'offrant aucune gène, aucun trouble, dans les fonctions des organes de la circulation et de la respiration.

Le cœur, dépourvu d'enveloppe extérieure fibro-séreuse, était libre sous le poumon gauche et paraissait n'être retenu en situation, que par deux brides de deux pouces de longueur, partant du côté gauche de son sommet pour aller, sans doute, se terminer dans un point de la circonférence du diaphragme ; mais cette insertion n'a pas été reconnue. Le médiastin n'était formé que par une simple lame séreuse appartenant à la plèvre droite.

La face de cette cloison qui correspond au cœur, offre la disposition d'une coque ou capsule fibreuse peu profonde, se perdant en haut sur l'origine des vaisseaux, et se terminant en bas sans adhérer au diaphragme. Cette capsule a paru, à Breschet, être un rudiment de péricarde. Il existe en outre un filament fibreux cylindrique, allant de la base du cœur du sillon vertical antérieur, à la face interne de cette espèce de vestige de péricarde que je viens de décrire, et il pase sur la base du cœur sans y adhérer. Dans son Mémoire, M. Breschet le considère encore comme un rudiment de péricarde.

La membrane séreuse du cœur manquait donc entièrement ; on voyait la membrane séreuse du poumon gauche, sur la partie interne de cet organe, dans le point par lequel il était en connexion immédiate avec le cœur, se porter sur ce dernier et le recouvrir en totalité. Cette pièce, présentée à la Faculté de médecine, a été examinée par MM. Blainville, Cruveilhier, Désormeaux, Dumeril, Lœnnec et Orfila ; elle est donc un exemple incontestable d'absence complète du feuillet séreux du péricarde. (Voir pour les détails l'observation de M. Breschet publiée avec planches, *Répertoire d'anatomie*, année 1826, tome Ier, page 66.) J'ai cru devoir extraire textuellement du Mémoire les faits rapportés ici. Cette observation se trouve revêtue d'un cachet d'authenticité que lui donne l'expérience du savant anatomiste, et, dans son excellent Mémoire, après avoir constaté, avec Portal, Haller, etc., que la plupart des cas donnés comme absence du péricarde n'étaient que des péricardites avec des adhérences générales, il conclut de ces recherches, que l'on peut encore admettre comme absence congénitale, de la membrane fibro-séreuse du cœur, le fait de Mathieu Baillie. (*Transactions of a Society for the improvement of medical and chirurg.*) et celui rapporté par Walter dans son *Museum anatomicum.*

(Professeur Breschet, *Répertoire d'anatomie*, t. Ier, p. 66.)

N° 2. — Modèle en cire, de la pièce précédente, n° 1, d'absence complète de péricarde.

(Professeur Breschet.)

N° 2 a. — Dessin de la pièce n° 1, représentant l'absence du péricarde.

(Professeur Breschet.)

N° 2 b. — Colonne vertébrale, avec le diaphragme et le cœur; absence du péricarde par arrêt de développement.

Cette pièce provient d'un adulte, et, par son importance, elle mérite que sa description soit rapportée ici avec le plus de détails possible. On constate du côté du médiastin antérieur, l'existence d'un petit cul-de-sac qui commence à 5 centimètres de la base du cœur et se prolonge le long de l'aorte jusqu'à une profondeur de 2 centimètres 1/2. Le bord antérieur du cul-de-sac commence au milieu à peu près de la paroi antérieure de l'aorte. Le cul-de-sac est constitué en avant et à gauche par l'aorte, à la partie interne ou droite par la lame du médiastin, à la partie postérieure par la veine cave supérieure.

A la partie postérieure de ce cul-de-sac se trouve une autre ouverture, sorte de canal situé entre le tronc de l'aorte et la face antérieure de la veine cave supérieure. La voûte est constituée par la branche droite de l'artère pulmonaire.

En descendant vers le diaphragme, à la partie inférieure, un peu au-dessus de la pointe du cœur qui est renversée en haut, on rencontre une fossette dans laquelle la pointe du cœur peut se placer. L'artère pulmonaire est en rapport direct avec le poumon.

En résumé, on constate sur cette pièce que la paroi latérale gauche et la paroi antérieure du péricarde manquent complétement. La paroi postérieure et la paroi latérale droite existent à l'état rudimentaire, et donnent lieu à la formation de nombreux culs-de-sac. Le feuillet séreux viscéral du cœur se trouvant en contact avec la face postérieure du sternum et des cartilages costaux, les surfaces postérieure et latérale gauche étaient en rapport direct avec le poumon gauche, sur lequel le cœur devait s'appuyer dans le décubitus dorsal.

(M. Lebec, *Soc. anat.*, 1874, 3e série, t. IX, p. 455.)

N° 3. — Cœur d'un jeune sujet; péricardite pseudo-membraneuse.

Sur cette pièce, la péricardite de date récente, était caractérisée par un épanchement séreux considérable. On constate actuellement sur le cœur, particulièrement au niveau des oreillettes, une

pseudo-membrane villeuse; c'est là le type de ce que les anciens ont désigné sous le nom de *cor hirsutum, cor villosum.*
(M. Duvernoy, 1801.)

N° 4. — Modèle en cire, d'un cœur affecté de péricardite pseudo-membraneuse.

Le péricarde était distendu par une grande quantité de liquide, et le feuillet séreux est recouvert d'une épaisse couche néoplastique d'un aspect chagriné, assez irrégulier. Cette disposition de la pseudo-membrane, donne à la séreuse du cœur ainsi que l'a très-bien indiqué Corvisart, une grande ressemblance avec la surface interne du bonnet ou second estomac des ruminants.
(Professeur Covisart, 1801.)

N° 5. — Cœur d'adulte; péricardite pseudo-membraneuse.

Sur ce cœur on constate que la lésion est de date assez récente; l'individu a succombé dans la période aiguë. Il existait un épanchement considérable, et on voit que la séreuse cardiaque est couverte d'une couche pseudo-membraneuse de plusieurs millimètres d'épaisseur; celle qui couvre le cœur est hérissée d'aspérités, et très-épaisse.
(Professeur Cruveilhier, 1833.)

N° 6. — Cœur; péricardite pseudo-membraneuse.

Cette pièce provient d'une femme de 25 à 38 ans. La maladie est de date assez récente; la malade a succombé rapidement. On constate une dilatation considérable de la cavité du péricarde, qui contenait une grande quantité de liquide. La surface interne du péricarde, particulièrement la portion cardiaque, est recouverte d'une couche pseudo-membraneuse assez épaisse qui peut être facilement décomposée en lamelles superposées ; sa surface est bosselée, irrégulière. Le cœur est en outre très-volumineux.
(MM. Bouet et Dusoir, 1826.)

N° 6 *a*. — Cœur d'adulte ; péricardite hémorrhagique.

Ce cœur, qui est volumineux, hypertrophié, contenait à l'intérieur du péricarde dont la cavité est dilatée, une grande quantité de liquide séro-sanguinolent. Sur la face libre du feuillet viscéral et pariétal du péricarde, il existe une couche épaisse de pseudo-membranes qui ont un aspect brunâtre, villeux, et qui se détachent dans certains points.

(M. Foucher, 1855.)

N° 7. — Cœur d'adulte ; péricardite pseudo-membraneuse.

Sur ce cœur la péricardite qui est récente, était accompagnée d'un épanchement considérable qui a distendu la séreuse cardiaque. Une pseudo-membrane peu épaisse, légèrement villeuse tapisse toute la face interne du péricarde. Le cœur est hypertrophié, volumineux.

(M. Barth.)

N° 8. — Cœur d'adulte ; péricardite pseudo-membraneuse.

Sur ce cœur d'origine inconnue, on constate que la cavité du péricarde a été notablement distendue par la présence d'un liquide. Il existe en outre une couche pseudo-membraneuse qui tapisse toute la cavité; le cœur est considérablement hypertrophié.

N° 9. — Pièce en cire, représentant le larynx, la trachée, les poumons et le cœur ; péricardite pseudo-membraneuse.

Cette pièce a été modelée sur un enfant de 14 ans ; le péricarde a été incisé à sa partie inférieure près de la pointe du cœur. Cette incision permet de constater que la cavité séreuse a été distendue par du liquide, que les parois en sont épaissies, qu'il a existé une péricardite pseudo-membraneuse. La face externe du péricarde est recouverte d'une épaisse couche cellulo-graisseuse qui, dans certains points, présentait deux centimètres d'épaisseur.

(Professeur Leroux, *Bul. de la Fac.*, 1810, p. 66.)

N° 10. — Cœur ; péricardite purulente.

Cette pièce provient d'un jeune homme de 19 ans qui a succombé à une péricardite purulente, avec d'énormes fausses membranes. Ce malade racontait que 18 mois environ avant son entrée à l'hôpital, étant en train de jouer au piquet, il fut saisi d'une douleur très-vive à la partie latérale gauche du thorax qui l'empêchait de respirer et de marcher, à cause de l'angoisse extrême qu'elle lui causait.

Cet état persista pendant près de 17 mois avec des alternatives de mieux et de rechute, et enfin la dispnée devenant intolérable le malade entra à l'Hôtel-Dieu, où il succomba au bout de 18 jours. A l'autopsie le poumon droit a été trouvé sain, et le gauche refoulé contre la gouttière vertébrale; mais sans fausses membranes, sans liquide dans la plèvre.

On constate sur ce cœur que la cavité du péricarde est très-dilatée; elle remplissait presque tout le côté gauche du thorax, et contenait 3 kilogrammes 1/2 d'un liquide séro-purulent. Le feuillet pariétal et viscéral de cette séreuse, est doublé d'une fausse membrane qui, pour le feuillet viscéral, a près de 10 millimètres d'épaisseur; elle est fibreuse assez lisse, et le cœur, peu volumineux, anémique, est comme atrophié par la rétraction de la fausse membrane.

(M. Lucien Corvisart.)

N° 11. — Cœur; péricardite.

Cette pièce provient d'un homme de 38 ans, qui n'avait jamais éprouvé de douleurs rhumatismales; il était brancardier à l'hôpital de la Pitié, lorsqu'il tomba malade. Il éprouvait une gêne considérable de la respiration et de la circulation. Il resta deux mois chez lui avec des alternatives de mieux et de mal, puis, entré le 22 février à l'hôpital, il succomba le 24 avril de la même année.

Le péricarde, qui est énormément distendu, occupait une grande partie de la cavité thoracique. Il avait en hauteur environ 30 centimètres, et en largeur 24; il s'étendait surtout à gauche et comprimait fortement le poumon de ce côté auquel il adhérait, tandis que le poumon droit ne paraissait point gêné. Le liquide contenu dans cette vaste poche était d'une couleur jaune foncé et sans mélange de flocons fibrineux; on en put recueillir 2 litres.

Le cœur, placé à la partie supérieure de la poche que lui forme le péricarde, n'a pas augmenté de volume, et ne présente rien d'anormal. La cavité séreuse est doublée dans toute son étendue d'une pseudo-membrane villeuse, d'aspect chagriné, qui a de 3 à 4 millimètres d'épaisseur.

(Professeur Gosselin, *Soc. anat.*, 1838, p. 175.)

N° 12. — Cœur d'adulte; péricardite pseudo-membraneuse.

On constate sur ce cœur les traces évidentes d'une péricardite ancienne; il existe des fausses membranes cellulo-fibreuses qui font adhérer entre eux les 2 feuillets du péricarde, de sorte que la cavité manque complétement. Le cœur est très-volumineux.

(M. Barth, 1840.)

N° 13. — Cœur d'adulte ; péricardite adhésive.

Sur ce cœur la cavité du péricarde à en grande partie disparu ; il existe de nombreuses adhérences cellulo-fibreuses partielles qui ont déterminé l'adhérence des deux feuillets. On trouve en outre un grand nombre de taches laiteuses sur le feuillet viscéral. Le cœur est sensiblement plus volumineux, hypertrophié.

(M. Barth, 1840.)

N° 14. — Modèle en cire, d'un cœur atteint de péricardite ancienne.

On constate sur ce cœur une adhérence des deux feuillets du péricarde, dans toute leur étendue, en sorte que la cavité normale a entièrement disparu. Le cœur est considérablement hypertrophié, les cavités dilatées.

La crosse de l'aorte présente en outre une anomalie dans l'origine des vaisseaux qu'elle fournit; ceux-ci naissent dans l'ordre suivant : 1° le tronc brachio-céphalique; 2° la carotide primitive gauche; 3° la vertébrale gauche; 4° la sous-clavière gauche.

(Professeur Dupuytren, 1804.)

N° 15. — Cœur; péricardite adhésive.

Cœur d'un homme de 86 ans. Il existe une péricardite ancienne, avec adhérence générale fibro-celluleuse des deux feuillets du péricarde. Il existe en outre des végétations sur la valvule auriculo-ventriculaire droite. Dans un point, les deux feuillets du péricarde ont été décollés afin de montrer l'absence de la cavité du péricarde.

(M. Barth, 1840.)

N° 16. — Cœur ; péricardite pseudo-membraneuse.

On constate sur cette pièce qu'il existe une adhérence des deux feuillets du péricarde dans toute leur étendue, de telle sorte que la cavité a entièrement disparu. Le feuillet pariétal du péricarde a été disséqué et rabattu sur la pointe du cœur, pour fair voir la solidité des adhérences qui sont fibreuses.

On voit en outre, dans l'épaisseur des parois du ventricule gauche, une tumeur ossiforme du volume d'un gros œuf de pigeon, très-irrégulière, oblique de haut en bas de dedans en dehors; elle est placée sous le péricarde dont on la détache facilement. Cette tumeur pénètre dans la paroi ventriculaire gauche jusqu'à 1 millimètre environ de l'endocarde, sous lequel elle fait saillie et dont elle n'est séparée que par quelques fibres charnues. Divisée à l'aide de la scie, cette production homogène dans toute son étendue, paraît d'une dureté et d'une densité comparables à celles de l'ivoire.

Sur ce même cœur existe une autre plaque ossiforme superficielle, moins allongée et étroite, de 6 centimètres de longueur, occupant la paroi postérieure et externe du ventricule et de l'oreillette droite.

A la partie interne de l'orifice auriculo-ventriculaire gauche, se trouve un petit noyau également ossiforme, tout à fait indépendant des autres ossifications.

(M. Durand-Fardel, *Soc. anat.*, 1836.)

N° 17. — Cœur; péricardite pseudo-membraneuse.

Cette pièce, en assez mauvais état de conservation, a été recueillie sur un vieillard. Elle présente sur le ventricule gauche près de sa base, une production ostéo-fibreuse irrégulière, épaisse de 1 centimètre, formée de quatre branches, dont la principale a 7 centimètres de long, et chacune des autres environ deux. Cette production morbide est fortement unie au tissu musculaire du cœur, et recouverte du péricarde auquel elle adhère également, et dans lequel elle a probablement pris naissance.

(Professeur Leroux, *Bull. de la Fac.*, t. II p. 15.)

N° 17 *a*. — Portion de l'oreillette droite; plaque ossiforme.

On constate sur cette pièce, à la surface extérieure de l'oreillette droite, une plaque ossiforme, qui s'est développée dans le péricarde épaissi par de fausses membranes. Cette plaque ostéo-fibreuse assez étendue, a été trouvée à l'autopsie.

(Professeur Verneuil.)

N° 17 *b*. — Cœur d'adulte ; péricardite pseudo-membraneuse, hémorrhagique.

Sur cette pièce, la cavité du péricarde est distendue, et devait contenir une grande quantité de liquide qui était mélangé de sang. Le péricarde est très-épaissi ; sa surface, principalement celle du feuillet viscéral, est rugueuse, inégale : ces inégalités sont produites par d'abondants dépôts fibrineux qui recouvrent la fausse membrane. Le cœur est mou, flasque, volumineux.

(M. Foucher.)

N° 18 — Cœur d'un jeune enfant ; péricardite pseudo-membraneuse.

Sur cette pièce existe un ganglion bronchique tuberculeux, ramolli, et qui s'est ouvert dans le péricarde, tout près de l'insertion de cette membrane à l'aorte. Le passage du pus dans la cavité de la séreuse, a déterminé une péricardite, avec production de fausses membranes qui recouvrent complétement le cœur qui est peu volumineux.

(M. Barth, 1843.)

N° 19. — Modèle en cire d'un cœur affecté de péricardite hémorrhagique.

La surface du cœur est recouverte d'un péricarde épaissi, sur lequel existent de petites excroissances rosées, qui ont été rapportées à une péricardite hémorrhagique.

(Professeur Desgenettes, *Bull. de la Faculté de méd.*, 1807, p. 32.)

Article 2.

LÉSIONS DU CŒUR.

Les pièces relatives aux lésions du cœur même, sont au nombre de cent douze, du n° 20 au n° 120 inclusivement. Comme il existe un très-grand nombre de variétés de lésions, je distinguerai un certain nombre de subdivisions, à savoir :

1° Ordre. Anomalies, solutions de continuité congénitales et traumatiques du cœur ;

2° Corps étrangers ;

3° Rétrécissement des orifices ;

4° Dilatations partielles du cœur, anévrysmes ;

5° Hypertrophies du cœur, avec dilatation des cavités sans lésions valvulaires, atrophies ;

6° Kystes et polypes du cœur ;

7° Gangrène, tubercules et cancers du cœur.

ORDRE PREMIER

Anomalies, solutions de continuité congénitales et traumatiques du cœur.

Les pièces qui se rapportent à cet ordre de lésions sont au nombre de vingt-huit, du n° 20 au n° 37 inclusivement. Neuf pièces, n°s 20, 21, 21 *a*, 24, 25, 26, 27, 28 et 31 *a*, sont des exemples de persistance du trou de Botal, dont deux, n°s 24 et 25, sont accompagnés de perforation de la cloison inter-ventriculaire. Sur les pièces n°s 25, 26, 27 et 28 qui appartiennent à des adultes, il semble même qu'il y ait absence presque complète de la cloison inter-auriculaire, mais ces larges perforations ne sont évidemment que des dilatations considérables du trou de Botal. Dans ces quatre dernières pièces, l'oreillette droite est assez constamment dilatée, en même temps que l'artère pulmonaire a acquis une grande capacité, tandis que l'aorte, au contraire, est plutôt diminuée de volume.

Les pièces de perforation de la cloison inter-ventriculaire seule, sans lésion des oreillettes, sont au nombre de huit, n°s 30, 31, 31 *c*, 31 *d*, 32, 32 *a*, 32 *b*; cette dernière est la représentation en cire de la pièce précédente. Sur toutes ces pièces, la perforation de la cloison est située au même lieu, à la base du ventricule, au-dessous des valvules sigmoïdes, ce qui peut s'expliquer par la raison que c'est la partie de la cloison qui se développe la dernière. La pièce n° 31, en même temps qu'elle présente une perforation de la cloison inter-ventriculaire, présente une disposition remarquable de l'artère aorte qui est considérablement retrécie au niveau de sa crosse; elle est reconstituée inférieurement par le canal artériel qui est dilaté.

Quelques pièces méritent encore d'être signalées: les pièces n°s 22 et 23 sont des exemples de cœur à un seul ventricule, du moins le ventricule droit est rudimentaire. La pièce n° 23 *a* est un exemple de cœur à un seul ventricule avec une oreillette unique, tandis que la pièce n° 23 présente un seul ventricule avec deux oreillettes. Sur la pièce n° 23 *c*, on constate une anomalie de l'artère sous-clavière gauche, qui naît de l'artère pulmonaire.

Trois pièces, nos 33, 34 et 35, sont des exemples de plaies du cœur; le no 36 est un cas de rupture traumatique et le no 37, de rupture spontanée.

No 20. — Cœur; cyanose par suite de la persistance du trou de Botal.

Cette pièce provient d'une jeune fille de 22 ans qui était affectée de la persistance du trou de Botal. L'ouverture de communication des deux oreillettes se présente sous la forme d'une fente ovalaire de 2 centimètres de long, à bords très-minces. L'intérieur est muni d'un repli membraneux qui simule assez bien une valvule.

Le ventricule droit est normal, mais le gauche présente une légère dilatation, en même temps que les parois sont légèrement hypertrophiées.

(M. Barth, 1840.)

No 21. — Cœur d'adulte; persistance du trou de Botal.

Ce cœur, qui a été déposé sans renseignements, est très-volumineux. L'orifice de communication entre les deux oreillettes est de forme ovalaire, à bords mousses et arrondis, sans trace de valvule. L'ouverture a au moins 3 centimètres dans son grand diamètre, qui est horizontal, et 2 1/2 environ dans le sens opposé.

Les deux oreillettes sont notablement dilatées, surtout la droite; le ventricule droit est également plus dilaté que le gauche. L'épaisseur des parois ventriculaires est d'ailleurs considérable, puisqu'elles ont 1 centimètre 1/2 pour le ventricule droit, 2 centimètres pour le gauche et 3 pour la cloison inter-ventriculaire. Les orifices sont libres et les valvules saines.

No 21 a. — Cœur d'enfant; persistance du trou de Botal.

Sur cette pièce, on constate qu'il existe une persistance du trou de Botal. L'orifice de communication présente une fente oblongue, ovalaire, oblique de haut en bas, et longue de 1 centimètre environ. Elle diffère de forme, examinée du côté de l'oreillette droite ou de l'oreillette gauche.

(Professeur Lœnnec.)

Nos 22 et 23. — Ces deux pièces sont la représentation en cire d'une malformation ventriculaire.

Ce cœur provient d'un enfant de 6 ans, né à Amsterdam. Jusqu'à l'âge de 3 ans, cet enfant n'avait rien présenté qui pût faire supposer un vice organique du cœur. On rapporte les premiers signes de l'affection cardiaque à un accident qu'il éprouva à l'âge de 3 ans, une porte qui se ferma brusquement sur l'une de ses mains lui ayant écrasé les doigts. A la suite d'une vive douleur, l'enfant fut pris de mouvements convulsifs violents, et longtemps prolongés. Quelque temps après reparurent de nouvelles attaques qui se répétèrent chaque jour pendant plusieurs mois, et qui étaient déterminées par la moindre contrariété. En même temps, l'enfant s'affaiblissait et ses extrémités prenaient une teinte violacée. A la suite d'un traitement qu'on lui fit subir, il y eut une amélioration légère ; mais, un jour, en jouant avec de petits camarades, il fut pris d'une crise très-violente, à la suite de laquelle il périt suffoqué, dans les bras des personnes qui vinrent à son secours.

A l'autopsie, on trouva le péricarde mince, légèrement lubréfié à sa surface. Le cœur a le volume ordinaire à cet âge, mais les artères et les veines coronaires étaient pleines de sang noir. L'oreillette droite, comme on peut le constater sur une des pièces en cire, est très-dilatée ; et le trou de Botal non oblitéré, constitue une fente de 1 centimètre de longueur.

On pourrait, au premier aspect, et à un examen superficiel, ne croire qu'à l'existence d'un seul ventricule, mais ils existent tous deux. Le ventricule droit, beaucoup plus considérable que le gauche, est dilaté, hypertrophié, et divisé en deux moitiés, une droite et une gauche, par une cloison formée par un double pilier de la valvule tricuspide. L'un de ces piliers se fixe au milieu de la paroi supérieure du ventricule, l'autre à la pointe du cœur. En arrière et en haut, ce ventricule communique avec l'oreillette droite ; en devant et à gauche, il donne naissance à l'aorte, munie comme à l'ordinaire de ses trois valvules sigmoïdes.

Dans la partie gauche de ce ventricule, à 2 centimètres environ de l'origine de l'aorte, existe une petite ouverture, de 5 millimètres de diamètre, qui conduit, après un trajet d'environ 3 centimètres de long, dans l'artère pulmonaire. Celle-ci d'un volume quatre fois plus considérable que le conduit qui lui donne naissance, est garnie à son origine de deux valvules sigmoïdes.

Entre l'origine de l'artère pulmonaire et de l'aorte, se trouve une autre ouverture, beaucoup plus considérable que la première, arrondie, de 1 centimètre 1/2 de diamètre, garnie d'une espèce de zone tendineuse sur laquelle viennent se fixer les bords convexes de la valvule sigmoïde. C'est par là que le ventricule droit communique avec le gauche, qui est situé en arrière, très-petit, d'une capacité à peine égale au quart de celle du ventricule droit, (M. Ribes, *Bul. de la Fac. de méd.*, t. IV p. 422.)

N° 23 a. — Portion thorachique, d'un enfant du sexe masculin cœur à une seule oreillette et un seul ventricule.

Cette pièce provient d'un enfant né à terme, qui a vécu 6 semaines. Le cœur n'a qu'une oreillette et qu'un ventricule. Pendant la courte durée de son existence, cet enfant éprouva de la gêne dans la respiration et plusieurs accidents nerveux, tels que des vomissements avec mouvements convulsifs. On avait aussi observé un état habituel d'assoupissement et de refroidissement, dans les parties les plus éloignés du centre de la circulation.

Le thorax a été ouvert, et on constate sur cette pièce que le cœur a son volume normal ; il est placé sur la ligne médiane de la cavité thoracique, sa pointe dirigée un peu à gauche. Il n'existe qu'une seule cavité auriculaire et qu'un seul ventricule ; ces deux parties communiquent si librement entre elles, par une large ouverture, qu'on peut considérer ce cœur comme uniloculaire. Le ventricule est très-développé ; sa face interne présente çà et là des colonnes charnues ; les parois ont partout la même épaisseur. En avant et à droite, naît un gros tronc vasculaire ; l'aorte, garnie à son origine de trois replis valvulaires sigmoïdes ; ce vaisseau se dirige de bas en haut, de droite à gauche, et se recourbe pour former la crosse aortique. De cette courbure naît le tronc brachio-céphalique, l'artère carotide gauche et la sous-clavière du même côté ; de sa concavité, dans un point correspondant à l'origine de la sous-clavière, naît un vaisseau volumineux, légèrement contourné, qui se termine dans la branche gauche de l'artère pulmonaire (*canal artériel*).

Du ventricule unique, plus à gauche et plus en arrière que l'aorte, naît un second vaisseau à parois moins épaisses, moins résistantes, d'un calibre un peu inférieur à celui du tronc précédent et dont l'origine est garnie de trois replis valvulaires : c'est l'artère pulmonaire. Elle se dirige de bas en haut, de gauche à droite, se recourbe dans un sens opposé à celui de l'aorte et donne de sa courbure une branche peu volumineuse, qui se porte à gauche, passe entre l'aorte descendante et la veine cave supérieure gauche, pour se terminer dans le poumon. Entre cette première branche de l'artère pulmonaire et l'aorte, existe un vaisseau de communication qui représente le canal artériel.

De la branche droite de l'artère pulmonaire naît, peu avant sa terminaison dans le poumon, un vaisseau qui communique avec le tronc brachio-céphalique, tout près de l'origine de l'artère sous-clavière. Ce second canal artériel est beaucoup plus long et plus grêle que le premier.

L'oreillette unique située en arrière, un peu plus à droite qu'à gauche, est large et proéminente surtout à droite, elle offre deux appendices auriculaires, quoiqu'elle ne présente intérieurement aucune cloison de séparation. A droite et de haut en bas on reconnaît l'orifice de la veine cave supérieure, des veines pulmonaires, de la veine cave inférieure.

(Professeur Breschet. *Répertoire d'Anat. et de Phys.*, t. II, p. 9.)

N° 23 *b*. — Cœur à un seul ventricule; cyanose congénitale.

Ce cœur provient d'un jeune garçon de 12 ans, qui, au moment de sa naissance, était bleuâtre, à demi asphyxié; on a eu beaucoup de peine à établir la respiration. Cet enfant, depuis sa naissance, a toujours gardé la même teinte cyanique et a toujours été débile; il était peu propre aux exercices du corps; son intelligence était bornée, de sorte qu'il n'est jamais allé à l'école.

Dix-huit mois environ avant sa mort, cet enfant a été pris d'une toux persistante, qui augmentait la teinte cyanique : l'enfant était absolument bleu, il était enclin au sommeil, il fallait le secouer vivement pour en obtenir une réponse. A l'auscultation on ne constatait rien à la pointe du cœur, mais à la base il existait un bruit de souffle très-prononcé au premier temps, et dont le maximum était au deuxième espace intercostal gauche. Le pouls était petit, fréquent, mais régulier; il battait 110 fois à la minute et la température rectale était de 37°. Le médecin porta le diagnostic suivant : rétrécissement congénital de l'artère pulmonaire avec phthisie caseuse consécutive. Tous les symptômes précédents s'aggravèrent, le pouls monta à 120 et la température à 37° 2, l'enfant mourut rapidement.

A l'autopsie on trouva des cavernes et des tubercules dans le sommet des deux poumons. Le cœur présente en tout trois cavités; la cavité ventriculaire a la forme d'un cône, ou plutôt d'un triangle curviligne; il existe une valvule tricuspide, dont les trois valves sont bien plus nettement dessinées que sur la valvule auriculo-venticulaire droite d'un cœur normal. Cette valvule s'insère sur les trois faces du triangle venticulaire, et correspond à un large orifice situé sur la portion gauche du cône ventriculaire qui donne accès dans l'oreillette gauche. Cette valvule est saine et oblitère bien l'orifice. Quant à l'oreillette correspondante, sa conformation est normale. Lès quatre veines pulmonaires viennent s'y aboucher à l'endroit normal.

L'oreillette droite juxtaposée ne présente également aucune anomalie, du moins quand on la considère par sa face extérieure, où l'on aperçoit les deux orifices des deux veines caves; mais si on examine cette oreillette par sa face interne, on constate l'absence de l'orifice auriculo-ventriculaire normal. Il est remplacé par un long canal étroit, qui se glisse dans la paroi postérieure du ventricule unique, pour venir s'ouvrir dans ce venticule à environ 15 millimètres de la pointe. Cet orifice venticulaire est dissimulé entre deux volumineux piliers de second ordre; vers la paroi postérieure, on n'en constate la présence qu'en faisant pénétrer un stylet par l'ouverture auriculaire. Il n'y a pas trace de valvules dans toute l'étendue de ce canal.

A la base du cône ventriculaire à droite de la valvule et de l'orifice auriculo-ventriculaire gauche, viennent s'ouvrir à côté l'une de l'autre, l'aorte et l'artère pulmonaire. Un pilier charnu, horizontal, volumineux, et qui se porte de la paroi ventriculaire à la valvule tricuspide, est destiné à fortifier l'insertion de la valve droite, et convertit la portion correspondante du ventricule à ces deux gros vaisseaux en une sorte de diverticulum. L'aorte est antérieur, son orifice, sa crosse et ses divisions étaient normales.

L'artère pulmonaire est située immédiatement derrière l'aorte. Son diamètre est tellement rétréci, qu'il égale celui d'une forte plume de corbeau; son orifice ne présente que deux valvules semi-lunaires plus larges et par suite bien plus élevées que dans un cœur normal. Elles paraissent oblitérer complétement l'orifice, Le trou de Botal n'est point oblitéré.

(M. H. Martin, *Soc. anat.*, 1877 4me série, t. II, p. 441.)

N° 23 *c.* — **Fœtus à terme; anomalie d'origine de l'artère sous-clavière gauche.**

Sur ce fœtus on constate que l'artère sous-clavière gauche naît de l'artère pulmonaire, à près de deux centimètres environ de l'origine de cette dernière au ventricule droit du cœur. L'aorte fournit d'abord l'artère carotide primitive gauche, puis un tronc commun pour la carotide et la sous-clavière droite, puis elle se dirige sur le côté droit de la colonne vertébrale. La pointe du cœur, également déplacée, regarde à droite.

(Professeur Desgenettes.)

N° 24. — **Cœur; persistance du trou de Botal.**

Sur cette pièce qui provient d'un enfant, on constate une persistance du trou de Botal et du canal artériel, avec une communication à la base des deux ventricules. Cette dernière ouverture est oblongue, à bords arrondis, pouvant admettre une grosse plume.

N° 25. — Modèle en cire d'un cœur d'enfant avec les poumons ; persistance du trou de Botal.

On constate sur cette pièce la persistance du trou de Botal, avec persistance du canal artériel et une communication inter-ventriculaire, située à la base des deux ventricules.
(M. Beauchêne.)

N° 26. — Cœur d'adulte, préparé par dessiccation ; persistance du trou de Botal.

Sur cette pièce, qui malheureusement est sans renseignements, la cloison des oreillettes a en grande partie di paru : il existe à sa place un large perforation, à peu près circulaire, qui a cinq centimètres de diamètre, et qui établit une large communication entre les deux cavités auriculaires. Le ventricule droit, ainsi que l'oreillette, sont très-dilatés.
(Professeur Marjolin.)

N° 27. — Modèle en cire d'un cœur ; persistance du trou de Botal.

Sur ce cœur qui provient d'un adule, il existe une perforation qui est circulaire et considérable ; elle occupe presque toute la paroi inter-auriculaire ; elle présente environ trois centimètres de diamètre. L'oreillette droite est notablement dilatée, tandis que la gauche est normale ; la cavité et les parois des ventricules ne présentent rien de particulier. On a aussi représenté à la surface du cœur de nombreuses fausses membranes, traces d'une pericardite plus ou moins ancienne.
(Professeur Corvisart et Leroux, *Bul. de la Fac. de méd.*, nivôse an XIII, p. 51.)

N° 28. — Modèle en cire d'un cœur ; persistance du trou de Botal.

Ce cœur provient d'un adulte. La perforation, qui a la plus grande analogie avec la précédente, est large, circulaire et occupe presque toute la paroi auriculo-ventriculaire. L'oreillette droite est très-dilatée. La surface du cœur est recouverte de nombreuses fausses membranes, traces d'une péricardite plus ou moins ancienne.

(Professeur Corvisart et Leroux, *Bul. de la Fac. de méd.*, nivôse an XIII, p. 51.)

N° 29. — Modèle en cire d'un cœur; perforation de la cloison inter-auriculaire.

Sur cette pièce, qui provient d'un adulte, on constate qu'il existe une perforation si considérable de la cloison inter-auriculaire, qu'il reste à peine trace de cette cloison. La communication entre les deux cavités a quatre centimètres 1/2 de diamètre; les bords en sont minces, lisses et arrondis.

Le cœur, dans son ensemble, est volumineux; le ventricule droit est surtout considérablement dilaté; mais il n'existe point de coupe qui montre l'épaisseur des parois. L'artère pulmonaire a presque le double de son volume ordinaire, tandis que l'aorte est plus petite.

(Professeur Dupuytren, 1806.)

N° 30. — Modèle en cire, représentant une perforation de la cloison inter-ventriculaire.

Ce cœur provient d'un adulte; la perforation qui présentait deux centimètres 1/2 de long, est placée immédiatement au dessous de l'origine de l'artère aorte, de telle sorte que l'on pouvait croire que cette dernière naissait des deux ventricules à la fois.

(Professeur Breschet.)

N° 31. — Cœur d'adulte; communication inter-ventriculaire avec persistance du canal artériel; anomalies d'origine des branches qui naissent de la crosse de l'aorte.

Sur ce cœur, existe une perforation inter-ventriculaire qui occupe la base du cœur, immédiatement au-dessous des valvules sigmoïdes de l'artère pulmonaire et de l'aorte. On constate, du côté du ventricule droit, l'existence d'une ouverture ovalaire, dont le diamètre transversal a deux centimètres, tandis que le vertical n'en a qu'un; mais, comme la perforation est légèrement oblique, de haut en bas et infundibuliforme, l'orifice paraît être plus étroit du côté du ventricule gauche.

L'artère pulmonaire, qui a trois fois environ son volume ordinaire, est parsemée à l'intérieur de plaques ostéo-calcaires; on en voit aussi plusieurs sur le valvules.

L'artère aorte, qui est presque moitié plus petite que dans l'état ordinaire, présente une disposition très-remarquable. Au niveau de sa crosse, elle se trifurque : la branche droite est le tronc brachio-céphalique, celle du milieu, la carotide primitive gauche; enfin celle de gauche, la sous-clavière correspondante qui est plus volumineuse qu'à l'état normal. A ce point, l'aorte n'est plus représentée que par un petit canal du volume d'une sonde de femme, dirigé d'abord de droite à gauche et un peu d'avant en arrière, dans une longueur de 2 centimètres, puis, coudé brusquement d'avant en arrière et de haut en bas, et se renflant assez rapidement de manière à acquérir près de 2 centimètres de diamètre. De l'artère pulmonaire part un second canal de même volume que le précédent, qui se porte de gauche à droite et un peu d'avant en arrière, de manière à aller se joindre au canal aortique et constituer avec lui l'aorte descendante. Cette artère se trouve donc ainsi résulter de la jonction de ces deux vaisseaux, dont le premier n'est que l'aorte considérablement rétrécie, et le second le canal artériel qui a persisté.

Les cavités du cœur ne sont pas notablement augmentées, mais les parois en sont hypertrophiées ; celles de droite ont en certains points 2 centimètres d'épaisseur et 1 centimètre 1/2 là où elles sont le plus faibles. Celles de gauche présentent 2 centimètres 1/2 à la base et 1 centimètre 1/2 vers la pointe.

(Professeur Dupuytren.)

N° 31 *a*.— Modèle en cire de la pièce précédente n° 31, représentant la communication inter-ventriculaire.

(Professeur Dupuytren.)

N° 31 *b*. — Cœur; large communication des deux cavités auriculaires, par la dilatation du trou de Botal, sans cyanose.

Cette pièce provient d'une femme de 72 ans. A l'auscultation on n'avait trouvé que quelques gros frottements durs, au niveau du sternum.

On constate sur ce cœur que l'oreillette droite est dilatée, le trou de Galien ou de Botal est notablement agrandi. Les deux valvules existent ; la valvule inférieure flotte, laissant au-dessous d'elle un espace où passerait le doigt.

(M. Durozier, *Soc. de biologie* (1862) 3me série, t. XLVI, p. 105.)

N° 31 *c*. — Cœur d'adulte; communication inter-ventriculaire.

On observe sur cette pièce, à la base du cœur, immédiatement au-dessous des valvules sigmoïdes de l'aorte, un orifice oblong, oblique de haut en bas, d'environ 2 centimètres dans son plus grand diamètre et de 1 centimètre dans son plus petit. Cette perforation établit une large communication entre les deux cavités ventriculaires : les bords en sont lisses, arrondis. Le ventricule gauche est un peu dilaté, mais sans hypertrophie notable.

(Professeur Vulpian, 1868.)

N° 31 *d*, — Cœur ; communication inter-ventriculaire, avec cyanose hypertrophie du ventricule droit ; rétrécissement de la valvule tricuspide avec dilatation de l'oreillette droite et de l'artère pulmonaire.

Cette pièce provient d'une jeune fille de 21 ans. Elle avait présenté dès son jeune âge, et à différentes périodes, des accès de dyspnée qui diminuaient par le repos, mais ne cessaient jamais complétement, ne laissant généralement que de courts répits à la malade. Si elle faisait quelques efforts, la toux et la dyspnée reparaissaient, les mains et la face devenaient violettes. Un souffle sans caractère particulier, s'entendait dans toute la région cardiaque. Le pouls était mou, petit, irrégulier, fréquent, de 80 à 100 fois à la minute. Vers la fin de l'existence de cette jeune fille, la cyanose était continue; elle avait notablement augmenté : les extrémités étaient violacées et froides.

Le cœur, assez volumineux (son développement porte surtout sur le ventricule droit), était ferme; il pesait 225 grammes.

Sa largeur est de 9 centimètres, sa hauteur de 10 centimètres, et son épaisseur de 45 millimètres.

Le tissu adipeux, en assez grande abondance, est déposé dans le sillon auriculo-ventriculaire.

L'épaisseur maxima de la paroi ventriculaire gauche est de 12 millimètres, celle de la paroi ventriculaire droite est de 2 centimètres.

La paroi inter-ventriculaire, très-épaisse, présente vers sa base, au niveau du septum membraneux, un orifice de 2 centimètres (dans son plus grand diamètre), laissant facilement passer l'extrémité de l'index.

Cet orifice, de forme irrégulière, à bords mousses et nets, affecte assez grossièrement la disposition d'un croissant à concavité dirigée en arrière : il se trouve situé juste au-dessous de la valvule aortique droite, et laisse apercevoir le petit groupe de cordes tendineuses qui naît constamment de la partie supérieure de la paroi interne du ventricule droit, pour se terminer à la valve gauche de l'orifice tricuspide.

L'endocarde tapissant les bords de la perforation est parfaitement sain. Rien aux valvules mitrales et aortiques.

Le ventricule droit est considérablement hypertrophié, mais non dilaté.

L'orifice tricuspide est notablement rétréci par épaississement de ces valvules.

Les orifices pulmonaire et aortique ont leur calibre normal, mais, tandis que le diamètre de l'aorte à 1 centimètre au-dessus de son origine est de 23 millimètres, celui de l'artère pulmonaire est de 40 millimètres.

L'oreillette droite présente une dilatation assez notable, avec une hypertrophie légère. La paroi inter-auriculaire est normale.

La fosse ovale est encadrée par l'anneau de Wieussens, bien développé : il n'existe aucun trajet, même oblique, conduisant d'une oreillette dans l'autre.

(Prof. Béhier et M. Landouzy, *Soc. anat.*, 2e série, t. XVI, p. 547.)

N° 32. — Cœur ; perforation de la cloison inter-ventriculaire.

Cœur d'adulte sur lequel on constate l'existence d'une perforation de la cloison inter-ventriculaire, vers la base, immédiatement au-dessous des valvules sigmoïdes aortiques et pulmonaires. Cette communication est semi-lunaire, et embrasse dans sa concavité une des valvules sigmoïdes. La perforation, au lieu d'être nette et lisse, offre des bords inégaux, comme ulcéreux et recouverts de végétations cretacées, analogues à celles que l'on observe quelquefois sur certaines valvules du cœur.

L'orifice de l'artère pulmonaire est rétréci à son origine, les ventricules sont normaux quant à leur capacité et à l'épaisseur de leurs parois.

(Professeur Corvisart.)

N° 32 *a*. — Modèle en cire de la pièce n° 32.

Cette pièce représente une communication inter-ventriculaire, située à la base des ventricules.

(Professeur Corvisart.)

N° 32 *b*. — Cœur; perforation de la base des ventricules.

Ce cœur provient d'un jeune homme. Il existe une large perforation de la base des ventricules, immédiatement au-dessous des valvules sigmoïdes de l'aorte. Cette perforation, qui a près de 3 centimètres, établit une large communication entre les deux cavités ventriculaires qui sont normales.

N° 33. — Cœur ; plaie pénétrante des ventricules.

Sur ce cœur on constate l'existence d'une plaie pénétrante des ventricules. Le trajet est assez curieux par la direction qu'a suivie le couteau, qui a traversé les ventricules de part en part, en restant dans l'épaiseur de la cloison inter-ventriculaire, si ce n'est dans un point limité où il a pénétré dans le ventricule gauche. Le blessé s'était donné lui-même ce coup de couteau qui a pénétré entre la cinquième et la sixième côte ; la mort a été presque instantanée. Le péricarde a été trouvé distendu par une grande quantité de sang en partie liquide, en partie coagulé.

(M. Chassaignac, *Soc. de chir.*, 2me série, t. I, p. 90, 1860).

N° 34. — Cœur ; plaie pénétrante.

Cette pièce provient d'un homme de 35 ans, qui se tua lui-même de deux coups de couteau dans la région précordiale. La mort a été presque instantanée.

Les deux plaies faites à la peau étaient comprises dans le cinquième espace intercostal, au-dessous et en dedans du mamelon, au point probablement où le blessé sentait plus nettement battre son cœur. Ces deux plaies étaient très-rapprochées l'une de l'autre, et se réunissaient en arrière des parois thoraciques en une seule. Le couteau avait été retrouvé dans la plaie la plus rapprochée de la quatrième côte.

On trouve sur cette pièce une plaie de la face antérieure du péricarde : le ventricule droit est traversé de part en part à sa partie inférieure ; comme il repose sur le diaphragme, ce muscle avait été traversé lui-même, et le couteau avait pénétré dans le lobe gauche du foie. Il existait un épanchement de sang considérable dans le péricarde ; le cœur, revenu sur lui-même, est retracté.

(Professeur Lorain, *Soc. anat.*, 1865, 2me série, t. IX, p. 75.)

N° 35. — Cœur ; plaie pénétrante.

Cette pièce provient d'un homme de 30 ans qui s'est donné quatre coups de sabre de garde national (bancal) dans la région précordiale. Ce blessé a survécu une heure et demie à sa tentative de suicide.

Une seule plaie était pénétrante. Cette plaie, située au niveau et un peu en dedans du mamelon, avait permis à la pointe du sabre de pénétrer entre les cinquième et sixième côtes, d'atteindre le péricarde, de lui faire une ouverture de 3 centimètres, et de venir frapper la paroi antérieure du cœur, au niveau du sillon interventriculaire, vers son tiers inférieur. La cloison interventriculaire est traversée en partie ; quelques fibres musculaires du cœur droit étaient coupées; enfin on voit sur la face postérieure de ce même ventricule, deux petites plaies d'inégale grandeur. La plus grande était le fait de la pénétration de l'instrument vulnérant, la plus petite devait être rattachée à la contraction du cœur sur la pointe du sabre.

Le péricarde contenait trois verres de sang liquide, mêlé de quelques caillots ; la plèvre gauche était également distendue par plus d'un litre de sang. Cet épanchement pleural avait eu lieu par regorgement : le sang avait passé du péricarde dans la plèvre.

(M. Després, *Soc. anat.*, 1873, 2me série, t. XVIII, p. 491.)

N° 36. — Cœur; rupture traumatique du ventricule gauche.

Cette pièce a été recueillie sur un jeune homme de 13 à 14 ans, qui a été écrasé par une voiture. Une contusion transversale occupait toute la largeur du dos, et quelques autres se remarquaient à la partie antérieure du thorax. La peau, incisée dans ces divers points, ne parut que très superficiellement ecchymosée. Une ecchymose plus profonde existait au-dessous de l'angle inférieur de l'omoplate, dans un espace de trois centimètres de longueur sur quatre de largeur. Les côtes, leurs cartilages et le sternum, étaient à l'état normal ; il y avait seulement un diastasis de l'articulation sterno-claviculaire gauche.

Tous les viscères de l'abdomen étaient intacts, et cependant il y avait beaucoup de sang épanché dans cette cavité. Le péricarde était également rempli de ce liquide.

Sur le cœur se voit une large rupture du ventricule gauche, triangulaire, n'ayant pas moins de 5 centimètres de longueur, et mettant à découvert dans toute sa hauteur et sa largeur, la cavité du ventricule gauche. Les colonnes charnues qui supportent la valvule auriculo-ventriculaire sont lacérées.

(M. Worbe, *Bul. de la Fac.*, t. IV, p. 146.)

N° 37. — Cœur ; rupture spontanée du ventricule gauche.

Cette pièce provient d'une femme de 72 ans. Il existe une rupture spontanée du ventricule gauche du cœur. Le péricarde contenait une grande quantité de sérosité, le cœur était recouvert dans toute son étendue d'un caillot noirâtre qui adhérait assez intimement à son tissu, et pénétrait dans les interstices que laissait la masse adipeuse considérable qui entourait cet organe. Il existe à la face postérieure du ventricule gauche, à peu près vers la partie moyenne, une fente qui suivait la direction des fibres charnus et avait une étendue de 1 centimètre 1/2 à peu près.

Cette fente, bouchée par un caillot sanguin, est assez régulière et ressemble à celle qu'aurait fait un instrument tranchant. En ouvrant le ventricule gauche, il a été facile de voir le point où la fissure s'était produite. Du côté interne la fente est moins longue qu'à l'extérieur. Autour de cette fissure, le tissu du cœur est légèrement rouge et ramolli, de telle sorte qu'une sonde introduite par l'orifice externe a pu sans peine se creuser un trajet oblique dans ce tissu. Les parois du ventricule gauche hypertrophiées, sont un peu amincies au niveau de la rupture, tout en ayant encore en ce point une épaisseur assez considérable. Les tendons et les valvules du ventricule gauche sont parfaitement sains; rien de particulier dans les cavités droites. L'aorte, ainsi que toutes les cavités du cœur, étaient vides de sang.

L'examen microscopique a démontré qu'au niveau de la rupture, il existait une altération graisseuse assez avancée des fibres musculaires.

(M. Garnier, *Soc. anat.*, 1857, 2me série, t. II, p. 6.)

ORDRE 2.

Corps étrangers dans le cœur.

Les corps étrangers que l'on a trouvés dans le cœur sont nombreux, mais le Musée ne renferme qu'une seule pièce, nº 38. Il s'agit d'une épingle à cheveux de femme, qui est située dans le ventricule gauche et a déterminé les accidents les plus graves.

Nº 38. — Cœur qui contient dans le ventricule gauche une épingle à cheveux de femme.

Cette pièce provient d'un homme de 53 ans. Il existe dans le ventricule gauche, une épingle à cheveux de femme. Cet individu était depuis trente ans sujet à des douleurs rhumatismales, qui l'arrêtaient de temps en temps dans ses occupations. On n'a pu savoir s'il avait l'habitude de boire de l'eau-de-vie ni comment il vivait. De ses explications embarrassées, on peut supposer qu'il ne disait point la vérité.

Le 27 septembre, il fut pris, dit-il, d'une vive douleur dans le membre inférieur droit, douleur siégeant surtout au niveau des articulations du tarse. A son entrée dans un service de médecine, on ne put obtenir d'autre renseignement sur ses antécédents, que l'aveu de ses douleurs rhumatismales. Il fut saigné trois fois, trois fois la saignée fut très couenneuse. Comme on n'obtint point d'amélioration, on lui appliqua 80 sangsues sur la jambe et le pied.

La souffrance persistant, la douleur s'étendit plus haut, et au bout d'une semaine de séjour à l'hôpital, il présenta au gros orteil une tâche gangréneuse qui fit des progrès successifs et monta jusqu'au dessus de la rotule.

On se demandait pendant la vie, si la gangrène était le résultat d'une ossification lente, oblitérant progressivement le calibre de la fémorale que l'on sentait sans battements, formant un cordon dur au pli de l'aine. Un bruit de souffle au cœur se faisait entendre, couvrant le premier bruit, quoique les battements du cœur fussent réguliers. Ce malade mourut le 13 novembre 1849.

A l'autopsie on a trouvé dans l'aorte, six centimètres au-dessous de sa bifurcation, ainsi que dans l'artère iliaque primitive droite, l'artère hypogastrique, l'artère iliaque externe, la fémorale, la poplitée et toutes les branches qui en naissent, un caillot dense, très-solide, adhérant aux parois des vaisseaux. Il était coloré encore dans l'aorte, presque décoloré dans la partie inférieure des membres pelviens. Les veines de ce côté étaient remplies de sang à moitié fluide; en outre le caillot s'étendait dans l'artère iliaque primitive, l'artère hypogastrique, et l'iliaque externe du côté gauche, mais un peu au dessus de l'arcade fémorale, l'artère iliaque externe était libre et saine. Le membre correspondant ne portait aucune trace de gangrène.

Mais le fait le plus extraordinaire, qu'on ne soupçonnait nullement, c'est la présence d'une épingle à cheveux de femme, de 5 centimètres de longueur environ, située dans le ventricule gauche et dont la tête est retenue dans l'épaisseur de la pointe du cœur, tandis que l'autre extrémité est libre et flottante dans la cavité ventriculaire ; elle présente sur son trajet un caillot fibrineux, qu'elle perce au niveau de sa pointe.

A quelle époque remonte l'introduction de cette épingle? C'est ce qu'on n'a pu savoir, ainsi que la manière dont elle a été introduite. Elle a d'abord déterminé des adhérences celluleuses entre les deux feuillets du péricarde dans toute son étendue, ainsi que de l'endocardite.

(Professeur Laugier, *Soc. anat.*, 1849, p. 334.)

ORDRE 3.

Rétrécissement des orifices du cœur.

Le nombre des pièces relatives aux rétrécissements des orifices du cœur est de 43, du n° 39 au n° 80 inclusivement.

Les lésions qui affectent le plus souvent les orifices du cœur, sont les rétrécissements qui peuvent être plus ou moins considérables. M. Cruveilhier insistait sur ce point, qu'il ne croyait pas que l'on doive absolument, comme l'ont fait Hope et Corrigan, séparer le rétrécissement de l'insuffisance; il considère au contraire, que ces deux affections existent presque toujours en même temps. Il admet que chaque fois qu'il y a un épaississement notable d'une valvule, il y a toujours insuffisance, et comme il ne peut y avoir de rétrécissement considérable sans altération sensible des valvules, il réunit ces deux affections en une. Admettant cette manière de voir, les pièces relatives aux lésions des orifices du cœur n'ont pas été classées dans le Musée, au point de vue de l'insuffisance, mais du rétrécissement.

Les orifices du cœur étant au nombre de quatre, j'aurai à décrire les rétrécissements des deux orifices auriculo-ventriculaire, ceux de l'aorte et de l'artère pulmonaire. Les caractères anatomo-pathologiques communs de ces rétrécissements consistent dans un épaississement fibreux ou crétacé des valvules. Ces dépôts sont tantôt séparés, tantôt réunis; les uns et les autres attaquent partiellement ou envahissent la totalité des valvules. Les plaques crétacées peuvent être lisses comme celles des artères, ou être hérissées de tubercules qui peuvent ulcérer la membrane, et se trouver alors en contact direct avec le sang. Il peut même arriver dans ces cas d'endocardite ulcéreuse, que les valvules soient perforées, nos 63, 67, 68, 69, 70, 71. Je diviserai les rétrécissements des orifices du cœur en deux sous-ordres: 1° les rétrécissements des orifices auriculo-ventriculaires, 2° les rétrécissements des orifices artériels.

1er sous-ordre.

RÉTRÉCISSEMENT DES ORIFICES AURICULO-VENTRICULAIRES

Les rétrécissements des deux orifices auriculo-ventriculaires n'ont pas une égale fréquence ; l'orifice auriculo-ventriculaire gauche a une bien plus grande tendance à se rétrécir, comme cela résulte des pièces du Musée qui sont au nombre de 21, du n° 39 au n° 58 inclusivement. La pièce n° 54 est un exemple de rétrécissement de l'orifice auriculo-ventriculaire gauche et aortique, avec oblitération de l'artère pulmonaire par un caillot fibreux. La pièce n° 56 *a* est un exemple d'insuffisance de la valvule mitrale et tricuspide.

N° 39. — Cœur; rétrécissement de l'orifice auriculo-ventriculaire gauche.

Sur ce cœur, les valvules mitrales sont réunies entre elles par leur extrémité libre, et forment un orifice anormal d'un centimètre et demi de diamètre. Il résulte, de cette disposition, la formation d'un canal infundibuliforme de la longueur d'environ un centimètre, dont la base est tournée vers l'orifice auriculo-ventriculaire. Les valvules sont épaissies, fibreuses, et assez rigides pour ne plus remplir leurs fonctions et déterminer une insuffisance.

(M. Chavignez, *Soc. anat.*, 1837, p. 38.)

N° 40. — Cœur; modèle en cire, d'un rétrécissement de l'orifice auriculo-ventriculaire gauche.

Modèle en cire d'un cœur qui, présente un rétrécissement circulaire fibro-calcaire de l'orifice auriculo-ventriculaire gauche; les bords libres des valvules adhèrent entre eux : de là résulte un canal rigide d'un centimètre environ de diamètre. L'oreillette est considérablement dilatée, mais on ne retrouve point la disposition infundibuliforme des valvules, si commune dans ce genre de lésion. L'endocarde de l'oreillette épaissi, comme fibreux, est ulcéré dans un point.

(M. Leclerc.)

N° 41. — Cœur; modèle en cire d'adhérences des valvules mitrales.

Modèle en cire d'un cœur dont les valvules mitrales, adhérentes entre elles par leur bord libre, sont également fixées aux parois ventriculaires. Ces adhérences ont rétréci considérablement, et d'une manière circulaire, la partie inférieure de l'orifice limité par ces valvules; lequel se trouve réduit à un petit pertuis rond de six millimètres de diamètre, tandis que l'orifice supérieur, également rond, est dilaté et infundibuliforme.

Le ventricule correspondant est hypertrophié, l'oreillette dilatée : le ventricule et l'oreillette droite sont dilatés.

(Professeur Dupuytren.)

N° 42. — Cœur ; rétrécissement de l'orifice auriculo-ventriculaire gauche.

Ce cœur d'adulte, à sa surface, porte des traces évidentes d'ancienne péricardite ; l'orifice auriculo-ventriculaire gauche est légèrement rétréci, les valvules sont un peu épaissies. Le ventriculè gauche est hypertrophié et sa cavité a environ 7 centimètres de diamètre.

(M. Barth, 1840.)

N° 43. — Cœur; rétrécissement de l'orifice auriculo-ventriculaire gauche.

Ce cœur d'adulte, qui est en assez mauvais état de conservation, présente une altération fibreuse de la valvule mitrale, avec rétrécissement peu considérable de l'orifice auriculo-ventriculaire gauche, qui a 2 centimètres et demi environ dans son plus grand diamètre. Le ventricule gauche est normal, tandis que l'oreillette est un peu dilatée.

N° 44. — Cœur; rétrécissement de l'orifice auriculo-ventriculaire gauche.

Cette pièce provient d'une femme de 37 ans; il existe un épaississement avec induration fibreuse des valvules de l'orifice auriculo-ventriculaire gauche.

Le rétrécissement n'est point très-considérable ; cet orifice admet facilement une sonde de 2 centimètres de diamètre. La cavité du ventricule gauche est dilatée, les parois n'ont guère que leur épaisseur normale, les colonnes charnues seules sont un peu épaissies.

(Professeur Grisolle.)

No 45. — Cœur; rétrécissement de l'orifice auriculo-ventriculaire gauche.

Sur ce cœur d'adulte il existe une altération fibreuse de la valvule mitrale, avec rétrécissement de l'orifice auriculo-ventriculaire gauche, qui ne présente plus qu'un centimètre 1/2 de diamètre L'oreillette a le double de son volume normal. Le ventricule gauche est légèrement dilaté, mais sans augmentation sensible de ses parois. L'endocarde qui tapisse la cavité ventriculaire est considérablement épaissi, fibreux, et d'une couleur blanchâtre.

(Récamier, 1840.)

No 46. Cœur ; rétrécissement de l'orifice auriculo-ventriculaire gauche.

On constate sur ce cœur d'adulte, un épaississement de la valvule mitrale, qui est fibreuse ; les cordages tendineux sont réunis en petits pelotons, et par conséquent soudés les uns aux autres. Il résulte de cette altération un rétrécissement de l'orifice auriculo-ventriculaire gauche, dont l'orifice à la partie inférieure a environ 1 centimètre 1/2. L'oreillette est dilatée, le ventricule est au contraire normal

(M. Barth, 1840.)

No 47. — Cœur d'adulte ; rétrécissement de l'orifice auriculo-ventriculaire gauche.

Sur ce cœur le rétrécissement, qui est fibreux, est peu considérable, car l'orifice a encore près de 2 centimètres 1/2 de diamètre. Mais ce qu'il y a surtout de remarquable sur cette pièce, ce sont les parois du ventricule gauche qui présentent un épaississement notable dans certains points; au niveau de la base particulièrement, cet épaississement est de 4 centimètres. La cavité au contraire, n'a pas sensiblement augmenté sa capacité. L'endocarde est épaissi.

Cet individu, qui avait été affecté de péricardite rhumatismale, présentait un double bruit de souffle avec piaulement pendant le premier bruit. L'oreillette gauche est très-dilatee, l'orifice aortique est normal, et les valvules sont saines.

(Professeur Bouillaud.)

N° 48. — Cœur; rétrécissement de l'orifice auriculo-ventriculaire gauche.

Sur ce cœur d'adulte, il existe une altération fibreuse de la valvule mitrale, qui a déterminé un rétrécissement considérable de l'orifice auriculo-ventriculaire gauche, dont le diamètre n'est plus que d'un centimètre.

Le ventricule gauche est à peu près normal, les valvules aortiques sont saines, mais l'oreillette gauche est très-dilatée, puisqu'elle a trois fois son étendue ordinaire, et les parois en sont amincies.

(M. Barth, 1840.)

N° 48 a. — Cœur ; rétrécissement de l'orifice mitral avec dilatation de l'oreillette gauche.

Cette pièce provient d'un homme de 44 ans, qui depuis vingt ans souffrait de la région du cœur. A 24 ans, sans aucune cause connue, il eut pour la première fois des palpitations très-violentes. Les symptômes principaux que cet homme a présentés quelque temps avant sa mort, sont : un bruit systolique très-intense à la pointe du cœur, avec impulsion considérable. La matité commençait en haut au niveau du deuxième espace intercostal gauche, et finissait au niveau du septième. Le pouls était petit, irrégulier, avec dispnée intense, hémoptysies fréquentes, œdème des membres inférieurs et ascite.

Le cœur est volumineux, il pesait 565 grammes, et était chargé de graisse surtout à la partie antérieure. La circonférence de la base mesure 28 centimètres, la largeur mesurée du bord droit au bord gauche était de 13 centimètres; la longueur de la base au sommet des ventricules était de 12 centimètres à la partie antérieure, et de 10 à la postérieure. Le ventricule gauche a une épaisseur de 12 millimètres, le droit de 9; l'oreillette droite de 2. L'oreillette gauche présente une hauteur de 12 centimètres, une largeur de 11; l'épaisseur des parois est de 4 millimètres dans les parties libres et dans certains points de 13 millimètres.

Le ventricule droit est dilaté et légèrement hypertrophié, l'oreillette est également dilatée, mais surtout au niveau de l'auricule. Les orifices sont normaux.

Le ventricule gauche contenait quelques caillots, les parois sont amincis, l'orifice aortique est normal. La valvule mitrale est épaissie, dure, racornie, couverte de concrétions; son orifice admet à peine le petit doigt. L'oreillette gauche est très-dilatée, elle a la forme d'une vaste poche dont le volume est égal à la moitié du volume total du cœur.

(M. Toledano, *Soc. anat.*, 1875, 3e série, t. X, p. 328.)

N° 49. — Cœur; rétrécissement de l'orifice auriculo-ventriculaire gauche.

Sur ce cœur d'adulte, on constate que l'orifice auriculo-ventriculaire gauche est circulaire et très-rétréci ; il admet à peine une sonde d'un centimètre de diamètre. Les valvules sont épaissies et fibreuses.

(Professeur Piorry.)

N° 50. — Modèle en cire d'un rétrécissement de l'orifice auriculo-ventriculaire gauche du cœur.

Sur ce cœur, on constate que les valvules mitrales présentent un épaississement considérable avec altération fibreuse. Il existe un orifice, qui présente une ouverture elliptique de 2 centimètres 1/2 de longueur.

L'oreillette gauche est dilatée et amincie, mais ce sont surtout les cavités droites qui sont remarquables. L'oreillette et le ventricule de ce côté sont considérablement dilatés; l'oreillette surtout est énorme, car elle a près de 18 centimètres dans son diamètre transversal, et 7 dans son diamètre antéro-postérieur.

(Professeur Corvisart.)

N° 51. — Modèle en cire d'un rétrécissement de l'orifice auriculo-ventriculaire gauche du cœur.

La disposition de ce retrécissement est remarquable par son siége. Au lieu de porter principalement sur la partie inférieure, ou bord libre de la valvule, c'est au contraire au niveau de la partie moyenne qu'il est le plus considérable, de sorte que l'orifice valvulaire a la forme d'un sablier: élargi en haut, rétréci à sa partie moyenne, il s'élargit de nouveau en bas, dans lequel le diamètre de l'orifice est de 1 centimètre environ. Les petits cordages tendineux sont libres. L'oreillette gauche, très-dilatée, contient un caillot de 6 centimètres de diamètre, qui repose précisément sur l'orifice auriculo-ventriculaire, de manière à l'oblitérer complétement. Ce caillot, par son organisation périphérique, et son peu d'épaisseur au centre, doit faire supposer qu'il existait pendant la vie, mais qu'alors il existait à son centre, une ouverture qui s'est oblitérée après la mort.

(Professeur Dupuytren.)

N° 52. — Cœur; rétrécissement de l'orifice auriculo-ventriculaire gauche.

Sur ce cœur d'adulte, la valvule mitrale rétrécie, présente un épaississement fibreux très-dense, comme cartilagineux, et l'orifice peut à peine admettre une sonde de 1 centimètre 1/2 de diamètre. L'oreillette gauche est très-dilatée, en même temps qu'il y a une hypertrophie de ses parois. Le ventricule est normal.

(M. Legouas, 1808.)

N° 53. — Cœur; rétrécissement de l'orifice auriculo-ventriculaire gauche.

Sur ce cœur d'adulte, la valvule mitrale présente sur son pourtour un épaississement fibreux considérable, avec des dépôts crétacés partiels. L'orifice auriculo-ventriculaire admet à peine une sonde de 1 centimètre de diamètre. Il existe une dilatation considérable de l'oreillette, du côté malade. Le ventricule gauche est à l'état normal.

N° 54. — Cœur; rétrécissement de l'orifice auriculo-ventriculaire gauche et aortique, oblitération de l'artère pulmonaire.

Sur ce cœur, qui provient d'un adulte, il existait un bruit de souffle systolique, râpeux, très-intense, surtout marqué à la pointe, couvrant tout le petit silence, et se prolongeant dans la direction de l'aorte. Il existait aussi une dilatation veineuse très-marquée dans la région sus-claviculaire gauche.

Les parois du *ventricule gauche* sont très-épaissies et atteignent 2 centimètres 1/2 environ. La cavité ventriculaire est très-restreinte, et contiendrait à peine une cuillerée à bouche de sang. Il existe un rétrécissement tel de la valvule mitrale, qu'il est impossible d'y faire pénétrer une plume à écrire. L'orifice se présente sous forme d'une fente demi-circulaire, presque linéaire, dont les bords boursouflés et indurés, offrent une infiltration calcaire, pierreuse, mamelonnée ; ils sont absolument rigides. Le sang s'insinue dans le ventricule par un petit pertuis insignifiant, qui, après la mort, était rempli de caillots noirâtres. Les piliers de la valvule mitrale, ainsi que les muscles papillaires, sont indurés, racornis et rétractés : les piliers opposés se touchent et adhèrent sur une certaine étendue par leur face profonde. Le ventricule tout entier, à force de se contracter à vide, s'est rétréci à son tour, tout en s'hypertrophiant.

L'orifice aortique est également rétréci, par suite de l'épaississement de la zone aortique d'une part, des nodules d'Arantius d'autre part; il n'existe pas cependant d'insuffisance aortique, ce qui concorde avec les symptômes cliniques. Les trois nodules, repoussés contre la paroi aortique, laissent à peine un espace du calibre d'une carotide.

Le *cœur droit*, lui, est au contraire très-hypertrophié: il existe une dilatation considérable de la cavité ventriculaire. La valvule tricuspide participe à l'épaisissement de tout l'endocarde et elle est tachetée de plaques blanches. Il y avait très-certainement de l'insuffisance de cette valvule.

Oreillettes. — La gauche est énorme, beaucoup plus considérable que le ventricule correspondant; on pourrait presque y loger le poing. Les parois sont hypertrophiées : les veines pulmonaires s'y abouchent par des orifices où on loge facilement l'index. L'oreillette droite est également très-dilatée, remplie de caillots mous, décolorés.

L'artère pulmonaire, très-dilatée à partir de l'infundibulum, présente, à 3 centimètres au delà, un énorme caillot fibrineux ancien, stratifié, adhérent à la paroi qu'il obstrue presque complétement. Ce caillot se continue dans les deux branches de l'artère pulmonaire.

(M. Rendu, *Soc. anat.*, 1871, 2e série, t. XVI, p. 235.)

N° 55. — Cœur; rétrécissement de l'orifice auriculo-ventriculaire gauche.

Sur ce cœur d'adulte, les valvules de l'orifice auriculo-ventriculaire gauche, présentent des dépôts crétacés très-limités, situés dans leur épaisseur. Quelques-unes des incrustations sont percées à leur centre, par suite d'ulcérations qu'elles ont déterminées. Le ventricule gauche est considérablement hypertrophié, en même temps que sa cavité a presque doublé. L'oreillette, au contraire, est peu dilatée.

(M. Lafargue, *Bull. de la Faculté de méd.*, 1808, p. 3.)

N° 56. — Modèle en cire d'un rétrécissement auriculo-ventriculaire gauche.

Sur ce modèle en cire, on constate que la valvule mitrale présente une altération fibreuse, avec des dépôts crétacés partiels.

L'orifice rétréci a pris une forme semi-elliptique. L'oreillette gauche est considérablement dilatée. Il y avait pendant la vie insuffisance des valvules.

(Professeur Corvisart, 1800.)

N° 56 a. — Cœur ; rétrécissement et insuffisance mitrale, rétrécissement et insuffisance tricuspide.

Cette pièce provient d'un homme de 24 ans, qui, à plusieurs reprises, éprouva des symptômes graves du côté du cœur, qui se traduisaient par des palpitations, un œdème considérable des membres inférieurs, du scrotum et des parois abdominales. Peu de temps avant sa mort, cet homme entra dans le service de M. Dumontpallier, et on constata qu'il existait un bruit de souffle systolique, occupant toute la systole ventriculaire, rude, râpeux, ayant son maximum au niveau de la pointe et se prolongeant non-seulement dans l'aisselle, mais dans toute la région précordiale. Il existait en outre, un bruit de souffle diastolique qui commençait immédiatement après le souffle systolique.

On constate sur ce cœur, que l'oreillette gauche est très-dilatée, les parois en sont plus épaisses que dans l'état normal; elles ont de 5 à 6 millimètres d'épaisseur. A la face interne, existe une plaque calcaire d'un millimètre d'épaisseur et de plus d'un centimètre carré de superficie.

Il existe un grand nombre d'autres plaques, mais plus petites. L'orifice auriculo-ventriculaire gauche vu par sa face supérieure, présente 5 à 6 millimètres de diamètre ; il est bordé de valves infiltrées de plaques-calcaires. La cavité du ventricule n'est point augmentée. L'orifice auriculo-ventriculaire ne peut, ni s'ouvrir, ni se fermer.

L'oreillette droite est bien plus dilatée que la gauche, les parois ont un maximum de 3 à 4 millimètres d'épaisseur. Sur l'endocarde existent quelques plaques laiteuses, mais pas de plaques crétacées. L'orifice tricuspide est rétréci, les valves sont épaisses, dures, adhérentes par leurs bords, laissant entre elles un orifice triangulaire de 13 à 15 millimètres de côté.

(M. Dumontpallier, *Soc. anat.*, 1877, 4e série, t. II, p. 64.)

N° 57. — Cœur ; rétrécissement de l'orifice auriculo-ventriculaire gauche.

Sur ce cœur d'adulte, il existe avec le rétrécissement, une altération fibreuse et crétacée de la valvule mitrale. L'orifice présente une forme semi-lunaire, et est linéaire. Les bords très-rapprochés l'un de l'autre sont inextensibles, et représentent une fissure d'un millimètre environ d'écartement.

Le ventricule gauche est normal, mais l'oreillette est considérablement dilatée, ses parois sont épaissies.

Professeur Leroux.)

N° 58. — Cœur ; rétrécissement de l'orifice auriculo-ventriculaire gauche.

Ce cœur, qui est en assez mauvais état de conservation, provient d'une jeune fille de 16 ans. La valvule mitrale est envahie par des dépôts crétacés disposés en forme de disque, et développés dans l'épaisseur de la base des valvules. Ces dépôts irréguliers, font à l'intérieur de l'oreillette qui est dilatée, une saillie assez considérable. Le ventricule gauche est normal.
(Professeur Leroux, *Bul. de la Fac. de méd.*, t. II, p. 14.)

2e sous-ordre.

RÉTRÉCISSEMENT DES ORIFICES ARTÉRIELS.

Les pièces relatives au rétrécissement des orifices artériels sont au nombre de 22. Sur quinze de ces pièces, nos 59, 60, 61, 62, 63, 64, 65, 66, 67, 68, 69, 70, 71, 72, 73, le rétrécissement siége sur l'orifice aortique, et nous avons déjà indiqué que sur quelques-unes de ces pièces, nos 63, 67, 68, 69, 70, 71, l'endocardite ulcéreuse avait déterminé une perforation des valvules.

Six pièces, nos 74, 75, 76, 77, 78, 79 et 80, sont des exemples de rétrécissement de l'artère pulmonaire; ces rétrécissements sont presque toujours congénitaux. Les valvules forment alors une espèce de diaphragme avec un pertuis médian. La pièce n° 77 est un exemple de rétrécissement de trois orifices, à savoir : l'orifice aortique, auriculo-ventriculaire droit et gauche.

N° 59. — Cœur; rétrécissement de l'orifice aortique.

Cette pièce provient d'un homme, âgé de 25 ans. Pendant 8 ans il a été affecté de rhumatismes articulaires périodiques, et, six ans avant sa mort, il avait ressenti les premières atteintes de la lésion du cœur.

Les valvules aortiques sont couvertes de nombreuses végétations crétacées. Il en existe également quelques-unes sur les valvules auriculo-ventriculaires gauches. L'aorte n'est point rétrécie. On constate sur la membrane interne du cœur des traces d'endocardite très-prononcées ; cette membrane est blanche, épaissie, ridée à sa surface et dépolie. Les parois du ventricule gauche sont hypertrophiées : elles ont 2 centimètres 1/2 à la base; la cavité est en même temps très-dilatée. Ce cœur pesait 652 grammes.

(Professeur Bouillaud, 1836.)

N° 60. — Modèle en cire d'un cœur; altérations des valvules de l'aorte.

Sur ce cœur, les valvules sigmoïdes sont couvertes de dépôts crétacés saillants, principalement du côté du ventricule; il en existe qui font un relief d'un demi-centimètre. Ces dépôts s'observent surtout sur la partie moyenne des valvules, leur partie adhérente est restée saine.

Le ventricule gauche est légèrement dilaté et hypertrophié ; les parois ont deux centimètres d'épaisseur au niveau de la partie moyenne. La valvule auriculo-ventriculaire gauche est aussi le siége de ces dépôts, qui s'étendent dans l'oreillette jusqu'à une distance de 4 centimètres, et se présentent sous l'aspect de végétations en choux-fleurs ; ce qui les avait fait prendre autrefois par certains anatomo-pothologiques pour des végétations d'origine syphilitiques.

(Assemblée des professeurs de la Faculté, 1801.)

N° 61. — Cœur; végétations calcifiées des valvules sigmoïdes de l'aorte.

Cette pièce provient d'un jeune homme de 17 ans, qui contracta un an avant sa mort, en travaillant dans une cave humide, une affection cardiaque, qui se caractérisa tout d'abord par une oppression considérable, et des battements de cœur énergiques. A partir de cette époque, ce jeune homme fut toujours souffrant, et il mourut brusquement le soir, d'une syncope.

Pendant presque toute la durée de la maladie, il a existé un double bruit de souffle à la base du cœur, et un bruit de souffle unique à la pointe; le premier bruit de souffle a toujours été plus fort, plus long et plus râpeux que le second. Le pouls n'a jamais présenté les caractères de l'insuffisance ; cependant, il a été quelque temps fort et dicrote.

Dans le péricarde existait une petite quantité de sérosité. Le cœur a une forme globuleuse. A la surface du péricarde viscéral, on voit une vascularisation considérable, mais pas d'exudation, si ce n'est quelques traînées blanchâtres au niveau des artères coronaires.

L'oreillette droite contenait des caillots de couleur rouge groseille; l'orifice tricuspide n'est pas rétréci et laisse facilement passer les deux doigts; la valvule ne présente pas d'altération.

L'oreillette gauche contient aussi des caillots récents en grande quantité. Le ventricule gauche présente une dilatation considérable, avec amincissement de la paroi à la pointe et hypertrophie à la base.

La valvule mitrale présente un épaississement assez marqué de son bord libre; les cordages tendineux sont très-courts, plus épais qu'à l'état normal; les muscles papillaires sont atrophiés. Il n'y a pas d'insuffisance mitrale bien manifeste, mais elle est très-probable.

Dans le sinus aortique, on trouve un caillot rouge et fibrineux, moulé sur les valvules sigmoïdes; il n'y a pas insuffisance de la valvule. A l'orifice aortique, on trouve une altération très-avancée siégeant sur les trois valves; celles-ci sont déformées, une d'elles est contractée et revenue sur elle-même, les autres présentent des végétations dont quelques-unes sont complètement calcifiées. Au-dessus des valvules, on trouve dans l'aorte deux plaques d'aortite, sur lesquelles se sont développées des végétations analogues à celles des valvules.

(M. Hayem, *Soc. anat.* 1869, 2e sér., t. XIV, p. 263.)

N° 62. — Portion du cœur; endocardite ulcéreuse.

Sur cette portion de cœur qui est voisine de l'origine de l'artère aorte, on constate l'existence, les traces d'une endocardite ulcéreuse, avec de nombreuses végétations crétacées sur les valvules sigmoïdes de l'aorte. De nombreux dépôts crétacés existent également sur la valvule mitrale.

(Professeur Vulpian, 1871.)

N° 63. — Cœur; endocardite ulcéreuse de la valvule mitrale.

Sur ce cœur d'adulte, qui est très-volumineux, on constate que les valvules sigmoïdes de l'aorte sont normales, l'endocarde ne paraît point altéré. La valvule mitrale est épaissie, fibreuse; près de son bord inférieur, au niveau de l'insertion des cordages tendineux, s'observe une ulcération avec perforation de la valvule: il en résulte un trou de cinq centimètres de diamètre qui, sur un point de sa circonférence, présente des dépôts fibrineux adhé-

rents et du volume d'une petite noisette. Le ventricule gauche est hypertrophié, en même temps qu'un peu dilaté.
(Professeur Vulpian, 1871.)

N° 64. — Valvules de l'aorte; dépôts crétacés.

Cette pièce est desséchée : de nombreux dépôts crétacés ont envahi la totalité des valvules sigmoïdes, dont les surfaces supérieures et inférieures sont devenues irrégulières et rugueuses.
(M. Pigné.)

N° 65. — Valvules de l'aorte; dépôts crétacés.

Cette pièce a la plus grande analogie avec la précédente : de nombreux dépôts crétacés ont envahi les valvules sigmoïdes ; deux des divisions de la valvule sont même soudées entre elles, et l'on pourrait croire, à tort, à l'absence congéniale de l'une des valves.
(M. Pigné.)

N° 66. — Cœur; altération crétacée des valvules de l'aorte.

Cette pièce a été prise sur une femme de 76 ans, qui avait présenté un bruit de râpe prononcé, accompagnant le premier bruit et remplaçant le premier silence. (Souvent même le second bruit ne s'entendait pas, et était remplacé par un léger souffle, perceptible sur le bord gauche du sternum.)

Les valvules de l'aorte sont envahies par de nombreux dépôts crétacés; les trois valves sont disposées sur deux plans : l'un, supérieur, composé d'une seule valve, et l'autre composé de deux valves, dont la réunion est très-intime. Ces deux plans sont parallèles et laissent entre eux une ouverture linéaire, allongée tranversalement, et de 3 centimètres d'étendue. Cette fente était constamment béante, à cause de la rigidité des valvules, et il y avait insuffisance. Ces valvules sont épaissies et offrent, dans leur épaisseur, des noyaux crétacés qui font saillie, surtout du côté de l'aorte. Le ventricule gauche est considérablement hypertrophié et sa cavité est dilatée.
(Professeur Grisolle.)

N° 67. — Cœur; perforation d'une valvule sigmoïde de l'aorte.

Cœur d'un adulte, sur lequel on constate les traces d'une endocardite ulcéreuse. Il existe une perforation considérable d'une valvule sigmoïde de l'aorte ; sur les bords de l'ulcération, on trouve a nu quelques dépôts crétacés, pénétrés de fibrine coagulée. Le ventricule gauche est très-dilaté, avec un épaississement notable des parois. L'endocarde paraît aussi épaissi.

(Professeur Desgenettes 1806.)

N° 68. — Cœur ; endocardite ulcéreuse.

Sur ce cœur, les valvules sigmoïdes de l'aorte présentent des dépôts crétacés peu abondants, mais l'une d'elles est largement perforée. Le ventricule gauche est très-dilaté, sans hypertrophie bien notable des parois.

(Professeur Cruveilhier.)

N° 69. — Cœur; endocardite ulcéreuse.

Sur ce cœur d'adulte, il existe une perforation de la majeure partie de l'étendue de deux valves de la valvule sygmoïde de l'aorte ; leur bord libre est conservé, la troisième valve est saine. Le pourtour de la vaste perforation est rugueux, limité par un grand nombre de dépôts crétacés auxquels adhèrent des débris fibrineux.

Les parois du ventricule gauche ont 2 centimètres d'épaisseur ; la cavité est doublée, les colonnes charnues sont fortement accusées et bien détachées. L'artère pulmonaire n'a que deux valvules qui sont saines.

(M. Gueneau de Mussy.)

N° 70. — Cœur ; endocardite ulcéreuse des valvules sigmoïdes de l'aorte.

Sur ce cœur d'adulte, les valvules sigmoïdes de l'aorte sont en grande partie détruites, en même temps que l'orifice est considérablement rétréci. Ce qui reste des valvules ne présente plus qu'une masse crétacée, indurée, très-irrégulière, traversée à son centre par une ouverture semi-lunaire de 1 centimètre 1/2 dans le sens de sa longueur, et de 4 millimètres de diamètre antéro-postérieur.

Le ventricule gauche qui est ouvert, a 15 centimètres de diamètre; ses parois sont à peu près normales, les colonnes charnues sont, en certains points, complétement effacés.

Professeur Dupuytren, 1805.)

N° 71 — Modèle en cire de la pièce précédente n° 70, représentant les valvules sigmoïdes de l'aorte.

(Professeur Dupuytren, 1805.)

N° 72. — Cœur ; altération crétacée des valvules sigmoïdes de l'aorte.

Sur cette pièce, on constate une altération fibreuse des valvules sigmoïdes de l'aorte, qui sont rigides et insuffisantes ; il existe par place, dans leur épaisseur, de petits dépôts crétacés.

Le ventricule gauche est notablement hypertrophié, en même temps que sa cavité est dilatée. Le ventricule droit est normal.

N° 73. — Cœur ; altération fibreuse des valvules sigmoïdes de l'aorte.

Sur cette pièce, on observe une altération fibreuse des valvules sigmoïdes de l'aorte qui sont rigides, insuffisantes et fibreuses ; il existe dans leur épaisseur de nombreux dépôts crétacés.

Le ventricule gauche est hypertrophié, en même temps que sa cavité est dilatée.

N° 74. — Cœur ; rétrécissement de l'orifice de l'artère pulmonaire.

Sur ce cœur, on constate l'existence d'un rétrécissement de l'orifice de l'artère pulmonaire, qui présente un espèce de diaphragme percé à son centre d'un trou régulièrement circulaire, ayant environ 1 centimètre de diamètre. Ce diaphragme, concave à sa face inférieure, convexe à sa partie supérieure, offre dans ce dernier sens trois brides séparées par autant de petits enfoncements ou sinus. Ce diaphragme remplace les valvules sigmoïdes, et est évidemment formé par elles.

Le ventricule droit a acquis un gros volume, il est surtout hypertrophié ; il est bombé sphéroïdal, ce qui donne au cœur une forme insolite. Les cavités gauches sont normales.

(Professeur Cruveilhier, *Atlas anat. path.*, t. II, 28e livraison, fig. 2.)

N° 75. — Cœur ; rétrécissement de l'artère pulmonaire.

Ce cœur provient d'un monstre double, monocéphale, avec deux membres supérieurs et quatre membres abdominaux. Ce cœur a été présenté à la Société anatomique comme un cœur à trois ventricules, dont un très-petit est situé à la réunion supérieure des deux ventricules normaux, et communique avec le ventricule droit par un orifice arrondi qui présente 1 centimètre de diamètre et, par sa partie supérieure, avec l'artère pulmonaire.

La situation, la forme conique et les communications de cette cavité sur-ajoutée, démontrent qu'il s'agit, ici, de l'infundibulum rétréci à sa base, plutôt que d'un ventriculaire surnuméraire : c'est donc un rétrécissement congénial de l'artère pulmonaire. Il existe, en outre, une communication interventriculaire située à la base des ventricules.

(M. Pigné, *Soc. anat.*, 1847, t. XXII, p. 169.)

N° 76. — Cœur; retrécissement considérable de l'orifice de l'artère pulmonaire.

Sur ce cœur d'adulte, on constate qu'il existe un rétrécissement considérable de l'artère pulmonaire, avec une large perforation interventriculaire, située à la base des ventricules. Elle a 14 centimètres de diamètre. L'aorte, à l'aide de cette perforation à son origine, communique avec les deux cavités ventriculaires. Le ventricule droit est notablement hypertrophié.

N° 77. — Cœur; rétrécissement des trois orifices : aortique, auriculo-ventriculaires droit et gauche.

Ce cœur provient d'une femme de 22 ans qui, dès l'âge de 13 ans, avait eu des signes de maladie du cœur survenus sans cause appréciable; elle éprouvait des étouffements, qui revenaient par accès périodiques, durant environ-huit jours. Il existe un triple rétrécissement : tricuspide, mitral et aortique. L'artère pulmonaire est rétrécie à la base de l'infundibulum.

Le pouls était lent, régulier, mais faible. Les veines jugulaires étaient développées, ainsi que les veines temporales, mais pas de pouls veineux. La matité précordiale était étendue, le premier bruit du cœur manquait, il était remplacé par un souffle rude, ayant presque les caractères du bruit rotatoire, mal limité, confus. Le deuxième bruit était obscur, mal frappé, mais sans mélange de souffle.

(M. Luton, *Soc. anat.*, 1858, 2e série, t. III, p. 497.)

N° 78. — Cœur ; rétrécissement de l'orifice de l'artère pulmonaire.

Ce cœur provient d'une vieille femme de la Salpêtrière. Au

sommet de l'infundibulum, il n'existe que deux valvules sigmoïdes. Cet orifice est très-rétréci. Le canal artériel, très-dilaté, volumineux, établit une large communication entre l'artère pulmonaire et l'aorte. Le ventricule droit est normal, mais le gauche est hypertrophié et dilaté.

(Professeur Vulpian.)

No 79. — Cœur ; oblitération presque complète de l'artère pulmonaire.

Ce cœur provient d'une femme de 52 ans. Il existe une oblitération presque complète de l'artère pulmonaire, au niveau du sommet de l'infundibulum avec communication entre les deux oreillettes ; cyanose prononcée. Déformation des dernières phalanges et des ongles des mains et des pieds.

C'est à l'âge de 36 ans que cette femme, pour la première fois, à la suite de chagrins sérieux, éprouva des palpitations, et c'est beaucoup plus tard encore que s'est montrée la cyanose de la face et des extrémités. Il y avait une oppression considérable avec œdème des membres inférieurs ; cet état dura trois ans, avec des alternatives diverses, sous forme d'accès séparés par de longs intervalles.

La matité précordiale était un peu plus étendue qu'à l'état normal : à l'auscultation on constatait un fort bruit de souffle, ayant son maximum au premier temps à la base ; il était progressif et commençait immédiatement après le premier bruit.

Le péricarde contenait un demi-verre de liquide séreux, transparent.

Le cœur, débarrassé du sang qu'il contenait, pesait (en y comprenant l'origine et la terminaison des gros vaisseaux qui en partent ou qui s'y rendent) 460 grammes. Il a un volume un peu plus grand que dans l'état normal, et l'oreillette droite est surtout très-dilatée.

L'oreillette et le ventricule du côté gauche n'offrent aucune modification remarquable. Leurs cavités ont à peu près la largeur normale. La paroi du ventricule est un peu épaissie : elle a, près de la cloison interventriculaire, 16 à 17 millimètres d'épaisseur. Les valvules mitrale et sigmoïdes sont saines, ou du moins elles ne présentent que quelques plaques graisseuses presque insignifiantes.

La cavité de l'oreillette droite est considérablement agrandie ; ses parois ne sont pas notablement épaissies ; les colonnes charnues sont très-apparentes. On trouve un caillot fibrineux, noirâtre, en voie de ramollissement dans l'auricule.

La cavité du ventricule droit est dilatée ; l'agrandissement porte surtout sur la chambre pulmonaire et l'origine de l'infundibulum. La forme du cœur n'est cependant que peu modifiée ; il est seulement un peu plus globuleux ; mais le rapport des deux ventricules avec la pointe du cœur n'est pas changé. La paroi du ventricule est considérablement épaissie : elle a 1 centimètre à droite de la cloison interventriculaire, et 13 millimètres d'épaisseur ; au niveau du bord droit du cœur, elle est encore plus épaisse. Les colonnes charnues sont plus volumineuses que dans l'état normal. Le tissu musculaire des parois du cœur, tant du ventricule droit que du ventricule gauche, est d'une ferme consistance et d'une coloration normale.

Les valves de la valvule tricuspide sont épaissies, évidemment sclérosées ; mais elles ont leurs dimensions ordinaires, et il ne paraît pas qu'elles aient été insuffisantes, ni que l'orifice auriculo-ventriculaire ait été rétréci. Sur le sommet libre de chaque valve, du côté de la face auriculaire, on voit de petits condylomes verruqueux, mamelonnés, ayant environ 6 millimètres de largeur à leur base, sur 3 ou 4 millimètres de saillie.

Sur le point où finit le tissu musculaire de l'infundibulum, à la base de l'orifice de l'artère pulmonaire, du côté de la cloison inter-ventriculaire, se trouve une plaque calcaire, formant une crête saillante, à bord libre mamelonné, recouverte par l'endocarde. Cette plaque a 15 millimètres de longueur, au niveau de son bord adhérent qui est dirigé de bas en haut, c'est-à-dire du ventricule vers les valvules semi-lunaires, et elle a, au moins, 4 millimètres de saillie. Lorsque le doigt est introduit par le ventricule dans l'infundibulum, il rencontre d'abord cette plaque saillante, puis, si on le fait pénétrer plus profondément, il est arrêté dans une sorte de cul-de-sac. Pour bien voir ce qui arrête ainsi le doigt, on a coupé transversalement l'artère pulmonaire à deux centimètres au-dessus de son origine, et, en examinant par l'ouverture ainsi faite à l'orifice cardiaque de cette artère, on constate qu'il y a là une oblitération presque complète, formée par un diaphragme en forme de dôme, faisant saillie dans l'artère. Ce diaphragme est percé à son centre d'un orifice à peu près arrondi, de 3 millimètres de diamètre, à bord net, mince et lisse. L'ensemble de ce diaphragme rappelle un peu la forme d'un col utérin. En versant de l'eau dans l'artère pulmonaire, le cœur étant suspendu verticalement, l'eau s'écoulait aussi rapidement que le permet le diamètre de l'orifice du diaphragme, et celui-ci restait proéminent, ne s'affaissait pas.

En examinant plus attentivement ce diaphragme, on voit qu'il est formé par les valvules semi-lunaires soudées, confondues par leurs bords, et ayant d'ailleurs subi un épaississement considérable. Il y a même, et c'est là ce qui rend ce diaphragme assez résistant, calcification d'une partie de l'étendue de la membrane ; et la calcification n'étant pas entièrement régulière, il en résulte que la surface pulmonaire du diaphragme n'est pas unie, mais qu'elle est un peu inégale. D'ailleurs, ce diaphragme n'est pas circonscrit par une rigole régulière; en deux points, il y a une sorte de pont assez large, qui fait communiquer la surface convexe du diaphragme, avec la paroi de l'artère et qui représente le vestige des bords contigus d'abord, puis accablés et confondus ensuite, des valvules semi-lunaires.

L'artère pulmonaire a des parois très-minces : près de son origine, elle a un calibre un peu plus large que dans l'état normal. La branche droite de cette artère ne paraît point élargie; mais la branche gauche est très-dilatée, presque aussi considérable que le tronc, et ses parois sont plus minces encore que celles de ce tronc.

Il y a une communication entre les deux oreillettes. La valvule du trou de Botal paraît s'être écartée peu à peu du bord charnu sur lequel elle était appliquée antérieurement, et il s'est produit ainsi un canal oblique qui fait communiquer les deux oreillettes. C'est du moins l'idée que fait naître l'examen du mode de communication inter-auriculaire. Le bord antérieur de la valvule, au lieu de s'avancer assez loin sur le bord antérieur de l'orifice, en s'accolant au côté gauche de la cloison, comme il arrive chez certains sujets où l'on trouve, même à un âge avancé, un trajet très-oblique allant de l'oreillette droite dans la gauche, ne dépasse que très-peu ce bord; et même, en étalant bien la cloison, on voit une partie de l'orifice de communication. De plus, le bord antérieur libre de la valvule est ici épaissi, ferme, blanchâtre, au lieu d'être mince et transparent, comme dans les cas où une anomalie de ce genre existe sans que le sang des deux cavités puisse se mêler. La distance des deux extrémités, supérieure et inférieure de l'orifice de communication, est de 9 millimètres. On peut à peine y introduire l'extrémité du bout du petit doigt.

(Professeur Vulpian, *Soc. Anat.*, 1868, 2e série, t. XIII.)

N° 80. — Cœur; rétrécissement de l'orifice de l'artère pulmonaire.

Sur ce cœur d'adulte, il existe un rétrécissement de l'orifice de l'artère pulmonaire. Les valvules sigmoïdes de cette artère sont profondément altérées, et présentent de nombreux dépôts crétacés; l'une de ces valvules est même perforée assez largement. Le ventricule droit est très-hypertrophié.

(M. Gueneau de Mussy.)

ORDRE 4.

Dilatations partielles du cœur; Anévrysmes.

Les pièces relatives aux anévrysmes du cœur sont au nombre de 17 dans le Musée, du n° 81 au n° 97 inclusivement.

La dilatation partielle du cœur, ou anévrysme proprement dit, a été signalée depuis longtemps par les auteurs ; mais ce n'est que vers le premier tiers de ce siècle que cette lésion a été décrite. La science est surtout redevable à Breschet d'une excellente monographie sur ce sujet, qu'il a publiée dans son *Répertoire d'anatomie et de physiologie.* Il a rassemblé la plupart des observations éparses : elles sont au nombre de dix dans son Mémoire.

Aujourd'hui on peut comparer cette lésion à celle que l'on observe dans les artères, et j'admettrai avec M. Cruveilhier, la division de l'anévrysme partiel du cœur en vrai, nos 81, 82, 83, 84, 85, 86, 89, 90, 92 et en faux ou par rupture, nos 87, 88, 91, 93 et 94. Dans toutes ces pièces, c'est sur le ventricule gauche que la lésion a été observée. L'anévrysme vrai consiste en une dilatation partielle de toutes les tuniques du cœur; dans tous ces cas, au niveau de la partie anévrysmatique, la tunique musculeuse du cœur disparaît ; à sa place existe du tissu fibreux, conjonctif. C'est à la pointe du cœur que cet anévrysme s'observe plus souvent, et le ventricule gauche est celui où cet anévrysme est le plus fréquent. La pièce n° 95 est un exemple rare d'anévrysme de la valvule mitrale, et les pièces n° 96 et 97 d'anévrysme de l'oreillette gauche.

Lorsque l'anévrysme est faux, ce qui arrive à la suite de la solution de continuité de la membrane interne et moyenne du cœur, soit que cette solution de continuité soit consécutive à une dilatation ou à une dégénérescence pathologique préexistante, il se forme sur les côtés du cœur une poche anévrysmale.

Le kyste ou poche anévrysmale peut être formée par toutes les couches qui entrent dans la composition du cœur, le plus souvent, d'après Breschet, la poche serait formée par les deux feuillets du péricarde adossés. M. Raynaud décrit un cas dans lequel il suppose que la membrane interne faisait saillie à travers la musculaire ; comme dans le fait attribué pour les artères à Dupuytren et Dubois, fait que l'on ne retrouve décrit nulle part par ces auteurs, et sur lequel M. Cruveilhier dit avoir interrogé ces deux grands chirurgiens, qui ne comprenaient pas pourquoi on le leur attribuait.

N° 81. — Cœur d'adulte; anévrysme vrai et partiel de la pointe du ventricule gauche.

Sur ce cœur existe, dans le ventricule gauche, un caillot volumineux, allongé, cylindroïde, d'environ 7 centimètres de hauteur sur 4 de diamètre à sa base, qui est adhérente. La surface de ce caillot est lisse, et on peut y distinguer plusieurs couches qui sont analogues à celles que l'on rencontre dans les poches anévrysmales des artères. La cavité du ventricule gauche à son sommet est élargie, mais ne présente aucune tumeur visible à l'extérieur. Dans ce point, la paroi musculaire du ventricule est complétement transformée en tissu fibreux auquel le caillot adhère; il ne présente que 2 ou 3 millimètres d'épaisseur. Ce tissu fibreux disparaît graduellement à mesure que l'on s'éloigne de la pointe vers la base. L'altération s'étend à 6 centimètres environ de la pointe, et, là ou s'arrête la transformation fibreuse, le cœur est normal. Près du sommet on ne rencontre aucune trace de colonnes charnues ; ces dernières ne commencent à reparaître qu'au niveau de la partie supérieure du caillot.

(Professeur Pelletan.)

N° 82. — Modèle en cire du cœur précédent, n° 81, représentant un caillot dans un anévrysme partiel de la pointe du ventricule gauche.

(Professeur Pelletan.)

N° 83. — Seconde pièce en cire, représentant le cœur n° 81, avec un caillot volumineux adhérent à la pointe du ventricule gauche du cœur.

(Professeur Pelletan.)

N° 84. — Cœur; anévrysme partiel, vrai, de la pointe du ventricule gauche.

Cœur d'un homme adulte qui est mort de pneumonie. Il existe à la pointe du ventricule gauche un anévrysme vrai partiel, avec caillot. Pendant la vie, cet homme était sujet à des palpitations et à des syncopes ; on avait constaté chez lui un bruit de frottement au premier temps.

L'orifice aortique est rétréci, l'endocarde qui tapisse la cavité du ventricule gauche est blanchâtre, fibreuse, épaisse ; les fibres musculaires de la base du ventricule sont notablement hypertrophiées, tandis que celles de la pointe sont atrophiées et remplacées à ce niveau, par du tissu fibreux. Dans ce point, existe encore des débris d'un ancien caillot lamellaire, qui était adhérent et qui témoigne de l'existence d'une dilatation anévrysmale.

(M. Chambert, *Soc. anat.*, 1838, t. XIII, p. 4.)

N° 85. — Cœur; anévrysme vrai et partiel de la pointe du ventricule ganche.

Cœur dont le ventricule gauche est ouvert longitudinalement, et on constate qu'il existe à la pointe, une cavité ampullaire pouvant admettre une grosse noix. Cette cavité est remplie par un caillot disposé en couches superposées, décoloré et assez intimement adhérent. Cette cavité qui détermine une saillie prononcée au dehors, est formée par les parois du cœur transformées en tissu fibreux. Au niveau de la partie supérieure du caillot, le cœur présente un petit rétrécissement pouvant admettre le doigt; dans ce point les parois du cœur reprennent leur épaisseur et leur organisation musculaire. Les colonnes charnues du cœur sont complétement effacées au niveau de l'anévrysme, et reparaissent peu à peu; mais ce n'est qu'à une distance notable du sommet de la tumeur (3 centimètres environ), qu'elles redeviennent normales. Les parois du cœur ont été disséquées, de manière à faire voir comment décroit en épaisseur le plan musculeux, à mesure que le tissu fibreux augmente. On voit aussi que la cavité de la poche est tapissée par l'andocarde épaissi ; le cœur dans ce point était adhérent au péricarde par quelques pseudo-membranes.

(Professeur Cruveilhier, *Atlas d'anat. path.*, 22 livr.)

N° 86. — Cœur; anévrysme vrai de la pointe du ventricule gauche.

Ce cœur, qui a été recueilli sur une vieille femme, présente à sa pointe une dilatation qui forme une vaste cavité pouvant admettre un œuf de poule, et dont les parois, dans ce point, sont complétement fibreuses et ont à peine un 1/2 centimètre d'épaisseur. La transformation fibreuse commence assez brusquement à peu de distance des valvules aortiques ; c'est surtout aux dépens de la paroi antérieure de ce ventricule que cette altération a lieu. La paroi postérieure, en grande partie intacte, est hypertrophiée. Il existe un caillot adhérent à la pointe du cœur, il est volumineux, lisse à sa surface, disposé en couches concentriques. Il est divisé en deux, la saillie qu'il fait à l'intérieur est de 6 centimètres. La capacité du ventricule est réduite de beaucoup ; l'aorte présente à son origine quelques plaques calcaires ; elle est sans rétércissement et les valvules sont saines.

(M. Prus. 1836.)

N° 87. — Modèle en cire, d'un anévrysme partiel et par rupture, de la pointe du ventricule gauche du cœur.

Ce cœur est la représentation de celui de Talma. Le péricarde a été représenté ouvert, et on voit que la pointe du cœur est dilatée et forme une tumeur ayant 10 centimètres de haut sur 7 de large dans sa partie moyenne. Elle est séparée du cœur par un étranglement assez notable; elle est assez régulièrement arrondie; à travers les parois, on voit la coloration bleuâtre du caillot. Des veines dilatées et nombreuses rampent sous le feuillet viscéral du péricarde ; le sommet de la tumeur est adhérent au péricarde pariétal par des tractus en forme de corde; le cœur est volumineux.

(Professeur Breschet *Répertoire d'Anatomie*, t. II.)

N° 88. — Modèle en cire, même pièce que la précédente n° 87; le ventricule gauche est représenté ouvert.

On constate que la portion non dilatée du ventricule est normale. A 6 centimètres des valvules aortiques, le tissu musculeux disparaît presque subitement, et la paroi fibreuse de l'anévrysme lui fait suite. Cette paroi a de 1 à 2 millimètres seulement d'épaisseur; elle est complétement fibreuse. La cavité est remplie par un caillot rouge peu consistant, adhérent à toute l'étendue de la tumeur.

(Professeur Breschet, *Répertoire d'Anatomie*, t. II.)

N° 89. — Cœur ; anévrysmes partiels du ventricule gauche.

Ce cœur provient d'un homme de 70 ans. Lorsqu'on ouvrit le péricarde, on constata que la partie gauche de la face antérieure du cœur, faisait une saillie large et dépassait de un à deux centimètres le niveau de cette face; dans ce point, le péricarde était adhérent par un tissu cellulaire assez lâche. Le cœur est volumineux.

Le ventricule gauche est ouvert sur son bord libre; le cœur est le siége d'une dilatation assez grande et d'une légère hypertrophie de ses parois. On voit vers la pointe une vaste cavité qui est subdivisée en trois : la plus grande, pouvant contenir une grosse noix, existe à l'union de la cloison avec la face antérieure. Une seconde existe à la pointe et est séparée de la précédente par un espace de deux centimètres. La troisième, de pareille forme, est située derrière les deux autres; elle est creusée dans la cloison. La membrane interne du cœur est blanche et très-épaisse. Les cavités étaient remplies de concrétions fibrineuses, disposées par couches assez denses; les parois de l'oreillette gauche sont épaisses, tous les orifices sont libres sans concrétions. Le ventricule droit ne présente rien de particulier.

(M. Mercier, *Soc. anat.*, 1835, p. 19.)

N° 90. — Cœur; anévrysme partiel et vrai de la partie latérale du ventricule gauche

Sur ce cœur d'adulte, la dilatation anévrysmale est latérale, et constitue une poche considérable au niveau de laquelle la paroi musculaire du cœur est profondément modifiée; elle est en grande partie fibreuse. Les colonnes charnues du cœur à ce niveau, ont aussi, en grande partie, disparu, et l'endocarde épaissi, blanchâtre, est notablement modifié; il existait des débris peu nombreux de caillots fibrineux. La cavité ventriculaire est dilatée, et les parois sont légèrement hypertrophiées.

N° 91. — Cœur; anévrysme par rupture de la pointe du ventricule gauche.

Cœur, dont la base du ventricule gauche est notablement hypertrophiée, tandis que le sommet présente une poche anévrysmale très-volumineuse, qui faisait saillie dans la cavité du péricarde.

Au niveau de la tumeur anévrysmale, les fibres musculaires cessent brusquement, et la tumeur qui est presque aussi volumineuse que le cœur lui-même, a des parois minces, transparentes dans certains points, et qui sont constituées par du tissu fibreux dense. Il existait, dans cette poche, des caillots.

(M. Petigny de Rivery, 1853.)

N° 92. — Cœur; anévrysme vrai et double du ventricule gauche.

Ce cœur a été recueilli sur une femme de 27 ans qui, à la dernière période de sa vie, présentait tous les symptômes de l'asystolie, dyspnée extrême, œdème des membres inférieurs, ascite, cyanose. Il y avait une absence complète du premier bruit du cœur, le second était faible, mais sans souffle caractérisé. Le choc du cœur était de moyenne intensité, et réparti sur une large surface; on ne voyait point battre la pointe, on ne percevait point de choc dans un endroit précis, mais la main largement appliquée, sentait un soulèvement en masse.

Le cœur est très-volumineux; il remplissait la plus grande partie de la poitrine. Les deux feuillets du péricarde sont complètement soudés; à première vue, on pourrait croire que cette membrane fait défaut. Le cœur a une forme insolite; sa partie inférieure est plus large que sa base, il est donc pyriforme, mais à pointe dirigée en haut.

Le ventricule droit est tout à fait refoulé en arrière et en haut; sa cavité n'est pas augmentée; elle paraît même diminuée, vu le contraste qu'elle offre avec celle du ventricule gauche. Les parois n'en sont pas hypertrophiées.

Le ventricule gauche présente deux étages, deux loges pour ainsi dire, communiquant par une boutonnière de 14 centimètres de circonférence. La première loge est constituée par le ventricule lui-même, élargi considérablement, mais ne présentant aucune lésion. La valvule mitrale est parfaitement saine, ni rétrécie, ni insuffisante. Les parois sont très-hypertrophiées. La seconde loge est remplie d'un caillot stratifié, semblable à ceux que l'on trouve dans le sac des anévrysmes artériels.

Les diverses couches qui composent ce caillot sont unies intimement entre elles; toutefois la couche la plus interne et par conséquent la plus récente, ne présentait avec les autres qu'une adhérence médiocre.

La masse des caillots est très-fortement unie à la paroi de la poche. Après l'en avoir séparée, on constate que celle-ci a une épaisseur de 2 millimètres en moyenne. Elle est d'un tissu beaucoup plus dense que la paroi cardiaque, dans les autres points.

Le sac anévrysmal étant incisé antérieurement et vidé de son contenu, forme une cavité considérable, où se logerait facilement un œuf de dinde. Le collet de ce sac présente la forme d'une boutonnière allongée d'avant en arrière. La lèvre droite en est formée par la colonne charnue de la première espèce, postérieure droite du ventricule (celle d'où partent les cordages tendineux de la partie droite de la valvule mitrale). La lèvre gauche de la boutonnière est bordée par une grosse colonne de troisième ordre. Le relief de ces deux colonnes se confond aux extrémités arrondies de la boutonnière, en sorte qu'elles forment un rebord ou un bourrelet continu, au niveau de l'orifice du sac. La cavité de celui-ci s'accusant très-fortement en arrière surtout, il en résulte que lorsque le sac a été ouvert par une incision antérieure, et que les lèvres de la boutonnière sont séparées ; le collet du sac ainsi développé, figure une sorte de cintre saillant au-dessous et en arrière duquel est creusée la poche anévrysmale.

Mais, outre cette cavité, il en existe une seconde. Celle-ci, au lieu de se continuer largement avec le ventricule, ne communique avec lui que par un orifice circulaire de 1 centimètre de diamètre, situé à gauche et en avant, immédiatement au-dessus du collet du premier sac. Les rebords de cet orifice sont lisses, peu saillants, et paraissent limités par des colonnes de troisième espèce. La seconde poche, beaucoup moins volumineuse que la première, est entièrement comblée de caillots fibrineux ; elle est creusée dans l'épaisseur de la paroi antérieure et latérale gauche du ventricule, et le sac en semble constitué par le dédoublement de cette paroi. Ce dédoublement se prolonge inférieurement dans l'épaisseur même de la paroi du premier anévrysme, en sorte qu'en ce point les deux cavités sont comme sûrajoutées, et que la paroi antérieure du premier anévrysme est formée par la paroi postérieure du second.

Au niveau de l'anévrysme la paroi du cœur est transformée en entier, en un tissu fibreux, composé de lamelles superposées, avec disparition complète des éléments musculaires.

(M. Pozzi, *Soc. anat.*, 1869, 2me série, t. XIV, p. 325.)

N° 93.—Cœur ; anévrysme faux ou par rupture de la base du ventricule gauche.

Ce cœur d'adulte a son volume ordinaire. Le ventricule gauche a été ouvert par sa face postérieure, et l'on constate qu'il existe presque immédiatement au-dessous de la valvule auriculo-ventriculaire, près du bord gauche, une ouverture à bords irréguliers d'un centimètre de diamètre. Elle traverse toute l'épaisseur de la paroi ventriculaire, et communique dans une tumeur située entièrement en dehors des parois du cœur.

Cette tumeur qui est pédiculée, a onze centimètres de diamètre vertical, et sept d'un côté à l'autre. Les parois de cette tumeur ont deux centimètres d'épaisseur et sont constituées par le péricarde refoulé, et une couche de fausses membranes. Dans la cavité, existent des caillots fibrineux disposés en couches concen-

triques et plus ou moins décolorés, suivant que l'on s'approche de la périphérie. Le ventricule gauche est hypertrophié en même temps que sa cavité est dilatée, le ventricule droit est normal.
(Professeur Corv isa rt. 1799.)

N° 94. — Modèle en cire de la pièce précédente n° 93, représentant la tumeur anévrysmale du ventricule gauche du cœur.

(Professeur Corvisart. 1799.)

N° 95. — Cœur; anévrysme de la valvule mitrale.

Sur ce cœur qui provient d'un adulte, on constate dans l'épaisseur de la valvule mitrale l'existence d'une tumeur globuleuse qui était violacée. Elle est du volume d'une cerise, et elle était pleine de sang. Cette petite tumeur contenait quelques dépôts fibrineux décolorés; elle présente sur la face interne de la valvule un petit orifice qui communique dans la cavité ampullaire qui fait relief du côté de la face externe de la valvule, et qui est elle-même perforée de deux petits orifices. Cette lésion, assez rare, a été désignée par M. Fizeau sous le nom d'anévrysme de la valvule mitrale. Pendant la vie on avait observé un double bruit de souffle avec piaulement.
(M. Hérard, *Soc. anat.*, 1850, t. XXV, p. 238.)

N° 96. — Cœur; anévrysme faux et partiel de l'oreillette gauche.

Cœur d'adulte. A la base du ventricule gauche on trouve encore la trace d'une tumeur qui a été ouverte: elle est spiroïde, et a le volume d'un petit œuf de poule. Cette tumeur, qui tient à l'oreillette par un pédicule étroit de trois centimètres de long, contenait des concrétions sanguines, décolorées et très-denses. Les parois de la tumeur sont formées par un tissu fibreux, faisant suite au tissu musculaire de l'oreillette.
(M. Michon, *Soc. anat.*, 1836, t. XXXVI, p. 11.

N° 97. — Cœur d'adulte; dilatation anévrysmale de l'oreillette gauche avec caillot.

Ce cœur provient d'une femme adulte, sur laquelle on n'a pu se procurer aucun renseignement. L'oreillette droite était remplie d'une grande quantité de sang liquide et coagulé.
L'oreillette gauche très-distendue, a dans le sens longitudinal et transversalement 80 millimètres. Une incision pratiquée sur sa

partie moyenne, montre qu'elle est remplie par une masse solide, constituée par des caillots fibrineux stratifiés ; les couches très-nombreuses qui adhèrent plus ou moins intimement les unes aux autres, forment des plans parallèles au grand axe du cœur. Cette masse adhère d'une manière intime à toute la paroi interne de l'oreillette, excepté au niveau de sa surface antérieure et des orifices des veines pulmonaires. Cette adhérence est solidifiée par l'intermédiaire d'une couche épaisse de 1 à 2 millimètres, interposée entre la paroi auriculaire et la masse morbide. Elle est grisâtre, lisse à la coupe, et comme cartilagineuse. La masse fibrineuse a 40 centimètres à la base de l'oreillette, et 20 près de son entrée.

La partie du coagulum baignée par le sang est blanche et ferme, assez lisse, excepté à droite et à gauche, où elle paraissait de formation plus récente. A ce niveau elle était déchiquetée, rougeâtre et creusée de canaux qui aboutissent aux embouchures des veines pulmonaires.

La cavité, formée par la paroi antérieure de l'oreillette, et la portion de la masse qui n'adhère point à celle-ci, a la forme d'un infundibulum qui aurait pour sommet l'orifice mitral. L'auricule est remplie par une concrétion dure.

La paroi du ventricule gauche a de 8 à 10 millimètres, les valvules aortiques sont suffisantes. La paroi du ventricule droit a de 3 à 4 millimètres, l'orifice tricuspide, dont une des valvules présente une plaque fibreuse, a 130 millimètres.

(Professeur Parrot, *Soc. anat.*, 1875, 3e série, t. X, p. 392.)]

ORDRE 5.

Hypertrophie du cœur avec dilatation des cavités, sans lésions valvulaires. Atrophie.

MM. Bertin et Bouillaud ont décrit trois formes d'hypertrophie : 1° l'hypertrophie simple ; 2° l'hypertrophie avec dilatation ou excentrique ; 3° l'hypertrophie concentrique ; cette dernière forme a été contestée par M. le professeur Cruveilhier, qui la regarde comme le résultat du genre de mort auquel a succombé le malade. La première forme, lorsqu'elle ne dépasse pas certaines limites, n'est pas en général une maladie, elle se concilie parfaitement avec l'état de santé, et son appréciation cadavérique est même le plus souvent très-difficile à déterminer : on doit à M. le professeur Bouillaud un excellent travail sur cette lésion. Il en résulte donc que la seconde forme, l'hypertrophie avec dilatation, à laquelle Corvisart avait donné le nom d'anévrysme actif, lorsqu'elle est avec augmentation d'épaiseur des parois, est de beaucoup la plus commune et la plus appréciable. Aussi sera-t-elle la seule variété dont le Musée renferme des exemples : ce sont les nos 98, 99, 100, 101, 102, 103, 104.

La dilatation du cœur avec agrandissement des cavités et amincissement des parois, anévrysme passif de Corvisart, est une lésion assez rare, sans altération valvulaire. Bertin n'en cite qu'un exemple dans son ouvrage. M. Louis affirme n'en avoir vu qu'un seul cas, et Corvisart n'en a observé que deux, dont l'un est déposé dans le Musée Dupuytren, n° 105. La pièce n° 106 est un exemple d'atrophie du cœur.

N° 98. — Cœur ; hypertrophie avec dilatation considérable de l'oreillette et du ventricule gauche, sans lésions valvulaires.

Sur ce cœur qui provient d'un adulte, l'endocarde de l'oreillette et du ventricule gauche est épaissi, chagriné. Comme on l'observe dans la généralité de ces lésions, les parois du ventricule ont légèrement augmenté d'épaisseur : elles ont environ un centimètre 1/2. La cavité est au contraire assez notablement élargie : elle a au moins 12 centimètres de diamètre dans sa partie moyenne. L'orifice aortique est sain, le cœur droit est normal.

On constate sur cette pièce, que deux artères sous-clavières gauches naissent directement de la crosse de l'aorte. Il y a une adhérence complète du péricarde, ce qui montre que ce malade a été affecté à la fois de péricardite et d'endocardite, qui sont inévitablement la cause première de la lésion du cœur.

N° 99. Cœur ; dilatation des cavités droites, avec hypertrophie des parois.

Sur ce cœur, qui provient d'un jeune homme de 18 ans, l'oreillette droite a presque le double d'étendue que dans l'état normal ; ses parois ont plus de 1 centimètre d'épaisseur. Le ventricule présente également une hypertrophie de ses parois, tandis que la cavité est restée à peu près normale. La valvule auriculo-ventriculaire est un peu épaissie et opaque, mais sans altération crétacée ; elle n'a subi qu'une légère transformation fibreuse. Le ventricule gauche est normal.

(M. Bouvier. 1828.)

N° 100. — Modèle en cire d'un cœur ; hypertrophie avec dilatation des parois, adhérence complète des deux feuillets du péricarde.

Ce cœur, qui a été moulé sur un enfant de 14 ans, est recouvert d'une couche graisseuse considérable qui l'enveloppe complétement, ce qui lui donne un volume de 39 centimètres de circonférence et 22 de hauteur.; il est donc notablement hypertrophié, avec une dilatation des parois. Il existe une adhérence complète des deux feuillets du péricarde.

(Professeur Leroux, *Bull. de la Fac.*, 1810, p. 66.)

N° 101. — Cœur ; hypertrophie avec dilatation des parois des quatre cavités du cœur.

Ce cœur provient d'un adulte. Le péricarde est complétement adhérent, le cœur pesait 720 grammes; la circonférence mesurée un peu au-dessous de la base du ventricule, était de 35 centimètres, la circonférence du ventricule gauche était de 15 centimètres. Il existe une hypertrophie qui porte principalement sur les cavités droites, dont l'épaisseur paraît avoir augmenté seulement en proportion de la cavité. Les valvules auriculo-ventriculaires et ventriculo-pulmonaires sont suffisantes et saines. Comme le fait observer M. Vigla, le cœur est si bien proportionné qu'il semble plutôt appartenir à une espèce plus grande que la nôtre, qu'être le produit d'un état morbide.

(M. Vigla, *Soc. anat.*, 1837, p. 67.)

N° 102. — Cœur; hypertrophie excentrique du ventricule gauche

Sur ce cœur qui provient d'un adulte, la dilatation du ventricule gauche est très-considérable, l'épaisseur des parois étant normale : elle est d'environ 1 centimètre 1/2. La cavité a triplé de capacité : elle a de 8 à 10 centimètres de diamètre dans sa partie moyenne. Les colonnes charnues sont très-développées, les valvules aortiques et auriculo-ventriculaires sont saines. L'aorte, immédiatement au-dessus de son origine, est dilatée; elle est doublée de volume, et parsemée à sa face interne de nombreuses plaques crétacées.

(M. Saussier, 1840.)

N° 103. — Cœur ; hypertrophie du ventricule gauche.

Cœur d'adulte. La cavité du ventricule gauche présente une

dilatation très-considérable ; les parois ont 2 centimètres 1/2 d'épaisseur, et la cavité 15 de diamètre. Les valvules sont saines, les colonnes charnues sont hypertrophiées, bien détachées. L'aorte est très-dilatée, et présente de nombreux dépôts crétacés.

(M. Logerais. 1840.)

N° 104. — Cœur ; anévrysme passif.

Cœur d'un homme de 27 ans qui a été fortement distendu par une matière à injection, qui ne permet plus de constater la disposition des orifices ni l'épaisseur des parois des cavités.

La dilatation qui porte sur les deux cavités droites du cœur est considérable, tandis que les cavités gauches sont normales. La dilatation des cavités droites a aminci les parois de ces cavités à un tel point, que l'oreillette était convertie en une espèce de membrane mince, transparente, et que le ventricule avait tout au plus l'épaisseur qu'ont ordinairement les oreillettes.

Le ventricule droit, considérablement détendu, présente une circonférence de 47 centimètres, sur 18 de hauteur. L'oreillette correspondante a une circonférence de 55 centimètres et 8 de hauteur.

(M. Fleury, *Bull. de la Fac.*, t. I, p. 112 et 124, 1807.)

N° 105. — Cœur ; dilatation très-considérable du ventricule gauche.

Cœur d'adulte sur lequel on observe une dilatation très-considérable du ventricule gauche, tandis que les parois ont conservé à peu près et relativement leur épaisseur. Ces parois sont cependant un peu amincies vers le sommet, où elles n'ont plus guère qu'un centimètre; vers la base du ventricule, elles ont 1 centimètre 1/2. Les valvules aortiques sont hypertrophiées; l'une d'elles présente même des dépôts crétacés et est perforée d'une petite ouverture. Il a existé un endocardite ulcéreuse.

(Professeur Corvisart.)

N° 106. — Cœur d'un adulte; atrophie.

Cet homme est mort des suites de l'ulcération d'un carcinome. Le cœur, qui est très-atrophié, présente à peine le volume d'un cœur d'enfant de six ans.

(M. Barth, 1840.)

ORDRE 6.

Kystes et polypes du cœur.

Un très-petit nombre de pièces du Musée. Six se rapportent à cet ordre de lésion, mais quelques-unes sont du plus grand intérêt. La pièce n° 107 est un exemple de kyste des parois du ventricule gauche. Celle n° 108 est un exemple de kyste hydatique de la cloison inter-ventriculaire. Les pièces n°s 109 et 110 sont des exemples très-rares de polypes, de vrais polypes fibreux du cœur ; sur ces deux pièces, comme dans les deux ou trois cas consignés dans la science, c'est dans l'oreillette que se fait l'insertion du polype, par un pédicule étroit et toujours au niveau du trou de Botal. Ce polype descend dans l'orifice auriculo-ventriculaire gauche qu'il rétrécit. Je me demande et je crois que ces polypes sont des exemples de cicatrice végétante du trou de Botal, une véritable chéloïde de cette cicatrice. Deux autres pièces, n°s 111 et 112, improprement appelées polypes, sont des concrétions fibrineuses du cœur.

N° 107. — Cœur ; kyste des parois du ventricule gauche.

Sur ce cœur d'adulte, on constate dans l'épaisseur du ventricule gauche, sur la face postérieure, un kyste arrondi de 4 centimètres de diamètre. Ce kyste contenait une matière comme butyreuse, il faisait une légère saillie à la surface interne du cœur. A l'intérieur du cœur, on rencontre une pièce osseuse qui semble partir de la zone auriculo-ventriculaire, et dont un des embranchements fait saillie dans le kyste. Le kyste est tapissé par une membrane fibro celluleuse, rugueuse par sa face interne et très-adhérente au tissu du cœur par l'externe. La totalité du kyste est recouverte par une couche de tissu musculaire, le ventricule est normal, la valvule mitrale est un peu épaissie.

Cette pièce nous intéresse surtout par le siége de ce kyste qui se trouve logé, comme dans le fait rapporté par M. Andral, dans l'épaisseur des parois du ventricule gauche ; ces kystes sont ordinairement développés en dehors de la substance musculaire.

(M. d'Astros. 1841.)

N° 108. — Cœur ; kyste hydatique de la cloison interventriculaire.

Sur ce cœur, qui a été recueilli sur un adulte, on constate l'existence d'un kyste hydatique de la cloison interventriculaire qu'il soulève. La tumeur qui a le volume d'une grosse noisette, proémine dans le ventricule droit, au-dessous de la valvule tricuspide, de sorte que le jeu de cette valvule n'était point trop gêné. La cavité qui contenait des débris d'hydatides, est plissée et en voie de régression. Une tumeur analogue existait dans le foie. Pendant la vie, aucun symptôme n'avait fait soupçonner la présence de cette tumeur.

(M. Bourceret, *Soc. anat.*, 1873, 2me série, t. XVIII, p. 257.)

N° 109. — Cœur ; polype fibreux du cœur.

Cet homme, qui est mort à 47 ans, fut pris, à l'âge de 30 ans, sans cause connue, de dyspnée, de toux accompagné de violentes palpitations, qui l'obligèrent d'interrompre son métier de chaudronnier.

Dix-sept ans après, à son entrée à l'hôpital où il ne fit qu'un court séjour, on constata les symptômes suivants, que je donne assez en détail à cause de l'importance du fait.

La respiration était courte, profonde, comme saccadée, le thorax était partout résonnant, l'expansion pulmonaire normale, sans mélange d'aucun bruit. Le pouls était fréquent, irrégulier, intermittent, la région du cœur était mate dans une grande étendue, les pulsations peu appréciables à la main. A l'auscultation et à la pointe du cœur, on percevait les deux bruits, la systole était sourde, avec impulsion forte ; elle s'arrêtait quelquefois brusquement, pour s'accomplir après un léger intervalle, par une sorte de saccade convulsive ; il semble, comme le disait Lannec, qu'un ressort soit placé derrière le cœur qui, instantanément débandé, vienne soulever cet organe contre les parois thoraciques. Entre les deux bruits, on percevait, à la pointe du cœur, un bruit de frottement sec et rugueux. La diastole se faisait entendre dans toute la région précordiale, le bruit était sec et retentissant. Le 12 janvier, 18 jours avant la mort, on percevait un bruit de frottement vers le bord spinal de l'omoplate gauche ; on le rencontrait encore dans l'artère pulmonaire, le tronc brachio-céphalique, la crosse de l'aorte. L'âpreté de ce bruit surpassait celle du bruit de râpe. Vers la fin, la toux était convulsive et ne laissait point de repos au malade.

Le péricarde adhérait à la plus grande partie de la face antérieure du cœur, qui est augmenté de volume. L'oreillette droite est dilatée ; l'oreillette gauche, agrandie d'un tiers, contenait, comme la droite, un caillot sanguin au centre duquel se remarquait un corps pyriforme qui est le polype.

Ce polype, du volume d'un petit œuf de poule, est situé dans l'oreillette gauche qui est dilatée ; il est lisse à sa surface, arrondi et fortement pédiculé. Son pédicule, qui a environ 1 centimètre de diamètre, adhère au centre de la cicatrice du trou de Botal et je ne serais pas disposé à considérer ces tumeurs comme le résultat d'une cicatrice végétante du trou de Botal, d'une chéloïde. La base de ce polype, libre d'adhérence, correspond au bord libre de la valvule mitrale qu'elle ne dépasse point. La tumeur est donc complètement renfermée dans l'oreillette dilatée.

Les deux ventricules sont hypertrophiés et dilatés, les colonnes charnues plus saillantes, et les parois ont 1 centimètre 1/2 d'épaisseur.

(M. Choisy, *Soc. anat.*, 1833, t. VIII, p. 65.)

N° 110. — Cœur ; polype fibreux, situé dans l'oreilette gauche et dans l'orifice auriculo-ventriculaire qu'il rétrécissait.

Cœur d'une femme de 36 ans. C'est à l'âge de 33 ans que les premiers phénomènes de la lésion du cœur ont apparu. Cette femme éprouva à cette époque des battements du cœur d'abord faibles, peu gênants ; mais ils ne tardèrent point à prendre un développement considérable et rendirent la marche pénible ; il se manifesta une gêne de la respiration : le pouls était petit et régulier. A son premier séjour à l'hôpital, on diagnostiqua un rétrécissement mitral.

Plus tard survint de la toux, un œdème des membres inférieurs et du ventre, qui obligea la malade à entrer pour une seconde fois à l'hôpital. On constata alors que l'oppression, peu considérable quand la malade ne bouge pas, devient très-vive aussitôt qu'elle veut marcher. La région précordiale donnait une matité qui a 7 centimètres de haut en bas, et 9 de droite à gauche, à partir du bord du sternum. La pointe du cœur battait dans le sixième espace intercostal et il existait à ce niveau un frémissement cataire très-prononcé. A l'auscultation on constata une impulsion énergique des battements du cœur, qui soulevaient la tête. Les battements étaient sourds. A la pointe, le deuxième bruit du cœur était entendu nettement, sans souffle ; le premier était couvert par un souffle râpeux qui avait son maximum à la pointe, et diminuait graduellement en remontant vers la base et dans l'aorte ; il disparaissait dans les artères du cou. Le pouls était régulier, mais si faible aux radiales, qu'il était impossible de le compter. Aux artères humérales, il était filiforme et paraissait battre 72 fois par minute. On diagnostiqua un rétrécissement auriculo-ventriculaire gauche.

A l'autopsie on a trouvé dans le péricarde un verre de sérosité citrine. Les cavités droites sont normales. L'oreillette gauche avait 4 millimètres d'épaisseur et contenait un sang noir au milieu duquel était le polype. La valvule mitrale est exempte de toute altération. Le polype se présente sous la forme d'une masse ovoïde, dont la grosse extrémité est tournée en haut ; il adhère à la cicatrice du trou de Botal par un pédicule solide, résistant, de 1 centimètre 1/2 de longueur. Son extrémité inférieure plonge dans l'orifice auriculo-ventriculaire, qu'elle rétrécissait. Ce polype, qui est fibreux, est ferme, dense ; il est lisse, enveloppé de toutes parts par une membrane mince qui était transparente, facile à séparer de la tumeur ; cette membrane se continue avec l'endocarde. Sur la coupe, on peut constater qu'il est constitué par une masse fibreuse, disposée en lamelles que circonscrivent des aréoles qui contenaient un sang noirâtre.

Voici quelques mesures qui donneront une idée du volume et de la position précise de ce polype.

1° Circonférence horizontale	1° Au-dessus du pédicule.	0,105mm
	2° Au niveau	0,100
	3° Au-dessous.	0,109
2° Circonférence verticale		0,150
3° Longueur de haut en bas		0,060
4° Largeur de droite à gauche		0,045
5° Du bord inférieur du pédicule au bord adhérent de la valvule mitrale.		0,004
6° Du bord inférieur du pédicule à l'extrémité inférieure de la tumeur.		0,027
7° Saillie dans le ventricule		0,023

(M. Caron, *Soc. anat.*, 1854, t. XXIX, p. 77.)

N° 111. Cœur; concrétions fibrineuses des cavités ventriculaires.

Cœur d'adulte dont les deux cavités ventriculaires sont presque remplies par des concrétions fibreuses décolorées qui pénètrent les mailles formées par les colonnes charnues.

(M. Barth. 1854.)

N° 112. — Cœur; concrétions fibrineuses des cavités ventriculaires.

Cœur d'adulte dont les deux cavités ventriculaires sont en grande partie remplies par des caillots fibrineux, décolorés, qui pénètrent les mailles des colonnes charnues, ce qui leur constitue un mode d'adhérence.

ORDRE 7.

Gangrène, tubercules et cancers du cœur.

Huit pièces seulement se rapportent à cet ordre de lésions. La pièce n° 113 est un exemple d'oblitération étendue de l'artère coronaire postérieure ; elle a déterminé une gangrène du cœur. Celle n° 114 est un exemple de tubercule situé à l'origine de l'aorte et de l'artère pulmonaire, qui comprimait les deux vaisseaux. Les pièces n°s 115, 116, 117, 118, 119 et 120 sont des exemples de cancers du cœur.

N° 113.— Cœur ; oblitération de l'artère coronaire postérieure par un caillot.

Cette pièce provient d'une femme de 50 ans, qui avait des antécédents syphilitiques, elle a succombé à une albuminurie avec gangrène du cœur. A la base du ventricule droit du cœur, il existait, au moment de l'autopsie, une teinte d'un gris verdâtre qui a disparu par le séjour dans l'alcool. Cette plaque, d'une étendue de 2 centimètres carrés, occupait presque toute l'épaisseur de la paroi ventriculaire. A ce point le tissu du cœur était ramolli, il se déchirait à la moindre traction, et il est vraisemblable que si la malade eût vécu, il se serait produit une rupture du cœur.

L'artère coronaire postérieure est oblitérée dans la plus grande partie de son étendue ; l'oblitération commence à un demi-centimètre de l'embouchure de ce vaisseau. Son canal est rempli par un caillot adhérent, ferme et déjà décoloré. Cette femme, pendant les derniers temps de sa vie, avait présenté une respiration anxieuse.

(Prof. Cruveilhier, *Soc. anat.*, 1850, p. 167.)

N° 114. — Cœur ; masse tuberculeuse du volume d'une grosse noisette, developpée entre l'artère pulmonaire et l'aorte.

Sur ce cœur d'adulte, existe une masse tuberculeuse qui siège au niveau de l'origine des gros vaisseaux, immédiatement au-dessus des valvules sigmoïdes de l'aorte. L'aorte, à son origine, est fortement comprimée, aplatie, et contient à son intérieur un petit caillot fibrineux. Le ventricule gauche est légèrement dilaté, mais sans hypertrophie ; le droit est normal.

(M. Lebret.)

N° 115. — Cœur; cancer.

Ce cœur provient d'un adulte. Le ventricule est ouvert verticalement et l'on voit, dans l'épaisseur des parois, plusieurs tumeurs parfaitement circonscrites, dont deux ont le volume d'une petite noisette. Ces tumeurs ont été déposées dans le Musée comme des exemples de cancers du cœur. Les autres viscères ne contenaient aucune trace de cancer.

N° 116. — Cœur; cancer.

Ce cœur provient d'une femme de 41 ans. Pendant la vie on avait constaté, outre les symptômes d'un cancer du foie, qu'à l'auscultation il existait à la base du cœur un bruit de souffle coïncidant avec le premier temps : le timbre en était légèrement râpeux.

A l'autopsie, on a trouvé une large plaque laiteuse située sur la face postérieure du ventricule gauche, et l'on peut voir sur ce cœur, qu'il existe une dégénérescence cancéreuse des parois ventriculaires et de la cloison inter-ventriculaire. L'altération porte sur les fibres musculaires. Les valvules sont saines et suffisantes.

(M. Nicéreau, *Soc. anat.*, 1868, 2me série. t. XIII, p. 297.)

N° 117. — Modèle en cire d'un cancer du cœur.

Ce cœur provient d'un enfant de 11 ans : il est d'un tiers plus volumineux que celui d'un enfant de cet âge. Le ventricule droit est converti presque en entier, en une substance cancéreuse. Le ventricule gauche est le siége d'une altération bien moins avancée : elle est bornée à la couche superficielle. Une grande partie des fibres musculaires est encore saine, il en est de même pour la cloison inter-ventriculaire ; les oreillettes étaient également saines. M. Ségalas n'a pas vu le malade, il a su seulement que l'on avait reconnu l'existence d'une affection du cœur, mais sans pouvoir la préciser. Les autres viscères présentaient bien, pour la plupart, des traces d'inflammation assez intenses, mais aucun n'était cancéreux.

(M. Ségalas, *Rev. méd.*, 1825, t. IV, p. 247.)

N° 118. — Modèle en cire d'un cancer du cœur.

Cette pièce provient d'un adulte; la presque totalité des parois ventriculaires est convertie en un tissu cancéreux. L'altération se présente sous la forme de masses isolées, entre lesquelles on aperçoit à peine quelques traces de fibres musculaires.

(M. Rullier, *Bull. de la Fac.*, 1806, p. 30.)

N° 119. — Modèle en cire d'un masse cancéreuse qui occupe à la fois le poumon, l'oreillette droite du cœur et l'origine de l'artère pulmonaire.

(M. Rullier, *Bull. de la Fac.*, p. 180.)

N° 120. — Cœur ; cancer mélanique.

Ce cœur provient d'un homme de 28 ans qui était affecté de tumeurs mélaniques. Cet homme avait subi l'extirpation de l'œil droit pour une tumeur mélanique qui a récidivé sur place, et à l'autopsie on trouva des tumeurs analogues dans presque tous les viscères. Il en existait dans les poumons, le foie et la colonne vertébrale.) (N° 452 *c* du système osseux.)

Le cœur présente dans l'épaisseur de ses parois et sur les colonnes charnues des ventricules, de petites tumeurs arrondies, noirâtres, de volume variable, qui contiennent de la matière mélanique. Le rein gauche présentait à sa superficie une petite tumeur noire.

(M. Campana, *Soc. anat.*, 1857, 2me série, t. II, p. 293.)

CHAPITRE II

Lésions des artères.

Le Musée renferme deux cent vingt-six pièces de lésions des artères, du n° 121 au n° 343 inclusivement. Il importe d'établir un certain nombre de divisions ou d'articles, qu faciliteront l'étude des pièces. Ces subdivisions ne seront pas toujours très-naturelles, mais elles auront cependant un but, celui de faciliter la recherche des pièces dans le Musée. J'établirai douze articles, à savoir :

1° Expériences sur les ligatures des artères faites chez les animaux ;

2° Ligatures des artères chez l'homme ;

3° Artérite ombilicale chez les enfants ;

4° Rupture, rétrécissement et oblitération de l'aorte et de l'artère pulmonaire ;

5° Plaques athéromateuses et dilatation de l'aorte ;

6° Anévrysmes de la crosse de l'aorte ;

7° Anévrysmes de la portion thoracique de l'artère aorte ;

8° Anévrysmes kysteux de la crosse de l'aorte ou de l'aorte thoracique, qui s'ouvrent dans une cavité normale;

9° Anévrysmes doubles de la crosse de l'aorte, ou à la fois de l'aorte thoracique et abdominale.

10° Anévrysmes de l'aorte abdominale ;

11° Anévrysmes des artères viscérales de l'abdomen, du cerveau et des divers membres.

12° Anévrysmes artérioso-veineux.

Article premier.

EXPÉRIENCES SUR LES LIGATURES DES ARTÈRES FAITES CHEZ LES ANIMAUX.

Les pièces relatives à ces expériences sont au nombre de 22, du n° 121 au n° 142 inclusivement; elles sont dues à M. Notta qui en a publié le résultat dans sa thèse et dans les Mémoires de la Société de chirurgie. L'animal a été sacrifié depuis deux minutes après l'opération, jusqu'à quatre mois après. Voici les conclusions principales auxquelles s'est arrêté M. Notta et que semblent justifier ces pièces. 1° Les premiers rudiments du caillot sont fournis par la fibrine du sang, qui adhère aux lèvres de la division, et il n'est nullement nécessaire, comme l'a indiqué M. Manec, d'une lymphe coagulable pour souder la fibrine. Cette première conclusion me paraît laisser beaucoup encore à désirer, la nature de ce travail ne me permet pas de la discuter ici. 2° La formation du caillot n'est donc par le résultat d'un phénomène inflammatoire avec son produit d'exsudation, mais bien de la diminution du mouvement du sang dans le vaisseau oblitéré. 3° Un caillot de deux à trois millimètres, n° 144 à 145, suffit pour s'opposer à toute hémorraghie. 4° La hauteur du caillot est bornée aux collatérales quel qu'en soit le volume. 5° Le caillot, contrairement aux idées de Jones et de M. Amussat, adhère lorsqu'il n'existe pas de collatérale, à tout le pourtour des parois du vaisseau, nos 144, 150. 6° Une fois formé le caillot ne se vascularise jamais, il ne disparaît pas non plus par absorption comme l'ont pensé certains auteurs. 7° Le vaisseau et le caillot baignant dans une suppuration abondante, peuvent se détruire; la destruction peut même, nos 162 et 164, être plus rapide pour le caillot que pour les tuniques artérielles, et exposer ainsi aux hémorrhagies secondaires. 8° Les membranes moyennes et internes coupées par la ligature se renversent en dedans, nos 143, 144.

N° 121. — Artère carotide d'un mouton, coupée en travers; l'animal est mort au bout de deux minutes.

A l'extrémité de l'artère est un caillot fusiforme dont la partie moyenne, plus renflée, répond à l'extrémité du vaisseau. En introduisant un stylet très-fin dans l'artère, on le fait sortir par l'extrémité libre du caillot, qui est creusé d'un petit canal central; le caillot incisé, on voit qu'il est contenu dans les mailles de la couche la plus interne de la gaine artérielle. A 8 ou 10 millimètres de son extrémité libre, se trouve l'extrémité béante du vaisseau. Au-dessus, le caillot remonte en diminuant insensiblement sur la surface externe de l'artère jusqu'à une hauteur de 1 centimètre, entre la tunique externe et la couche la plus interne de la gaîne.

(M. Notta.)

N° 122. — Artère carotide d'un mouton, coupée en travers; mort au bout d'une minute et demie.

Le caillot présente la même disposition que sur la pièce n° 121; seulement il a été fendu suivant son axe, de dehors en dedans. On voit que la portion du caillot qui fait suite à l'artère, est adhérente à toute la surface de section des trois tuniques artérielles. Celles-ci sont coupées au même niveau, l'orifice est béant et n'est aucunement contracté.

(M. Notta.)

N° 123. — Ligature de la carotide droite sur un cheval atteint de farcin chronique; l'animal est mort quatre jours et demi après l'opération.

L'artère a été isolée dans une étendue de 6 centimètres. La ligature a été faite avec un fil simple, puis on a rapproché les deux lèvres de la plaie avec un point de suture. L'artère, dans toute l'étendue de sa dénudation, est entourée d'une couche de fibrine coagulée d'un gris rougeâtre, ayant 6 millimètres d'épaisseur dans la demi-circonférence antérieure du vaisseau, et 15 millimètres d'épaisseur dans la demi-circonférence postérieure; elle recouvre complétement la ligature. Les tuniques internes sont recourbées à angle presque droit, comme chez l'homme, et ferment la lumière du vaisseau.

Bout supérieur ou périphérique. Il renferme un petit caillot rouge, mou, de 1 centimètre de longueur, ne remplissant le calibre du vaisseau qu'à sa base, dans une hauteur de 2 millimètres. Dans le reste de son étendue il est grêle, aplati, accolé par une de ses faces à la membrane interne. Vers le milieu de sa hauteur est une petite collatérale qui permet l'introduction d'un stylet fin.

Bout inférieur ou cardiaque. Il renferme un caillot de 13 millimètres de hauteur, ferme, remplissant tout le calibre du vaisseau, adhérant dans sa moitié inférieure, se terminant par une surface libre, oblique, du milieu de laquelle partent quelques prolongements fibrineux, rougeâtres, mous. Près de cette extrémité libre est une collatérale perméable, admettant dans sa cavité un stylet ordinaire. Si on examine la coupe du caillot, on voit que son centre et que sa base sont constitués par une matière fibrineuse d'un rouge brun, dense, un peu moins cependant que la partie supérieure, qui est constituée par une couche homogène, d'une blancheur transparente très-distincte, se prolongeant un peu sur les parties latérales. Les parois artérielles ne sont pas épaissies ni vascularisées.

(M. Notta, *Mém. de la Soc. de chir.*, t. IV, p. 479.)

N° 124. — Artère carotide gauche d'un chien de berger; ligature de la carotide. L'animal a été sacrifié six jours après

L'artère a été dénudée dans une étendue de 1 centimètre, deux ligatures ont été appliquées à 1 centimètre de distance, section intervallaire du vaisseau; la plaie extérieure n'a pas été réunie.

L'intervalle qui sépare les deux bouts de l'artère est de 35 millimètres; dans cette étendue, la gaîne artérielle était pleine de pus qui communiquait au dehors par la plaie.

Bout inférieur ou cardiaque. La ligature tient encore, les tuniques internes sont incurvées de manière à oblitérer le vaisseau. Caillot fibrineux cylindrique de 1 centimètre de long, adhérent seulement par sa base aux tuniques internes, libre dans le reste de son étendue, remplissant à peine la moitié du calibre de l'artère. Dans le reste de son trajet elle ne renferme pas de caillot. A 4 millimètres au-dessus de la ligature dans le canal formé par la gaîne et décrit plus haut, est l'extrémité du vaisseau blanchâtre, aplàtie, mortifiée et coupée par la ligature.

Bout supérieur ou périphérique. La ligature a coupé les trois tuniques et tient encore à l'extrémité du vaisseau; l'artère renferme un caillot de 15 millimètres de long, grêle, cylindrique, un peu moliniforme. Ce caillot qui n'est pas adhérent, déborde l'extrémité du vaisseau de 2 millimètres. Il semble avoir été chassé par l'effort du sang, et être retenu dans cette position par les parois de l'artère qui, légèrement incurvées et en partie cicatrisées, rétrécissent la lumiere du vaisseau. A l'extrémité de ce caillot, on trouve dans la gaîne artérielle, l'extrémité du vaisseau mortifiée et coupée par le fil.

(M. Notta, *Mém. de la Soc. de chir.* t. IV, p. 513.)

N° 125. — Carotide droite d'un chien de berger. L'artère a été dénudée dans une étendue d'un centimètre, une seule ligature a été appliquée. L'animal a été sacrifié six jours après.

Il y a entre les deux bouts du vaisseau un intervalle de 12 millimètres. Dans cette étendue, on trouve la gaîne de l'artère en suppuration, communiquant avec une sorte de sac muqueux, formé par la division faite aux parties molles et ne communiquant plus à l'extérieur que par un pertuis, à cause de la réunion des couches les plus superficielles. Le bout inférieur porte la ligature, et dans ce point, la gaîne est plus enflammée et plus large, tandis qu'elle se rétrécit vers le bout supérieur et est presque complétement oblitérée à son extrémité.

Bout inférieur ou cardiaque. Il renferme un caillot de 6 millimètres de long, cylindrique, adhérent seulement par sa base, remplissant à peine la moitié du calibre du vaisseau.

Bout supérieur ou périphérique. Il présente un caillot irrégulier de 4 millimètres de longueur, adhérent seulement à sa base.

A chacune des deux extrémités de l'artère, les membranes sont incurvées et soudées, de manière à fermer la lumière du vaisseau.

(M. Notta, *Mém. Soc. de Chir.*, t. IV, p. 514.)

N° 126. — Ligature de l'artère carotide droite d'un chien, qui a été sacrifié 6 jours après.

Les deux bouts du vaisseau sont séparés par un intervalle de 8 millimètres. Cet intervalle est constitué par la gaîne artérielle épaissie, qui était en suppuration.

Bout supérieur ou périphérique. Il n'existe point de caillot, les trois tuniques incurvées presque à angle droit ferment la lumière; elles ont conservé leur épaisseur normale.

Bout inférieur ou cardiaque. Il renferme un caillot de 17 millimètres de longueur remplissant le calibre du vaisseau ; il adhère dans une étendue de 14 millimètres.

M. Notta, *Mém. Soc. de Chir.*, t. IV, p. 495.)

N° 127. — Carotide gauche du même chien que la pièce précédente, n° 126.

L'intervalle qui sépare les deux bouts du vaisseau est de 25 millimètres, et le tissu cellulaire ambiant est enflammé, dur, lardacé.

Bout supérieur ou périphérique. Il renferme un caillot conique qui a 3 centimètres de longueur, et adhère dans une étendue de 15 millimètres. Sa base était ramollie dans une longueur de 2 millimètres, et, dans la même étendue, les tuniques artérielles sont sphacelées.

Bout inférieur ou cardiaque. Il a entraîné avec lui le fil qui est encore adhérent en un point et est renfermé dans la gaîne. Caillot de 33 millimètres de longueur, très-adhérent dans une longueur de 24 millimètres. Il diminue insensiblement de volume depuis sa base jusqu'à sa pointe qui est dirigée du côté du cœur. Il est dur, homogène, d'un rouge brun; les tuniques artérielles sont sphacelées dans une hauteur de 3 millimètres au niveau de sa base qui baignait dans le pus de la gaîne. Au-dessous, elles ont conservé leur coloration et leur épaisseur normales.

(M. Notta, *Mém. Soc. de Chir.*, t. IV, p. 495.

Nº 128. — Artère fémorale droite d'un chien de moyenne taille; deux ligatures ont été placées à un centimètre de distance.

Le vaisseau a été coupé dans leur intervalle, et l'animal a été sacrifié dix jours après l'opération. Il existe entre les deux bouts du vaisseau un intervalle de 3 centimètres, et la gaîne de l'artère était en pleine suppuration.

Bout supérieur ou cardiaque. Dans une longueur de 6 millimètres, les parois de l'artère étaient baignées par du pus; elles étaient jaunâtres et mortifiées. Cette partie du vaisseau ne contenait point de pus. Au-dessus existait un caillot qui a été détruit.

Bout inférieur ou périphérique. Il renferme un caillot homogène très-adhérent, et qui remplit tout le calibre de l'artère, dans une longueur de 1 centimètre. Il se termine par une pointe qui est libre, et cesse au niveau d'une collatérale qui est volumineuse. Sa base était en contact avec le pus contenu dans la gaîne.

(M. Notta, *Mém. Soc. de Chir.*, t. IV, p. 497.)

Nº 129. — Fémorale gauche d'un chien de forte taille, ligature; cette artère n'a été dénudée que dans une longueur de deux millimètres. L'animal a été sacrifié 11 jours après la ligature.

Cinq jours après la ligature, à la suite d'un mouvement brusque que fit le chien, il survint une hémorrhagie; une trombose considérable s'est faite autour de l'artère.

Bout supérieur ou cardiaque. Il existe un caillot long de 2 millimètres, très-adhérent, qui remplit le calibre du vaisseau. De son extrémité supérieure, part un prolongement filiforme de 3 centimètres de long. Au niveau de l'origine de ce prolongement est une collatérale qui admet à peine un stylet d'Anel. La base du caillot baignait dans le pus, et cesse au même niveau que les trois tuniques.

Bout inférieur ou périphérique. Il présente un caillot fibrineux, adhérent de 4 millimètres de hauteur.

(M. Notta, *Mém. soc. de Chir.*, t. IV, p. 511.)

N° 130. Artère fémorale droite du même chien que la pièce précédente ; ligature.

L'artère a été dénudée dans une étendue d'au moins 15 millimètres. Les deux bouts sont séparés par un intervalle de 8 millimètres.

Bout supérieur ou cardiaque. Caillot conique de 8 millimètres de hauteur, adhérent dans presque toute son étendue. La première collatérale que l'on rencontre au-dessus de lui, est à 12 millimètres et est volumineuse.

Bout inférieur ou périphérique. Le caillot a 3 millimètres de hauteur, il est adhérent. La gaîne artérielle est cicatrisée auprès de l'extrémité de chacun des bouts de l'artère.

(M. Notta, *Mém. Soc. de Chir.*, t. IV, p. 511.)

N° 131. — Ligature de l'artère fémorale gauche d'un chien de berger. L'animal a été sacrifié 14 jours après.

Cette artère a été dénudée dans une étendue de 1 centimètre 1/2; deux ligatures ont été appliquées à 1 centimètre de distance, section intervallaire.

La plaie extérieure forme l'orifice d'un trajet fistuleux de 35 millimètres de longueur, qui conduit directement sur le siége de la ligature. Dans ce point, il s'élargit et s'abouche dans la gaîne artérielle enflammée, aux deux extrémités de laquelle on trouve chacun des bouts du vaisseau distants, l'un de l'autre de 2 centimètres.

Bout supérieur ou cardiaque. Le caillot est homogène, dense, adhérent. Au-dessus de son extrémité supérieure, existe une petite collatérale. Le bout inférieur du caillot cesse au même niveau que les tuniques artérielles, et baignait dans le pus qui remplissait la gaîne.

Bout inférieur ou périphérique. Les tuniques internes sont incurvées et forment la lumière du vaisseau ; il existe un petit caillot adhérent de 3 millimètres de longueur. A quelque distance de son extrémité libre, est une petite collatérale.

(M. Notta, *Mém. Soc. de Chir.*, t. IV, p. 515.)

N° 132. — Artère fémorale droite du même chien que la pièce précédente, n° 131 ; ligature.

Le trajet fistuleux, qui était étroit, long de 6 centimètres, arrivait sur l'extrémité inférieure du caillot. Cette pièce est dans un mauvais état de conservation.

(M. Notta, *Mém. Soc. de Chir.*, t. IV, p. 515.)

N° 133. — Artère carotide droite d'un chien de forte taille ; ligature L'artère a été dénudée dans une étendue d'un centimètre.

Deux ligatures ont été placées à 1 centimètre de distance : le vaisseau a été coupé entre les deux ; l'animal a été sacrifié 18 jours après l'opération.

Les deux bouts de l'artère, distants de 15 centimètres, sont réunis dans cette étendue par la gaîne, sans ligne de démarcation apparente. Mais, après une incision longitudinale, on reconnaît les parois de la gaîne épaissie, qui sécrétaient du pus à leur face interne. Sur la gaîne, et communiquant avec sa cavité, vient s'implanter par son sommet une sorte de canal aplati, ayant la forme d'un tronc de cône dont la base repose sur la cicatrice où il s'ouvre par trois orifices fistuleux.

Bout inférieur ou cardiaque. Son extrémité, dans une longueur de 1 centimètre 1/2, est béante et était pleine de pus ; elle est en communication directe avec la gaîne. Dans cette étendue, les parois artérielles sont épaissies ; la membrane interne, un peu ramollie a perdu son poli. Au-dessous, se trouve un caillot fibreux, homogène, remplissant le calibre de l'artère et lui adhérant dans une longueur de 1 centimetre, puis se terminant par une extrémité conique. Sa base était baignée par le pus renfermé dans l'artère. A partir de son origine jusqu'au caillot, dans une longueur de 9 centimètres, l'artère, quoique très-perméable, est revenue sur elle-même.

Bout supérieur ou périphérique. Les tuniques internes sont incurvées de manière à oblitérer la lumière du vaisseau ; il renferme un caillot de 3 centimètres de hauteur, adhérent dans presque toute son étendue.

(M. Notta, *Mém. de la Soc. de chir.*, t. IV, p. 497.)

N° 134. — Carotide gauche d'un chien de berger de forte taille ; ligature ; l'animal a été sacrifié vingt-neuf jours après l'opération.

Les deux bouts de l'artère sont distants l'un de l'autre de

23 millimètres ; ils sont réunis par la gaîne qui les continue sans ligne de démarcation apparente. Sur elle vient se greffer une sorte de kyste aplati, à parois minces, venant se terminer, d'une part, à la cicatrice de la peau, et, par l'autre extrémité, il communique librement avec la gaîne de l'artère.

Bout inférieur ou cardiaque. Il a 14 centimètres de longueur, il est revenu sur lui-même. Dans une étendue de 4 centimètres existe un caillot adhérent, qui augmente de volume en se rapprochant de la ligature.

Bout supérieur ou phériphérique. Les membranes internes sont incurvées et coiffent un caillot homogène, très-adhérent dans une hauteur de 3 millimètres, puis remontant dans l'artère dans une longueur de 5 centimètres. Cette dernière partie adhère seulement dans quelques points, et présente çà et là des renflements qui lui permettent de remplir la cavité du vaisseau.

(M. Notta, *Mém. Soc. de chir.*, t. IV, p. 491.)

N° 135. — Artère fémorale droite d'un chien de berger de forte taille; ligature. L'animal a été sacrifié 33 jours après l'opération.

Les deux bouts de l'artère sont unis par la gaîne qui est épaissie; l'écartement des deux bouts est de 7 millimètres au plus. Sur la gaîne vient s'implanter un petit kyste, qui s'insérait d'autre part à la peau entièrement cicatrisée.

Bout supérieur ou cardiaque. Il a conservé son calibre et renferme un caillot homogène, adhérent. A la partie supérieure existe un prolongement qui se termine, en forme de massue, à 2 millimètres au-dessous d'une collatérale. Il est libre dans la cavité du vaisseau.

Bout inférieur ou périphérique. Il renferme un caillot très-adhérent, gros comme une tête d'épingle. De ce caillot part un prolongement filiforme, dans une étendue de 5 millimètres, adhérent à une des parois du vaisseau, puis augmentant tout à coup de volume et remplissant le calibre de l'artère, à laquelle il n'adhère que dans quelques points, dans une longueur de 3 centimètres. Ce caillot cesse brusquement au niveau d'une grosse collatérale.

(M. Notta, *Mém. Soc. de chir.*, t. IV, p. 485.)

N° 136. — Artère fémorale gauche d'un chien de berger de forte taille; ligature. L'animal a été sacrifié 40 jours après l'opération.

Les deux bouts de l'artère sont distants l'un de l'autre de 1 centimètre. Tous les deux cessent brusquement, sans changement de calibre bien sensible. Dans leur intervalle, on remarque une petite membrane jaunâtre, celluleuse, aplatie, ayant une forme irrégulièrement circulaire, à travers laquelle on voit par transparence le fil de la ligature.

Bout supérieur ou cardiaque. Il renferme un caillot de 3 millimètres de hauteur, remplissant tout le calibre du vaisseau, et lui adhérant intimement. De son sommet part un petit caillot libre, en forme de massue, à base dirigée en haut, et se terminant au niveau d'une collatérale dans laquelle on peut introduire un stylet.

Bout inférieur ou périphérique. Les membranes internes incurvées, ferment sa lumière et viennent s'accoler à un caillot qui, filiforme d'abord, augmente 5 millimètres plus loin graduellement de volume, et finit par remplir le calibre du vaisseau. Ce caillot est très-adhérent en plusieurs points ; sa longueur totale est de 25 millimètres.

(M. Notta, *Mém. Soc. de chir.*, t. IV, p. 495.)

N° 137. Artère carotide gauche d'un chien de moyenne taille; ligature. L'animal a été sacrifié 52 jours après l'opération.

Il existe un intervalle de 2 centimètres entre les bouts de l'artère.

Bout supérieur ou cardiaque. Il est revenu sur lui-même, mais très-perméable dans une longueur de 6 centimètres, à partir de son origine. Au-dessus, il est rempli dans une longueur de 1 centimètre, par un caillot dense, noirâtre, homogène, très-adhérent, qui distend le vaisseau et lui conserve son volume primitif.

Bout supérieur ou périphérique. Il est revenu sur lui-même comme l'inférieur, perméable jusqu'à son extrémité inférieure qui cesse brusquement ; ne renferme point de caillot. Il reçoit une collatérale à 25 millimètres de son extrémité.

(M. Notta, *Mém. Soc. de chir.*, t. IV, p. 517.)

N° 138. — Artère carotide droite d'un chien ; ligature. L'animal a été sacrifié 62 jours après l'opération.

L'artère a été coupée entre deux ligatures, distantes l'une de l'autre de 1 centimètre. Entre les deux bouts de l'artère existe un intervalle de 55 millimètres, où l'on remarque quelques filaments de tissu cellulaire qui se continuent avec les deux extrémités du vaisseau, dont le calibre est moindre qu'à l'état normal.

Bout inférieur ou cardiaque. Depuis son origine au tronc brachio-céphalique jusqu'à son extrémité, sa longueur est de 5 centimètres 1/2. En procédant de bas en haut nous trouvons, à

5 millimètres de son origine, un renflement fusiforme de 2 centimètres de longueur, déterminé par la présence d'un caillot de même forme et de même longueur, homogène, adhérent, paraissant de récente formation. Les parois artérielles n'offrent pas d'épaississement ni de vascularisation à son niveau. Au-dessus, la cavité du vaisseau est vide dans une étendue de 2 centimètres, puis, dans une longueur de 1 centimètre qui le termine, il est rempli par un caillot homogène, intimement uni à la membrane interne. Les tuniques de l'artère ont leur épaisseur normale.

Bout supérieur ou périphérique. Il ne renferme pas de caillot, est perméable, et conserve le même calibre que l'inférieur. A son extrémité, les membranes s'incurvent et ferment brusquement sa lumière. On ne trouve de collatérales qu'à 5 centimètres de son extrémité.

(M. Notta, *Mém. Soc. chir.*, t. IV, p. 517.)

N° 139. — Artère fémorale droite d'un chien de forte taille ; ligature. L'animal a été sacrifié 122 jours après l'opération.

L'artère a été dénudée dans une longueur de 1 centimètre ; deux ligatures ont été appliquées à 1 centimètre de distance et l'artère a été coupée dans leur intervalle. Il existe, entre les deux bouts du vaisseau, un intervalle de 35 millimètres, dans lequel on ne voit pas trace de la gaîne ; les deux bouts du vaisseau cessent brusquement et présentent à leur extrémité à peine une légère diminution de calibre.

(M. Notta, *Mém. Soc. de chir.*, t. IV, p. 487.)

N° 140. — Artère fémorale gauche du même chien que la pièce précédente; l'artère a été dénudée dans une longueur d'un centimètre ; une seule ligature a été appliquée.

L'intervalle entre les deux bouts du vaisseau, est de 15 millimètres. On y voit un cordon fibreux, plein, moins volumineux que l'artère, sur lequel vient s'implanter un petit kyste fibreux dans lequel on retrouve la ligature. L'artère n'offre à ses extrémités qu'une légère diminution de calibre.

Bout inférieur ou cardiaque. Il renferme un caillot de 7 millimètres de hauteur, homogène, adhérent dans toute son étendue, fibrineux, blanchâtre, cessant brusquement au niveau d'une collatérale filiforme.

Bout supérieur ou périphérique. Il renferme un caillot homogène, rougeâtre à son centre, très-adhérent dans toute sa hauteur qui est de 5 millimètres, et cessant au niveau d'une collatérale. Les tuniques sont parfaitement reconnaissables au niveau des caillots et ont conservé leur épaisseur.

(M. Notta, *Mém. de la Soc. de chir.*, t. IV, p. 487.)

N° 141. — Artère carotide droite d'un chien de forte taille; ligatures. L'animal a été sacrifié quatre mois après l'opération.

Deux ligatures ont été appliquées à 15 millimètres de distance, et le vaisseau divisé entre les deux.

Il existe entre les deux bouts du vaisseau un intervalle de 4 centimètres. La gaîne de l'artère est transformée en cordon fibreux plein près de chaque extrémité artérielle, avec laquelle il se continue ; il est creusé dans sa partie moyenne d'un petit canal noueux. Ce canal communique avec un kyste gros comme un pois, greffé sur la gaîne et qui renferme les ligatures.

Bout inférieur ou cardiaque. Il renferme un caillot d'un centimètre de hauteur, très-adhérent à la membrane interne dans toute son étendue. Il est blanchâtre, fibrineux et est creusé dans son intérieur de petites vacuoles.

Bout supérieur ou périphérique. Il renferme un caillot homogène de 15 millimètres de hauteur, très-adhérent, fibrineux, blanchâtre, sans trace de vascularisation.

(M. Notta, *Mém. de la Soc. de chir.*, t. IV, p. 485.)

N° 142. — Artère carotide gauche du même chien que la pièce précédente, n° 141 ; une seule ligature a été appliquée.

Les deux bouts du vaisseau, séparés par un intervalle de 6 millimètres, sont réunis par un cordon fibreux parfaitement distinct, sur lequel s'implante un kyste du volume d'une noisette et qui renferme la ligature.

Bout inférieur ou cardiaque. Il renferme un caillot homogène adhérent, de 13 millimètres de hauteur, fibrineux, creusé à son centre d'une petite cavité où on pourrait loger une tête d'épingle.

Bout supérieur ou périphérique. Il renferme un caillot de 2 centimètres de hauteur, homogène, fibrineux, très-adhérent dans toute sa hauteur. Les deux extrémités artérielles ont conservé leur calibre et leurs tuniques ne présentent aucune altération.

(M. Notta, *Mém. de la Soc. de chir.*, t. IV, p. 486.)

Article 2.

LIGATURE ET RUPTURE DES ARTÈRES CHEZ L'HOMME

Vingt-sept pièces du Musée ont été classées dans cet article, du n° 143 au n° 169 inclusivement. L'ordre n'a point été l'ordre anatomique, mais, comme pour les ligatures des artères chez les animaux, la durée du temps depuis lequel la ligature a été faite. Ce temps varie de neuf heures à dix-huit mois.

Si maintenant l'on veut se rendre compte par artères des pièces du Musée, on constate que onze ligatures ont été faites sur l'artère fémorale n°s 143, 144, 147, 149, 150, 152, 159, 162, 163, 164 et 168; quatre sur le tronc tibio-péronier, n°s 145, 146, 151 et 161; trois sur l'artère humérale, n°s 148, 160 et 165; cinq sur la carotide primitive, n°s 153, 155, 156, 157 et 158. Les deux pièces n°s 156 et 157 ne se rapportent point à des ligatures de l'artère, mais à une lésion beaucoup plus rare: à une ulcération de ce vaisseau dans un foyer purulent.

La pièce n° 154 est un exemple de plaie de l'artère intercostale qui a déterminé une hémorrhagie mortelle. La pièce n° 166 est un exemple de rupture de l'artère humérale, et celle n° 167 de l'artère fémorale. La pièce n° 169 est un exemple de ligature de l'artère axillaire. L'individu est mort dix-huit mois après l'opération.

N° 143. — Ligature de l'artère fémorale; mort 9 heures après l'opération.

Cette ligature a été faite sur un homme âgé de 42 ans pour un anévrisme faux, diffus de la jambe, consécutif au passage d'une roue de voiture.

La ligature qui a été faite avec un fil double, ciré et fortement serré, porte sur la fémorale, à 2 centimètres au-dessous de la profonde. Au bout supérieur existe un caillot légèrement conique, aplati transversalement; sa base adhère à une des lèvres de division des membranes interne et moyenne, qui est repliée dans la cavité du vaisseau. Ce caillot est libre, flottant dans la cavité artérielle dont il remplit tout au plus la moitié du calibre.

Il a environ 3 millimètres de large sur 2 d'épaisseur; il est dense, résistant. L'artère ne fournit aucune collatérale, et ses tuniques n'offraient ni rougeur, ni épaississement.

Pour le bout inférieur, le caillot a une longueur de 5 centimètres. Il est un peu plus grêle que le supérieur, et, comme lui, flotte dans l'artère sans lui adhérer, excepté à sa base qui est élargie et repose au point de contact des membranes interne et moyenne. Ce caillot est d'un rouge intense, dur, résistant et présente quelques stries d'un blanc jaunâtre. L'artère dans toute son étendue, n'est pas rétrécie et ne fournit aucune collatérale.

La veine est intimement unie à l'artère, en un petit point de la circonférence, au niveau de la ligature. La veine incisée on a trouvé dans sa cavité quelques caillots mous, qui ne remplissaient que le quart de son calibre, un filet d'eau les a entraînés. La veine ainsi débarrassée de ses caillots, présente un froncement marqué de ses parois, et par suite un rétrécissement au niveau de la ligature artérielle. Dans ce point sont deux valvules: l'une d'elles, située au-dessous de l'embouchure de la veine fémorale profonde, est intacte; l'autre, qui répond à la paroi de la veine en contact avec l'artère, est plissée sur elle-même, comme si on avait froncé son bord libre en rapprochant ses deux extrémités. Cependant l'action du filet d'eau n'a fait découvrir aucune trace de fil pénétrant dans l'intérieur de la veine. Mais on trouve adhérent au bord libre de la valvule froncée que nous venons de décrire, et remplissant en partie le pli longitudinal qui existe dans ce point, un petit dépôt fibrineux, jaunâtre, non saillant dans la cavité du vaisseau, ayant de 2 à 3 millimètres de large sur 7 à 8 de long, se confondant sur ses bords avec la membrane interne. Après l'avoir détaché avec précaution par un de ses bords, on voit au-dessous, au fond de ce pli veineux, le fil qu'il séparait de la cavité de la veine. Une petite portion de la veine a donc été embrochée et liée avec l'artère.

(M. Notta, thèse, 1850, p. 12.)

N° 144. — Portion d'artère fémorale gauche, qui a été liée à la suite de l'amputation de la cuisse.

Cette amputation a été faite pour une tumeur blanche du genou. La personne, âgée de 27 ans, est morte 29 heures après l'amputation.

La ligature a été faite 5 millimètres environ au-dessus de la section du vaisseau ; elle n'a coupé que les tuniques internes et moyennes qui s'incurvent presque à angle droit, de manière à se toucher par leurs bords libres, qui adhèrent à un petit caillot fibrineux du volume de la tête d'une épingle. Au-dessus est une petite collatérale qui admet à peine un stylet d'Anel.

(M. Notta, thèse de 1850, p. 15.)

N° 145. — Portion de l'artère tibio-péronière ; ligature.

Cette ligature a été faite sur un homme de 38 ans, à la suite d'une amputation de jambe pour une large plaie gangreneuse. L'individu est mort 38 heures après.

L'artère est oblitérée par un caillot fibrineux, *homogène*, de 3 millimètres de hauteur et très-adhérent dans toute cette étendue à la membrane interne de l'artère. Sa face supérieure est assez irrégulièrement horizontale, et 3 millimètres au-dessus, se voit une collatérale permettant l'introduction d'un stylet de trousse assez fort. Au niveau du caillot, l'artère est très-légèrement rétrécie et les membranes interne et moyenne se recourbent sur sa base, qu'elles embrassent dans sa circonférence seulement. Le centre de la face inférieure du caillot, qui répondait directement à la plaie, était grisâtre et baigné par le pus.

(M. Notta.)

N° 146. — Portion d'artère tibio-péronière ; ligature.

Cette ligature a été pratiquée sur un homme de 60 ans, à la suite d'une amputation au lieu dit délection, pour une gangrène spontanée du pied gauche. L'individu est mort trois jours après l'opération.

L'artère a été fendue suivant son axe; sa face interne est rugueuse et pleine de concrétions calcaires. Au niveau de la ligature, les tuniques interne et moyenne, quoique en grande partie ossifiées, sont plissées, incurvées vers le centre du vaisseau et coiffées par la membrane celluleuse qui est encore intacte.

Il existe un caillot fibrineux conique de 8 millimètres de hauteur; il adhère, par sa base, très-intimement au cul-de-sac formé par les membranes internes. Au niveau de l'extrémité supérieure du caillot est l'origine de la tibiale antérieure.

(M. Notta, thèse, 1850, p. 16.)

N° 147. — Portion d'artère fémorale profonde ; ligature.

Cette ligature a été faite sur un homme de 23 ans à la suite d'une amputation de la cuisse à lambeau antérieur, pour un écrasement du genou. L'individu est mort 4 jours après l'opération, d'infection purulente.

La fémorale profonde était volumineuse, entourée de tissu cellulaire souple, non induré, mais offrant dans une hauteur d'un centimètre 1/2 une teinte violacée. L'extrémité du vaisseau qui porte la ligature affleurait la surface de la plaie; au niveau de la ligature, les membranes interne et moyenne sont recourbées presque à angle droit et coiffées par la celluleuse. Dans le fond du cul-de-sac ainsi formé, est un petit caillot qui le remplit et lui adhère dans une hauteur de 1 à 2 millimètres. Du centre de ce caillot partait un prolongement fibrineux de 1 millimètre de diamètre, de 1 centimètre de long, libre, il flottait au milieu du vaisseau dans un liquide sanieux, noirâtre, qui remplissait sa cavité et se terminait supérieurement à la face inférieure d'un caillot de 2 à 3 millimètres de hauteur, adhérent, dans toute sa circonférence, à la face interne de l'artère. Immédiatement au-dessus de ce caillot, dont la face supérieure est à peu près horizontale, est une petite collatérale laissant passer un stylet d'Anel.

(M. Notta, thèse, 1850.)

N° 148. — Portion d'artère humérale; ligature.

Cette ligature a été faite sur un homme de 30 ans. Le membre supérieur gauche avait été pris entre deux wagons, et il existait au bras droit une rupture du biceps, on ne percevait pas les battements des artères de l'avant-bras, la main était broyée. Cet homme est mort au bout de cinq jours.

A l'autopsie, on a trouvé l'artère humérale au milieu d'un vaste foyer sanguin, elle était broyée vers sa partie moyenne et imbibée de sang noir. Dans le point où a porté l'action du corps vulnérant, elle est rétrécie dans une hauteur de 2 centimètres et il est facile de voir que dans cette étendue, les tuniques interne et moyenne sont broyées et encore contenues dans la celluleuse. Cette partie rétrécie se continue sans ligne de démarcation bien nette avec le bout inférieur; tandis qu'elle ne tient au bout supérieur que par un lambeau de la paroi artérielle, qui a la largeur de la demi-circonférence du vaisseau. L'action du corps contondant paraît s'être limitée en ce point. Au-dessus, le bout supérieur a conservé toutes ses parois intactes et son calibre est normal; là, on trouve un caillot fibrineux, homogène, très-adhérent dans toute sa circonférence et dans toute sa hauteur qui est d'un centimètre. Dans cette étendue, le calibre de l'artère n'est pas rétréci. L'extrémité supérieure de ce caillot présente un prolongement fibrineux, blanchâtre, en forme de massue, à grosse extrémité dirigée vers le cœur, de 6 millimètres de hauteur, adhérant à une des parois artérielles et ne remplissant que la moitié du calibre du vaisseau. Immédiatement au-dessus, se trouve une collatérale permettant l'introduction d'un stylet de trousse. Au fond du cul-de-sac formé par le bord supérieur du caillot adhérent, précédemment décrit, se trouve une petite collatérale dans laquelle on peut introduire un stylet d'Anel. Dans toute la partie adhérente du caillot, l'artère ne fournit aucune collatérale. L'extrémité inférieure du caillot est coupée en bec de flute au même niveau que les trois tuques.

(M. Notta, thèse, 1850, p. 17.)

N° 149. — Portion d'artère fémorale ; ligature.

Cette ligature a été faite sur un homme de 45 ans, qui a été amputé de la cuisse pour une tumeur blanche du genou. L'individu est mort sept jours après l'opération.

L'artère est oblitérée par un caillot fibrineux, adhérent dans toute sa circonférence et dans toute sa hauteur, qui est de 2 millimètres au plus. L'extrémité supérieure du caillot est horizontale, irrégulière, limitée par une petite collatérale permettant l'introduction d'un stylet de trousse.

L'extrémité inférieure du caillot est, pour ainsi dire, coupée horizontalement, au même niveau que les trois tuniques.

(M. Notta, thèse, 1850.)

N° 150. Portion d'artère fémorale ; ligature.

Cette ligature a été pratiquée à la suite d'une amputation de la cuisse, pour une arthrite suppurée du genou. Cet homme est mort huit jours après l'opération.

Il existe dans cette artère, un caillot fibrineux de 2 centimètres 1/2 de hauteur, très-adhérent dans toute son étendue. Son extrémité supérieure, qui est plus molle, paraît d'une origine plus récente. Dans une hauteur de 2 à 3 millimètres, l'axe de ce caillot est creusé d'un petit canal fermé à ses deux extrémités: il était rempli d'un liquide noirâtre. Ce caillot était surmonté par un petit filament fibrineux de 6 centimètres de longueur, flottant dans l'artère, et qui se terminait au niveau d'une collatérale du volume d'une radiale. Ce filament a été brisé et n'existe plus. Dans toute l'étendue du caillot adhérent, il n'y a pas de collatérales; à 7 millimètres au-dessus de son extrémité supérieure, il en existe une permettant l'introduction d'un stylet de trousse; 2 millimètres au-dessus et en face de cette dernière il en existe une autre exactement semblable. Au niveau de la ligature, le bord de la membrane interne de l'artère se replie dans l'intérieur du vaisseau, et a contracté des adhérences avec l'extrémité inférieure du caillot. La membrane moyenne ne se recourbe pas, et cesse brusquement au niveau de l'extrémité inférieure du caillot. La celluleuse, fermée par la ligature, coiffe l'extrémité du vaisseau. Au niveau du caillot l'artère n'est pas rétrécie.

Si, sur la pièce, le caillot est en partie décollé de la membrane interne, et si, au milieu de sa hauteur, il est coupé ainsi que les membranes interne et moyenne, cela tient à ce que, dans ce point, M. Notta a appliqué avec un fil simple, une ligature qu'il a très fortement serrée, après avoir fait la description du caillot. Il est facile de voir que cette ligature s'est comportée comme sur une artère saine : la celluleuse n'a pas été coupée et a résisté comme à l'état normal.

(M. Notta, thèse, 1850.)

N° 151. — Portion du tronc tibio-péronier; ligature.

Cette ligature a été pratiquée sur un homme de 46 ans, à la suite d'une amputation de la jambe, au lieu d'élection, pour une tumeur blanche du pied gauche. L'individu est mort neuf jours après l'opération, d'infection purulente.

La ligature portait sur ce vaisseau, 5 millimètres au-dessous de l'origine de la tibiale antérieure. L'extrémité de l'artère est bouchée par un caillot de 2 millimètres de haut, adhérent par toute sa circonférence à la face interne de l'artère, dont il remplit le calibre qui n'est pas rétréci. L'extrémité supérieure du caillot est irrégulièrement horizontale, et cesse à 2 millimètres au-dessous de la tibiale antérieure qui est perméable. Son extrémité inférieure répond à la plaie, et les tuniques artérielles ne se recourbent pas sur elles-mêmes.

(M. Notta, thèse, 1850.)

N° 152. — Portion d'artère fémorale; ligature.

Cette ligature a été pratiquée sur un homme de 48 ans, à la suite d'une amputation de la cuisse pour une tumeur blanche du genou gauche. L'individu est mort, onze jours après, d'infection purulente.

Le caillot, qui a 1 millimètre d'épaisseur, est coiffé par la tunique celluleuse; il est adhérent dans toute son étendue à la membrane interne. Sa partie supérieure est plane et, immédiatement au-dessus, est une petite collatérale permettant l'introduction d'un stylet de trousse.

(M. Notta, thèse, 1850, p. 50.)

N° 153. — Artère carotide primitive droite; ligature, mort au treizième jour.

La lésion a été produite par un couteau-poignard qui a pénétré obliquement de haut en bas, d'avant en arrière et de dehors en dedans. La lame a passé entre les muscles sterno-mastoïdien, sterno-hyoïdien, sterno-thyroïdien, qu'elle avait éraillés sans les couper en travers; elle est arrivée entre la trachée et les gros vaisseaux. Elle a divisé la carotide et le pneumo-gastrique droits, à 4 millimètres environ du tronc brachio-céphalique, en entamant légèrement la tunique musculeuse de l'œsophage; la veine jugulaire était intacte. Une hémorrhagie considérable s'ensuivit et elle ne put être arrêtée que par l'introduction du doigt dans la plaie.

Pour opérer la ligature, M. Michon fit sur la ligne médiane, parallélement à la trachée, une incision suivant le procédé de King. Il rencontra une infiltration sanguine considérable, qui le gênait beaucoup pour reconnaître le vaisseau lésé; le doigt ayant été un peu relâché, il apparut deux jets de sang: l'un provenant d'en haut, l'autre d'en bas. Cette circonstance fit penser à M. Michon, comme c'était vrai, que c'était l'artère carotide primitive droite qui était coupée. Les deux bouts furent liés séparément, et il est facile de voir sur cette pièce que le bout inférieur a environ 4 millimètres de longueur: à l'intérieur existe un caillot très-petit, qui obturait l'orifice du vaisseau. La ligature du bout supérieur était tombée: il existe un caillot considérable qui se prolonge, sous la forme conique, jusqu'à la bifurcation de la carotide. Le malade, d'après l'observation de M. Michon, aurait succombé, le treizième jour après l'accident, à une excessive faiblesse, et le jour de la mort, il s'était manifesté une légère hémorrhagie.

(M. Michon, *Bull. Soc. de chir.*, t. III, p. 49 et 85.)

N° 154. — Tronçon de paroi thoracique composé d'une portion de la paroi latérale gauche de trois côtes avec les muscles intercostaux; blessure d'une artère intercostale, hémorrhagie, mort.

Cette pièce provient d'un jeune homme de 26 ans qui, dans une rencontre, a reçu des coups de crosse de fusil dans la région thoracique gauche, violence qui a amené une fracture de côtes. Il fut très-bien remis, en apparence, des accidents graves qu'il avait éprouvés à la suite de ses blessures, quoiqu'il eût conservé une déformation de la poitrine du côté gauche, et une gène plus ou moins grande de la respiration. Au bout de six mois, sa santé s'est altérée, et bientôt il vit paraître un abcès sur la partie gauche de la poitrine, au niveau de l'omoplate.

Lorsque M. Demarquay le vit pour la première fois, il constata: 1° un abcès du volume du poing et de forme allongée, suivant le sens des côtes; 2° une matité considérable dans le côté gauche de la poitrine, excepté en avant et en haut où il y avait de la sonorité;

3° enfin un aplatissement du côté inférieur gauche, ce qui amenait une dépression thoracique de ce côté et par conséquent une espèce d'imbrication des côtes.

L'abcès fut ouvert en deux points, et un drain fut passé à travers le foyer de l'abcès. Au bout de quelques jours, on constata que la septième côte était dénudée dans l'étendue de 2 centimètres environ, et que des esquilles se trouvaient dans le point de la dénudation. L'incision fut agrandie, et on chercha à enlever les esquilles mobiles, laissant en place celles qui paraissaient adhérentes, dans la crainte d'ouvrir la cavité thoracique. Tout alla bien d'abord. Mais, à un pansement du soir, l'interne constata une plus grande quantité de liquide dans le linge à pansement, qui exhalait une mauvaise odeur.

Le lendemain, on constata que la poitrine était devenue sonore dans toute son étendue; il n'y avait point de doute : la collection purulente intra-pleurale s'était vidée au dehors. Un stylet introduit dans le foyer où existaient encore des esquilles, pénétra dans la cavité pleurale. Pour prévenir les accidents d'une infection putride, M. Demarquay se mit en mesure d'agrandir l'ouverture de ce vaste foyer, afin d'y pratiquer des injections détersives. En raison de l'imbrication des côtes, il comprit tout de suite la possibilité de la lésion de l'artère intercostale; mais il espérait l'éviter en ne dépassant point la zone des tissus fibreux indurés par une longue inflammation. La petite incision qui n'avait pas plus de 1 centimètre, était dirigée en bas et en dehors. Il vint, à la suite de cette opération, un peu de sang artériel ; ce qui ne l'empêcha pas de faire des injections avec une solution de permanganate de potasse et de teinture d'iode étendue d'eau. On laissa en place des esquilles, dans la crainte d'amener quelque désordre en les arrachant. Une petite masse de charpie, introduite dans le fond de la plaie, suspendit la petite hémorrhagie qui venait de la partie postérieure de la plaie. M. Demarquay était convaincu qu'il n'avait intéressé qu'une branche minime de l'artère intercostale.

Le samedi soir et le dimanche 15, l'hémorrhagie se reproduisit, peu abondante en apparence ; mais le malade, déjà affaibli, succomba le dimanche soir à la suite d'une syncope.

A l'autopsie, on a constaté : 1° que le poumon gauche était refoulé en haut et en avant ; 2° qu'il existait une grande cavité pleurale tapissée de fausses membranes granuleuses; 3° que cette plèvre et les fausses membranes qui la tapissaient, n'étaient point très-épaisses au niveau de la nécrose partielle de la neuvième côte ; 4° que les esquilles résultant de la nécrose de la neuviène côte occupaient, dans l'étendue de 1 à 2 centimètres toute la portion de la côte ; 5° enfin que la petite incision, partant du foyer de la nécrose, avait coupé l'artère intercostale dans le point où elle est abritée par la partie inférieure de la côte.

Cette disposition, ainsi que les fausses membranes, sont très-évidentes sur la pièce.

(M. Demarquay, *Soc. de chir.*, 1868, 2e série, t. IX, p. 97.)

No 155. — Moitié latérale gauche du larynx et du maxillaire inférieur, avec les vaisseaux du cou ; ligature de l'artère carotide primitive pour une hémorrhagie suite d'un coup de feu.

Cette pièce provient d'un soldat âgé de 25 ans, qui a été blessé à la bataille de Champigny, par un coup de feu au niveau de l'angle gauche du maxillaire inférieur. La balle pénétra profondément dans la région sous-hyoïdienne. Le soir de son entrée à l'ambulance, le blessé fut pris d'une hémorrhagie formidale, qui obligea M. Raynaud à pratiquer la ligature de l'artère carotide primitive. Le même soir, 48 heures après la blessure, sans cause occasionnelle appréciable, une nouvelle hémorrhagie se déclara. On pratiqua un tamponnement avec de l'eau de Paglieri. Le malade est mort quatre jours après sa blessure.

On constate sur la pièce, que la ligature étreint la carotide primitive à 2 centimètres environ au-dessous du point blessé ; il ne survint après la ligature aucun accident du côté du cerveau. Au niveau de la bifurcation de la carotide primitive, existe une large solution de continuité qui provient de la chute d'une escharre de l'artère. La lésion intéresse à la fois la terminaison de la carotide primitive, l'origine de la carotide externe et celle de la thyroïdienne supérieure. De l'hiatus ainsi constitué, on voit proéminer un caillot, flottant en partie dans la plaie, et en partie engagé dans la carotide externe. Il est probable que c'est le détachement partiel de ce caillot qui avait déterminé l'hémorrhagie secondaire.

(M. Raynaud, *Soc. de chir.*, 1871, 2e série, t. XII, p. 69.)

No 156. — Portion d'artère carotide primitive droite ; ulcération dans un foyer purulent.

Cette pièce provient d'un soldat de 23 ans, qui a été blessé le 1er septembre, à Sedan. La balle avait traversé la face de la région temporo-malaire gauche à la région sterno-mastoïdienne droite. Aucune hémorrhagie primitive n'avait eu lieu ; ce n'est que le neuvième jour, le 9 septembre, qu'une hémorrhagie secondaire se manifesta. M. Desprès pratiqua immédiatement la ligature de la carotide primitive à 1 centimètre 1/2 avant sa bifurcation ; trois jours après, le 12, il survint une hémiplégie de toute la moitié latérale gauche du corps, et cinq jours après la ligature, le blessé succomba.

On trouve sur cette pièce une double plaie contuse de la carotide primitive. Il existe dans le bout cardiaque de l'artère un caillot long d'un centimètre 1/2; un second caillot de même longueur existe dans le bout périphérique, et s'étend jusque dans les carotides interne et externe. L'hémisphère droit du cerveau était anémique, pâle, et les vaisseaux de ce côté ne contenaient point de sang.

(M. Desprès, *Soc. de chir.*, 1871, 2e série, t. XII, p. 132.)

N° 157. — Portion de l'artère carotide primitive et des artères carotides interne et externe; ulcération de la carotide primitive dans un foyer purulent.

Cette pièce provient d'un homme de 40 ans, qui était atteint depuis trois mois d'adénite cervicale du côté gauche, qui a suppuré; la tumeur a été incisée. Huit jours après, une hémorrhagie se produit, elle s'arrêta d'elle-même; treize jours après cette première hémorrhagie, il s'en produit de nouvelles dont une plus intense, ne put être arrêtée par la compression de la carotide et détermina la mort du malade.

On constate sur cette pièce, que la carotide primitive à un demi-centimètre au-dessous de sa bifurcation, présente une ulcération circulaire du diamètre de 5 millimètres environ. La carotide externe, à peu de distance de son origine, présente également une perforation plus étroite que la première. C'est par ces deux perforations qui résultent de l'ulcération du vaisseau par le pus, que se sont produites les hémorrhagies qui ont déterminé la mort de ce malade.

(M. Dauvé, *Soc. de chir.*, 1870, p. 281.)

N° 158. — Artère carotide primitive droite, avec la moitié de la langue; ligature de la carotide primitive, immédiatement au-dessous de son origine pour un cancer de la langue.

A la suite d'une ablation d'une portion de la langue par le galvano-cautère, il se produisit consécutivement une hémorrhagie pendant la période d'infection purulente, qui détermina le chirurgien à faire la ligature de la carotide externe. L'opération ne fut point laborieuse; on reconnut les artères collatérales du tronc principal, le nerf hypoglosse, et le fil à ligature fut passé de dedans en dehors. Mais, comme on peut le constater sur cette pièce, la ligature au lieu de porter sur la carotide externe, au-dessus de la thyroïdienne supérieure, a été pratiquée sur la carotide primitive près de sa bifurcation. Il ne survint aucuns phénomènes cérébraux, l'encéphale a été trouvé absolument normal.

(M. Pozzi, *Soc. anat.*, 1873, 2e série, t. XVIII, p. 878.)

N° 159. — Portion d'artère fémorale ; ligature.

Cette pièce provient d'un homme de 45 ans. La ligature a été faite à la suite d'une amputation de la cuisse pour un coup de feu qui lui a broyé le genou. Il est mort seize jours après l'opération. Il existe un caillot fibrineux très-dense, très-adhérent aux parois artérielles, et cela dans toute leur étendue : il a une longueur totale de 65 millimètres, et remplit tout le calibre de l'artère qui n'est pas rétréci. Ce caillot est taillé en bec de flûte à son extrémité supérieure, aux dépens de sa partie postérieure. Au fond du cul-de-sac qu'il forme en ce point avec la paroi de l'artère, se trouve une petite collatérale qui donne passage à un stylet, et qui est située à 5 centimètres au-dessus de la ligature. L'extrémité inférieure du caillot qui est un peu moins dense, était noirâtre et cesse brusquement à 5 millimètres au-dessus de la ligature ; l'espace compris entre ces deux points était rempli par un liquide sanieux, brunâtre. Au niveau de la ligature, les parois artérielles étaient ramollies et se déchiraient facilement, sous l'influence de légères tractions. Il est facile de voir que les tuniques interne et moyenne sont repliées dans l'intérieur du vaisseau au niveau de la ligature, et qu'elles sont coiffées par la tunique celluleuse.

(M. Notta, *Thèse*, 1850, p. 42.)

N° 160. — Portion d'artère humérale ; ligature.

Cette artère a été liée sur un homme de 25 ans, à la suite d'une amputation du bras, au niveau du col chirurgial, pour un écrasement du membre. L'individu est mort seize jours après l'opération.

Les tuniques et le caillot cessent au même niveau, la face inférieure du caillot baignait dans le pus de la plaie. Le caillot est homogène, il remplit le calibre de l'artère et lui est adhérent dans une hauteur de 9 millimètres ; à partir de ce point, il cesse d'être adhérent, il offre encore une longueur de 17 millimètres et prend une forme conique ; son sommet est surmonté par un filament filiforme de 3 centimètres de long.

Dans la partie adhérente, l'artère ne fournit aucune collatérale ; il y en a une très-petite à la base de la portion conique du caillot, et une autre à son sommet.

(M. Notta, thèse, 1850.)

N° 161. — Portion du tronc tibio-péronier ; ligature.

Cette artère a été liée sur un homme de 46 ans, à la suite d'une amputation de la jambe au lieu d'élection pour un écrasement du pied droit. L'individu est mort 19 jours après l'opération.

Ce vaisseau est oblitéré par un caillot dans une hauteur d'environ 17 millimètres. En procédant de bas en haut, ce caillot est dans une hauteur de 7 millimètres, fibrineux, adhérent à la paroi interne de l'artère; puis il cesse brusquement, et il était remplacé par une collection purulente qui l'a détruit en partie dans une hauteur de 5 millimètres. Le pus en était bien lié et remplissait la cavité de l'artère. Au-dessus, est un caillot fibrineux de 4 millimètres de hauteur, qui ne remplit que les deux tiers du calibre de l'artère; il adhérait seulement par la base qui est plus large. A la partie supérieure se trouve l'origine de la tibiale antérieure.

(M. Notta, thèse de 1850.)

N° 162. — Portion d'artère fémorale ; ligature.

Cette artère a été liée sur un homme de 54 ans, à la suite d'une amputation de la cuisse pour une tumeur cancéreuse du genou. L'individu est mort vingt et un jour après l'opération.

Au niveau de l'artère fémorale dans la plaie, on constatait un trajet fistuleux que M. Notta supposa tout d'abord constitué par le fil de la ligature. Mais, l'artère étant disséquée sur place, il fut facile de voir que cette fistule était formée par le canal artériel lui-même, dont l'extrémité effleurait la surface de la plaie. Le tissu cellulaire qui environnait l'artère dans une hauteur de trois centimètres à partir de la plaie, était un peu plus adhérent et un peu plus dense qu'à l'état normal. La face externe du vaisseau, dans cette étendue, présentait une légère teinte d'un gris verdâtre, mais semblable à celle qui existait au même niveau, dans les parties environnantes, et qui était peut-être due à un commencement de putréfaction.

En incisant l'artère de dehors en dedans, on voit que son extrémité inférieure béante, est dépourvue de caillot dans une hauteur de 1 centimètre : la membrane interne était grisâtre et baignée de pus ainsi que la face inférieure du caillot, qui ferme en haut ce trajet. Au-dessus de cette portion d'artère est un caillot consistant, fibrineux, remplissant tout le calibre de l'artère, extrêmement adhérent aux parois du vaisseau dans toute sa hauteur qui est de 2 centimètres, oblique à sa partie supérieure, et dépassant de 2 à 3 millimètres par sa partie la plus élevée, une artériole collatérale, laissant pénétrer un stylet très-fin. La première collatérale importante que l'on constate au-dessus du caillot, est la fémorale profonde qui est située à 12 centimètres 1/2.

(M. Notta, thèse, 1850, p. 40.)

N° 163. — Portion d'artère humérale droite; ligature.

Cette artère a été liée sur un homme de 38 ans, amputé du bras à la partie moyenne, pour une tumeur blanche du coude. L'individu est mort trente-six jours après l'opération.

L'artère humérale a conservé son calibre et est perméable jusqu'à 2 centimètres de la surface de la plaie. Dans ce point, on trouve une petite collatérale dans laquelle on peut passer un stylet d'argent. Immédiatement au-dessous, les trois tuniques, comme on le voit très-bien après avoir fendu l'artère, s'incurvent un peu, se rapprochent de manière à venir s'accoler à un caillot fibrineux du volume d'un grain de millet. En continuant la dissection jusqu'à la surface de la plaie, on retrouve au milieu d'un tissu cellulaire induré, les parois artérielles affaissées, amincies, reconnaissables encore, mais ramollies, non adhérentes en quelques points, formant un cordon de 2 millimètres de diamètre. Vers la partie supérieure de ce cordon, dans l'étendue de 5 ou 6 millimètres, on retrouve encore très-bien les trois tuniques artérielles; mais, dans sa moitié inférieure on ne peut plus reconnaître la tunique moyenne, on suit seulement la tunique cellulaire en arrière, et le vaisseau se terminait ainsi à 3 millimètres de la surface de la plaie.

(M. Notta, thèse, 1850, p. 45.)

N° 164. — Portion d'artère fémorale; ligature.

Cette artère a été liée sur un enfant de 13 ans, qui a été désarticulé de la cuisse pour un cancer du fémur. Cet enfant est mort trente-sept jours après l'opération, d'infection purulente.

La dissection de l'artère fémorale sur place, a permis de constater que son extrémité était située au fond d'un petit canal sinueux qui venait s'ouvrir à la surface de la plaie, après un trajet de 1 centimètre. L'artère a conservé son calibre dans toute sa longueur. En procédant de bas en haut, on a trouvé d'abord dans une étendue de 1 centimètre les parois de l'artère béantes, baignées dans le pus, mollasses, friables, mortifiées et faisant suite au trajet fistuleux mentionné. Cette portion du vaisseau ne contient pas de caillot et n'était plus adhérente par sa face externe aux parties voisines, que dans quelques points. Au-dessus, les parois artérielles présentent une consistance et une épaisseur normale, elles sont oblitérées dans une hauteur de 6 millimètres par un caillot qui en remplit la cavité; ce caillot est très-adhérent dans toute sa hauteur à la tunique interne. Inférieurement il répond à la cavité du bout artériel mortifié, et présente dans ce point une surface horizontale qui était baignée de pus. Supérieurement, il se termine par une surface horizontale au niveau de laquelle se voit une petite artère collatérale qui peut admettre un petit stylet.

(M. Notta, *Thèse*, 1850, p. 40.)

N° 165. — Portion d'artère humérale; ligature.

Cette artère a été liée sur un homme de 60 ans, à la suite d'une amputation du bras, pour une nécrose du coude. L'individu est mort cinquante-deux jours après l'amputation.

L'artère est oblitérée dans une hauteur de 25 millimètres, par un caillot fibrineux, homogène, qui présentait çà et là quelques points rougeâtres; il est très-adhérent dans toute sa hauteur avec les parois artérielles, qui ont conservé leur épaisseur normale. Si on détruit les adhérences du caillot en un point, on voit au-dessous la membrane interne lisse et polie. Dans la longueur du caillot, l'artère va se rétrécissant un peu à mesure qu'on approche de son extrémité; ce qui lui donne ainsi qu'au caillot la forme d'un tronc de cône allongé, à base dirigée en haut. Ainsi, au-dessus de l'extrémité supérieure du caillot, la circonférence de l'artère est de 9 millimètres, à sa partie moyenne elle est de 7 millimètres, à son extrémité inférieure elle est de 5 millimètres.

L'extrémité supérieure du caillot est taillée en biseau, mousse, arrondi; une de ses faces est adhérente à la paroi artérielle. Au fond du cul-de-sac formé par son autre face et la paroi artérielle libre, est une collatérale qui permet facilement l'introduction d'un stylet de trousse. Dans toute la hauteur du caillot, l'artère ne fournit aucune collatérale dans une étendue de 2 millimètres.

(M. Notta, *Thèse*, 1850, p. 33.)

N° 166. — Artère humérale; rupture des membranes interne et moyenne.

Cette lésion est survenue à la suite d'un écrasement du bras droit, entre deux roues d'engrenage. On constate la formation de deux caillots et l'oblitération de l'artère, avec interruption de la circulation dans la partie inférieure de ce vaisseau. Cette pièce provient d'un homme de 65 ans. Amputation six heures après l'accident. La pièce naturelle préparée par dessiccation est accompagnée de deux dessins.

(Le professeur J. Cloquet. 1835.)

N° 167. — Artère fémorale droite ; rupture par le passage d'une roue de voiture lourdement chargée.

Cette artère fémorale provient d'un homme de 45 ans. La rupture a été produite par le passage sur la cuisse, d'une roue de voiture pesamment chargée. Le lendemain de l'accident, le membre était froid, on ne percevait aucun battement dans la fémorale, au niveau du troisième adducteur. La cuisse fut amputée au niveau de son tiers supérieur.

L'artère fémorale est complétement rompue. Entre les deux bouts, un peu au-dessus de l'anneau du troisième adducteur, existait un écartement d'environ 2 centimètres.

Le bout supérieur ou cardiaque, qui est terminé en massue, est arrondi. Il est obturé par un caillot fibrineux qui remonte à 3 centimètres, jusqu'à une perforante fournie directement par la fémorale et dont le calibre est assez notable.

Le bout inférieur se termine par une extrémité très-allongée, comme celle d'un tube de verre effilé à la lampe : cet effilement est produit par la tunique externe. Un caillot fibrineux se prolonge dans une étendue de 4 centimètres.

(M Pozzi, *Soc. anat.*, 1868, 2e série, t. XIII, p. 552.)

N° 168. — Portion d'artère fémorale ; ligature à la suite d'une désarticulation de la cuisse pour un coup de feu.

Cette pièce provient d'un homme de 65 ans. La ligature de la fémorale a été faite à la suite de la désarticulation de la cuisse pour un coup de feu. Cet individu est mort cinq mois après l'opération.

Autopsie. — La plaie était complétement cicatrisée; il n'y avait au centre qu'une petite fistule qui aboutissait à la cavité cotyloïde.

L'artère fémorale a conservé son calibre jusqu'à son extrémité. Extérieurement elle ne présentait aucun changement de coloration, elle cessait brusquement à 1 centimètre de la cicatrice. A 2 millimètres de son extrémité, est une petite collatérale qui se perdait dans la cicatrice, et dans laquelle on peut introduire un petit stylet d'argent. Un petit caillot fibrineux très-résistant, de couleur blanche, de 2 millimètres de hauteur et de 2 millimètres de diamètre, ayant la forme d'un tronc de cône à base dirigée du côté du cœur, flottant dans la cavité artérielle, adhère par son extrémité inférieure à la surface de section des membranes internes et repose sur du tissu cicatriciel.

(M. Notta, *Thèse*, 1850, p. 35.)

N° 169. — Portion d'artère axillaire ; ligature.

Cette artère provient d'un homme de 60 ans. La ligature a été faite à la suite d'une amputation du bras au niveau du bord inférieur de l'aisselle, pour une tumeur cancéreuse de l'humérus. Cet individu est mort dix-huit mois après l'opération.

L'artère est entourée par un tissu cellulaire très-adhérent. Au niveau de sa section elle a 6 millimètres de diamètre, et elle se rétrécit graduellement jusqu'à sa terminaison, où elle n'a plus que 3 millimètres de diamètre, de sorte qu'elle présente la forme d'un tronc de cône. Elle cesse brusquement à 1 centimètre 1/2 de la surface de la cicatrice. On trouve à l'intérieur un caillot fibrineux très-dense, ayant 2 centimètres de longueur, adhérent dans toute son étendue à la face interne de l'artère, dont il remplit complétement la cavité. Il est taillé supérieurement en bec de flûte, de sorte qu'en ce point une de ses parois est adhérente, l'autre est libre, et forme avec la paroi opposée de l'artère, un cul-de-sac au fond duquel est une artériole dont le canal libre, admet l'extrémité d'un stylet.

(M. Notta, *Thèse*, 1850, p. 32.)

ARTICLE 3.

ARTÉRITE OMBILICALE CHEZ LES ENFANTS.

Quatre pièces seulement, n° 170, 171, 172 et 172 *a*, constituent cet article, qui certainement un jour prendra un plus grand développement ; c'est pourquoi j'ai voulu lui conserver un article spécial.

N° 170.— Portion des artères ombilicales chez un enfant ; artérite.

Cet enfant, né à 8 mois, est mort six jours après sa naissance. Le cordon ombilical était noir, sec et aplati. Le fond de la dépression ombilicale présentait une surface jaunâtre, un peu desséchée, et à sa circonférence existait une auréole rosée ayant 4 à 5 millimètres de large. Les deux artères ombilicales faisaient saillie sous le péritoine, et étaient saines dans la plus grande partie de leur trajet, il n'y avait pas trace de péritonite. Mais à partir de 1 centimètre 1/2 du point où elles pénètrent dans l'ombilic, elles offrent un volume quatre fois plus considérable qu'à l'état sain : cette partie tuméfiée est dure, et le tissu cellulaire sous-péritonéal était injecté. Cette augmentation de volume dans les artères, était due à un pus jaune, bien lié, interposé entre la membrane celluleuse et interne des tuniques artérielles. Ce foyer purulent ne communiquait pas dans la cavité du vaisseau, qui n'était oblitérée par un caillot qu'au niveau de l'anneau même. La veine était normale.

(M. Notta, 1851.)

N° 171. — Portion des artères ombilicales chez un jeune enfant; artérite.

Cet enfant, né à terme, est mort au bout de neuf jours. Le cordon ombilical était tombé. Les deux artères ombilicales convergent vers l'ombilic et se réunissent à angle aigu en un seul cordon, à 1 centimètre de la cicatrice ombilicale. A leur partie moyenne elles présentent un renflement fusiforme ayant 1 centimètre 1/2 de long, et plus du double du volume du reste du vaisseau. Ce renflement est dur, et un stylet introduit dans ces vaisseaux est arrêté de chaque côté au niveau de la saillie qui est due à un épaississement des parois, produit par un épanchement de la lymphe plastique ; elles sont de plus, dans ce point, oblitérées à l'intérieur par un caillot adhérent aux tuniques artérielles. Au-dessus du caillot ces artères étaient pleines d'un pus jaunâtre, les tuniques internes et moyennes de l'artère ombilicale gauche, sont complétement détruites dans les points baignés par le pus. Quant au canal commun résultant de l'adossement des deux artères et de la destruction partielle de leur paroi, il contient du pus également, et communique avec la petite plaie ombilicale qui n'est pas encore cicatrisée. La veine n'offre rien de particulier.

(M. Notta, 1851.)

N° 172. — Portion des artères ombilicales; artérite.

Cet enfant est né à terme ; mort onze jours après sa naissance. Les artères ombilicales, dans une longueur de 2 centimètres à partir de l'anneau, ont un volume quatre fois plus considérable que dans le reste de leur étendue jusqu'à l'artère hypogastrique.

Le péritoine qui recouvre la portion tuméfiée était un peu injecté. En incisant les artères on trouve leurs parois tuméfiées, épaissies, très-injectées, un peu ramollies; leur membrane interne n'est plus lisse. Dans leur cavité existait du pus. La limite inférieure de ces foyers purulents est constituée par un petit caillot de la grosseur d'une épingle, et de 3 millimètres de longueur, adhérant à la paroi interne des artères dans toute leur étendue.

(M. Notta, 1851.)

N° 172 a. — Portion des artères ombilicales ; artérite.

Cet enfant est né à terme, mort vingt et un jours après sa naissance. Le pourtour de l'ombilic non cicatrisé, présentait une auréole rosée, et au centre du pus concret. Le péritoine, au niveau de l'ombilic, était soulevé par une saillie irrégulièrement quadrilatère, d'un centimètre de large sur 3 de long : il y avait imminence de perforation. Cette cavité purulente était produite par les artères dilatées.

(M. Notta, 1851.)

ARTICLE 4.

RUPTURE, RÉTRÉCISSEMENT ET OBLITÉRATION DE L'AORTE ET DE L'ARTÈRE PULMONAIRE

Cet article ne comprend que 12 pièces du Musée, du n° 173 au n° 184 inclusivement ; mais toutes ces pièces ont aujourd'hui un grand intérêt scientifique. C'est pourquoi j'ai rapporté pour quelques-unes, une description assez complète. La pièce n° 173 est un exemple rare de balle à revolver qui est venue au contact de l'aorte, dans l'atmosphère celluleuse de laquelle elle est logée. La pièce n° 174 est un cas de rupture de l'aorte immédiatement au-dessus des valvules sigmoïdes.

Les pièces n°s 176, 177, 178, 179, 180 et 181, sont des exemples d'oblitération de la partie inférieure de l'aorte, avec paralysie plus ou moins complète des membres inférieurs, et gangrène de ces extrémités.

Les pièces nos 182, 183 et 184 sont des exemples de caillots emboliques très-volumineux qui ont oblitéré l'artère pulmonaire dans son tronc, et quelquefois dans ses branches principales.

N° 173. — Portion de l'artère aorte thoracique; plaie pénétrante de poitrine par arme à feu ; la balle est venue au contact de de l'aorte.

Cette pièce provient d'un homme de 64 ans, qui s'était tiré un coup de pistolet dans la région précordiale. La plaie cutanée était située à deux travers de doigt au-dessous du mamelon gauche.

La balle a glissé sur le feuillet externe du péricarde, et, se dirigeant obliquement de haut en bas, elle est arrivée sur le diaphragme au niveau de la folliole gauche. Elle a déchiré quelques fibres musculaires du pilier gauche. C'est au niveau de la onzième vertèbre dorsale, dans le tissu cellulaire qui réunit l'aorte à la colonne vertébrale, qu'elle est venue se loger. On constate sur cette pièce, que la balle est directement accolée à l'aorte thoracique, et enkystée dans le tissu cellulaire qui la maintient appliquée contre la tunique externe.

(Professeur Dolbeau, *Soc. anat.*, 1877, 4e série, t. II, p. 288.)

N° 174. — Portion de la base du cœur avec l'origine de l'aorte; rupture de l'aorte à sa face postérieure immédiatement au-dessus des valvules sigmoïdes.

Cette pièce provient d'une femme de 54 ans, qui, dans un accès de folie, s'est jetée par la fenêtre d'une chambre située au quatrième étage. Elle expira au bout de dix minutes. Le péricarde, très-distendu ne présentait aucune déchirure, et contenait 200 grammes environ de sang non coagulé.

L'aorte à son origine présente sur sa face postérieure, immédiatement au-dessus des valvules sigmoïdes, une déchirure transversale irrégulière, mesurant 2 centimètres de longueur. L'aorte est légèrement athéromateuse, et le cœur était notablement hypertrophié.

(M. Desprès, *Soc. anat.*, 1873, 2e série, t. XVIII, p. 679.)

N° 175. Portion de la crosse de l'aorte ; rétrécissement au niveau du canal artériel.

Cette portion de l'artère aorte est considérablement rétrécie au niveau de l'insertion du canal artériel; le calibre de l'artère admet à peine une sonde d'un volume moyen. Cette pièce provient d'un homme de 32 ans, qui était atteint en outre d'une hypertrophie notable du ventricule gauche.

(M. Barth.)

N° 176. — Oblitération par un caillot de l'aorte abdominale et d'une partie des deux iliaques primitives.

Cette pièce provient d'une femme de 38 ans, qui a présenté des troubles manifestes dans la marche. A la suite de fatigue même légère, elle devenait subitement presque paraplégique: elle ne pouvait alors exécuter que des mouvements très-bornés. Après quelques jours de repos elle revenait à son état habituel. Elle demeura environ deux ans dans cet état : au bout de ce temps, la paraplégie devint complète et sans caractère intermittent.

L'aorte abdominale est complétement oblitérée par un caillot qui se prolonge dans les iliaques primitives, et pénétrait dans les iliaques externes. Le calibre des artères hypogastriques était rétréci. Le caillot brun, foncé dans la partie supérieure de l'aorte abdominale, est plus dense et jaunâtre dans la partie inférieure et dans les iliaques primitives.

(M. Jean, *Soc. anat.*, 1875, 3e série, t. X, p. 232.)

N° 177. — Portion de l'aorte abdominale, avec la partie supérieure des deux iliaques primitives; oblitération complète de la partie inférieure de l'aorte abdominale.

Cette pièce provient d'une femme âgée de 51 ans. Le début de cette oblitération paraît avoir eu lieu quatre ans avant la mort de la malade; elle a ressenti à cette époque un engourdissement de l'extrémité pelvienne droite, cinq mois plus tard l'engourdissement a envahi le membre gauche. Vers la même époque cette femme fut également prise de palpitations violentes.

Le péricarde contenait environ 60 grammes de sérosité roussâtre. Le cœur était volumineux, avait 18 centimètres de hauteur en y comprenant les oreillettes, 14 centimètres de son sommet à l'origine de l'aorte, et 15 dans son diamètre transversale au niveau de l'origine de l'artère pulmonaire. Sa forme n'était pas du reste sensiblement altérée: toutes les cavités du cœur se sont agrandies en même temps que les parois ont augmenté d'épaisseur.

L'aorte, jusqu'au niveau des artères rénales, offre son calibre habituel; immédiatement au-dessous, elle est convertie en un corps solide qui se rétrécit graduellement jusqu'à l'origine de la mésentérique inférieure, et se continue ensuite jusqu'à sa division en iliaque, sous forme de cordon ferme, arrondi, du volume d'une grosse sonde uréthrale. Les artères iliaques primitives et leurs branches, offrent également un volume moindre. Cette disposition s'étendait jusqu'au-dessous de l'arcade crurale du côté gauche, et disparaissait graduellement à droite au delà de l'artère poplitée. Cette oblitération, sur laquelle l'artère s'est rétrécie, est produite par un caillot mou à sa partie supérieure, rougeâtre, fibrineux, formé de couches non manifestement lamelleuses, adhérentes au pourtour de l'aorte, excepté à la face postérieure où il existe un canal latéral aplati, ayant à sa partie supérieure 1 centimètre 1/2, et se rétrécissant inférieurement de manière à ne plus avoir que deux tiers de ligne au niveau de la mésentérique inférieure. Ce caillot, plus dense au niveau de l'oblitération complète, se prolonge dans les divisions de l'aorte.

(M. Barth, *Arch. gén. de méd.*, 1835, 2me série. t. VIII, p. 26.)

Nº 178. — Portion inférieure de l'aorte abdominale avec la partie supérieure des artères des membres inférieurs; oblitération de l'aorte par un caillot, suite probable d'embolie.

Cette pièce provient d'un homme de 61 ans, qui avait présenté une gangrène sèche du gros orteil gauche. Il existait chez cet homme une paralysie complète du mouvement des quatre membres, qui était survenue en 1829 d'une manière presque subite. Deux ans plus tard les mouvements revinrent en partie; pendant plusieurs années le malade put se traîner péniblement avec des béquilles, mais dix ans avant la mort la paralysie du mouvement était devenue complète. La sensibilité a toujours été intacte.

Les artères des membres explorées avec le plus grand soin depuis la fosse iliaque jusqu'au pied, ne présentaient aucuns battements sans que l'on puisse constater de caillots. La température examinée avec soin, tant qu'au pied et à la partie supérieure de la cuisse, à la main, était la même des deux côtés; mais au niveau du genou gauche, elle a donné au thermomètre les résultats suivants :

Sous les jarrets à gauche	. . . .	36°,5
—	à droite	33°,0
Derrière les malléoles internes, à gauche	.	28°,3
—	— à droite . .	28,°6

La gangrène longtemps limitée à l'orteil, a envahi assez rapidement le pied et le quart inférieur de la jambe; à partir de ce moment l'examen thermométrique a donné les résultats suivants :

Sous les jarrets à gauche . . . . 34°,6
— à droite . . . . 34°,8
A la face interne des jambes à gauche . . . 34°,8
— — à droite. . . . 34°,6

M. Broca, dans son observation, discute avec soin la condition de cette différence de température.

A l'autopsie on a trouvé l'encéphale sain.

L'aorte abdominale est oblitérée dans une étendue d'environ 3 centimètres, au niveau et au-dessus de sa bifurcation, par un caillot formé de deux parties bien distinctes. Les deux tiers inférieurs du caillot consistent en une masse grise, friable et grumeleuse, peu adhérente à la paroi, qui se prolonge en bas dans les deux artères iliaques primitives, et qui supérieurement se termine en une surface irrégulière, anfractueuse et comme brisée. Au-dessus de ce caillot décoloré, évidemment ancien, se trouve un second caillot plus adhérent qui le coiffe pour ainsi dire, sans lui adhérer, et qui s'en distingue bien manifestement par sa couleur rougeâtre, et par sa consistance plus ferme. Ce caillot supérieur, qui paraît plus récent que l'autre, obture tout le calibre de l'aorte jusqu'à la naissance de la dernière paire des artères lombaires, et au-dessus de ce point, se termine en une pointe conique libre et longue de 2 ou 3 centimètres.

Les deux iliaques primitives et les deux iliaques externes, étaient oblitérées jusqu'à la naissance des épigastriques. A droite, le caillot se prolonge dans l'hyppogastrique dans une étendue de 1 centimètre A gauche, l'oblitération de l'hypogastrique était beaucoup plus étendue.

A droite, toutes les artères du membre abdominal étaient parfaitement perméables. A gauche, l'artère fémorale est perméable ainsi que ses branches jusqu'au voisinage du troisième adducteur. Au-dessous de ce point elle est oblitérée, ainsi que la poplitée, et la partie supérieure des trois artères de la jambe, par un caillot long, fibrineux, assez ferme, qui était rosé, rougeâtre même dans certains points et évidemment assez récent.

(Professeur Broca, *Soc. de chir.*, 1861, 2me série, t. II, p. 441.)

N° 179. — Artère aorte abdominale avec les deux artères iliaques; oblitération de l'aorte.

Cette pièce a été trouvée sur une petite fille de six ans qui a succombé à une amputation pratiquée pour une gangrène spontanée du membre inférieur. On constate que la partie inférieure de l'aorte abdominale, et les artères iliaques internes et externes, sont oblitérées par un caillot fibrineux, dense et adhérent. Cette pièce manque de renseignements.

(M. Guersant, 1870.)

N° 180. — Portion inférieure de l'aorte abdominale, avec les deux iliaques; oblitération de l'artère aorte.

Cette pièce a été trouvée sur un enfant de six ans, qui a été amputé pour une gangrène spontanée des membres inférieurs. La partie inférieure de l'aorte, les artères iliaques et la fémorale, sont oblitérées par un caillot dense, fibrineux, très-résistant et très-adhérent. Il n'existe aucuns renseignements.

(M. Guersant, 1876.)

N° 181. — Portion de l'aorte abdominale avec la partie supérieure des artères des membres inférieurs; oblitération de l'aorte.

Cette pièce provient d'un homme de 69 ans, qui était atteint d'une artérite athéromateuse périphérique.

La partie inférieure de l'aorte abdominale est oblitérée par des caillots volumineux, qui se prolongent dans les artères iliaques internes et externes, et s'étendent également jusque dans les artères des membres inférieurs. Les caillots de l'aorte se prolongeaient à la partie supérieure, jusqu'aux artères rénales. Il existait des caillots cardiaques, avec de nombreux infractus viscéraux multiples. Cette pièce est malheureusement sans renseignements.

(M. Hayem, 1871.)

N° 182. — Caillots emboliques, volumineux, qui ont déterminé brusquement la mort; oblitération de l'artère pulmonaire.

Cette pièce provient d'une jeune femme de 27 ans, qui était affectée depuis plusieurs années de varices qui occupaient la veine saphène gauche. Ces varices, qui étaient considérables, avaient déjà été deux fois le siége de phlébites intenses.

En novembre 1861, cette femme qui, par la nature de ses occupations, était obligée de se tenir constamment debout, a été prise pour la troisième fois d'une inflammation de toute l'étendue de la saphène. A l'aide de la position et de soins appropriés, la phlegmasie allait en diminuant, lorsque après avoir passé une excellente nuit, elle fut prise brusquement d'un malaise indéfinissable qui lui fit jeter un cri d alarme. Elle accusait une vive douleur dans la poitrine; la malade, en proie à une vive anxiété, s'écriait qu'elle allait étouffer. Le pouls était filiforme, les battements du cœur tumultueux mais sans bruit anormal. Cette femme succomba au bout de 24 heures.

A l'autopsie, on trouva la veine saphène externe, ainsi que ses divisions principales, occupées par un caillot dur, consistant, noirâtre, plus ou moins adhérent aux parois rouges de la veine épaissie. Ce caillot s'arrêtait brusquement au pli de l'aine, à l'endroit où la veine saphène profonde vient déboucher dans le tronc qui va devenir la veine iliaque gauche. Cette saphène profonde était libre, ainsi que toutes ses divisions; le sang qui y était contenu était complétement fluide. Il était évident qu'elles avaient servi de passage au sang veineux du membre inférieur, pour établir une circulation supplémentaire.

La veine iliaque était parfaitement libre et normale, le caillot s'étant arrêté au niveau du ligament de Poupart. La veine cave était parfaitement libre jusqu'à son entrée dans le cœur. Le cœur lui-même, un peu mou, friable, n'offrait d'ailleurs rien de notable, si ce n'est que l'oreillette et le ventricule droit contenaient une certaine quantité de sang parfaitement liquide, qui s'écoulait lors de l'incision du cœur, pour laisser voir l'état parfaitement normal de ces cavités. Le ventricule gauche était vide et contracté.

En incisant l'artère pulmonaire, on l'a trouvée remplie par un caillot qui, replié sur lui-même, était appliqué contre l'origine des deux divisions de l'artère, et occupait tout l'espace compris entre les valvules sigmoïdes et la bifurcation de l'artère. Ce caillot était parfaitement libre dans le tuyau artériel, auquel il n'adhérait aucunement. Les parois de l'artère pulmonaire, ainsi que tout l'endocarde, étaient d'une blancheur et d'un poli parfaits. Le caillot lui-même, long de 15 centimètres, était parfaitement cylindrique, et le diamètre de ce cylindre est loin de représenter celui de l'artère : il a à peine un peu plus de 1 centimètre. Il est aisé de voir que ce caillot ne s'était point formé dans l'artère pulmonaire.

(M. Briquet, 1862, *Gaz. des hôp.*, p. 97.)

N° 183. — Cœur avec l'aorte et l'artère pulmonaire; embolie de l'infundibulum du ventricule droit et de l'artère pulmonaire.

Cette pièce provient d'une femme de 46 ans, qui était atteinte d'une fracture comminutive de la jambe droite. M. Velpeau fit appliquer un appareil de Scutlet. Pendant trois semaines l'état de la malade était aussi bon que possible, lorsque cette malheureuse femme, en faisant un mouvement dans son lit, se sentit tout à coup prise de violentes palpitations, qui ne durèrent que quatre ou cinq secondes. Après avoir poussé un cri, elle tombait morte.

Le caillot embolique est situé à la partie supérieure de l'infundibulum et dans le tronc pulmonaire. Cette embolie est constituée par un caillot cylindroïde, pelotonné sur lui-même en forme de sangsue. Le cylindre sanguin est roulé en circonvolutions, dont chacune a des dimensions inférieures à celles de l'artère pulmonaire, mais égales à celles des caillots situés dans la veine fémorale ; il a, comme ces derniers, une largeur de 8 millimètres, ce qui ferait supposer que ce caillot est migrateur et vient de la cuisse. L'anse de la concrétion sanguine, qui est la plus inférieure, descend jusqu'à 3 ou 4 centimètres(au-dessous des valvules sigmoïde, dans la cavité même de l'infundibulum. La longueur de ce caillot migrateur est considérable : en additionnant les longueurs de chacune des anses et des bifurcations, on trouve une longueur totale de 36 centimètres. C'est qu'en effet, non-seulement la partie supérieure de l'infundibulum, le tronc et les deux branches de l'artère pulmonaire sont oblitérées, mais encore, du côté gauche un bon nombre de branches secondaires. A droite, le caillot est simple à partir de la bifurcation; à gauche, il se multiplie en se ramifiant dans les rameaux de l'artère pulmonaire.

(Professeur Velpeau, *Soc. anat.* 1862, 2e série, t. VII, p. 279.)

N° 184. — Caillot desséché, qui a été retiré de l'artère pulmonaire.

Cette pièce provient d'un homme de 45 ans, qui a succombé dans la période algide du choléra. Ce caillot, en assez mauvais état de conservation, est un moule parfait de toutes les divisions de l'artère pulmonaire. On voit, en effet, à la périphérie, un chevelu formé de parties aussi déliées que des fils de toile d'araignée, qui doivent être la reproduction des capillaires.

(M. Rigal, *Soc. anat.*, 1865, 2e série, t. X, p. 624.)

Article 5

PLAQUES ATHÉROMATEUSES ET DILATATIONS DE L'ARTÈRE AORTE

Cet article comprend vingt-sept pièces, qui ne sont pas toutes très-bien classées, du n° 185 au n° 211 inclusivement. Mais il m'aurait été très-difficile de faire autrement. Huit de ces pièces, nos 185, 186, 187, 188, 189, 190, 191 et

194, sont des exemples de plaques athéromateuses de l'aorte, sans dilatation très-notable de ce vaisseau. La pièce n° 192 est un exemple remarquable de plaque athéromateuse de l'artère fémorale, qui a perforé cette artère dans un cas de ligature. La pièce n° 193 est un exemple de rétrécissement de la portion recourbée de la crosse de l'aorte, et d'oblitération des artères des membres inférieurs, ce qui a déterminé une gangrène de ces membres.

Dix-sept pièces, du n° 195 au n° 211 inclusivement, sont des exemples d'athéromes de l'aorte avec des dilatations considérables, véritables anévrysmes par dilatation, dans lesquels il n'existe point de caillots.

N° 185. — Portion de l'artère aorte abdominale, qui présente de nombreuses plaques athéromateuses.

On constate sur ce vaisseau une perforation circulaire d'environ 5 millimètres de diamètre, qui correspond et communique avec une petite tumeur anévrysmale, du volume d'une noix, située à la surface de l'aorte.

(M. Barth.)

N° 186. — Cœur avec une portion de la crosse de l'aorte; plaques osteo-calcaires.

L'aorte, à son origine, présente de nombreuses plaques crétacées ; la membrane interne, à 3 centimètres environ au-dessus de l'origine de l'aorte, est détruite par deux ulcérations irrégulières. Les valvules sigmoïdes sont saines. Le cœur est légèrement hypertrophié.

(Professeur Dupuytren.)

N° 187. — Aorte ; plaques ostéo-calcaires.

L'aorte a été préparée par la dessication ; elle présente, dans toute sa longueur, de nombreuses plaques ostéo-calcaires.

(Professeur Lœnnec.)

N° 188. — Portions d'artère aorte disposées au nombre de huit; plaques ostéo-calcaires.

Les cinq premières, en procédant de haut en bas, sont des

exemples de plaques ostéo-calcaires, à divers degrés de développement. Les trois dernières présentent des plaques ulcérées et ramollies.

(M. Barth.)

N° 189. — Collection de nombreuses portions de l'artère aorte; plaques crétacées.

Sur ces diverses portions de l'aorte, on observe des plaques crétacées et athéromateuses, à divers degrés de développement.

(M. Bouvier. 1823.)

N° 190. — Portion de la crosse de l'aorte avec l'aorte descendante; plaques crétacées.

Sur cette pièce préparée par dessication, on observe de nombreuses plaques crétacées qui transforment ce vaisseau en un canal rigide.

(Professeur Lœnnec.)

N° 191 — Cœur avec la moitié supérieure de l'aorte; caillot adhérent à l'aorte.

La partie inférieure de la crosse de l'aorte présente un caillot volumineux, adhérant aux parois du vaisseau ; le caillot a six centimètres de hauteur et obturait presque complétement le calibre de l'aorte. Cette pièce a été recueillie sur une femme de 62 ans, qui est morte de gangrène du pied et de la jambe. L'artère iliaque primitive gauche était oblitérée par un caillot ramolli à son centre. Les parois du ventricule gauche sont hypertrophiées, et les valvules normales.

(M. Boudet, *Soc. anat.*, 1838, t. XIII, p. 67.

N° 192. — Portion d'artère fémorale ; ulcération de l'artère, située à trois centimètres au dessus de la ligature.

Cette artère provient d'un moignon d'amputé. L'ulcération n'a occasionné aucun accident et a été reconnue seulement lors de la dissection, 49 jours après l'amputation.

Cette pièce provient d'un homme de 60 ans, qui a été amputé de la cuisse pour une tumeur blanche du genou. L'artère fémorale, qui est d'un volume considérable, est ossifiée au point de former un tube béant, dont les parois rigides n'ont aucune tendance à s'affaisser.

L'artère, la veine fémorale et le nerf saphène interne, sont réunis entre eux dans un espace de 5 centimètres par un tissu blanc, mat, dur et assez résistant. Le cylindre artériel est parsemé de plaques athéromateuses. Inférieurement, l'artère présente un renflement considérable terminé par une portion effilée. Ce renflement, isolé avec soin de la veine, laisse voir en arrière une ulcération circulaire de 2 millimètres de diamètre, située à 3 centimètres au-dessus de la terminaison de l'artère, qui pénètre jusque dans le calibre du vaisseau ; on y voit au centre une plaque athéromateuse saillante, qui semble la cause de l'altération de la paroi vasculaire. L'extrémité inférieure de l'artère est remplie par le caillot obturateur.

Dans la position normale, ce pertuis se trouvait oblitéré par la veine remplie de caillots, car cette veine, adhérant à la partie postérieure de l'artère, formait un bouchon à l'orifice artériel.

L'artère, fendue dans toute sa longueur, offre une coloration normale à sa partie supérieure, c'est-à-dire vers la naissance de la fémorale profonde ; mais, à partir de ce point, la coloration rouge allait en augmentant jusqu'au bouchon fibrineux qui obture ce vaisseau. Ce caillot fibrineux, long de 3 centimètres, est feuilleté, décoloré supérieurement, rouge au contraire inférieurement; enfin la portion du caillot qui correspond à la terminaison effilée du vaisseau est gris ardoisé, et présente évidemment un commencement d'altération. La partie supérieure du caillot adhère seule à l'artère dans une étendue d'un centimètre.

Les parois de l'artère dans le point correspondant à la ligature sont très-adhérentes et ne paraissent avoir subi aucune altération.

Quant à la veine fémorale, elle aussi présente à son extrémité inférieure une altération remarquable. Sur la partie antérieure de son extrémité terminale et correspondant exactement à la face postérieure de l'artère ulcérée, existe une tache arrondie, gris ardoisé, et, en ce point, un amincissement considérable de la paroi veineuse, qu'une traction légère suffit à rompre. Il nous semble même qu'il existe un pertuis au centre de la tache.

(Professeur Richet, *Soc. de chir.*, 1864, 2e série, t. V, p. 30.)

N° 193. — Cœur avec l'aorte et les artères iliaques ; rétrécissement de la crosse de l'aorte.

Le rétrécissement de la crosse de l'aorte est considérable : ce vaisseau, en ce point, présente environ 1 centimètre 1/2 de diamètre. Le tronc brachio-céphalique naît entre le rétrécissement et le cœur ; l'artère carotide primitive gauche, ainsi que la sous-clavière naissent au-dessous. L'aorte est saine dans toute son étendue, mais plus petite qu'à l'état normal. Le ventricule gauche est hypertrophié. L'iliaque primitive gauche est oblitérée par un caillot. Il existait une gangrène sénile du membre inférieur de ce côté.

(Professeur Breschet.)

N° 194. Cœur avec la première portion de la crosse de l'aorte ; perforation d'une valvule sigmoïde.

L'aorte est assez dilatée, et présente de nombreuses plaques crétacées dans l'épaisseur de ses parois. Les valvules sigmoïdes sont couvertes de nombreuses végétations, et l'une d'elles est même assez largement perforée. La cavité du ventricule est notablement dilatée : elle présente 12 centimètres de diamètre ; les parois en sont hypertrophiées, l'endocarde est épaissi.

(Professeur Corvisart.)

N° 195. — Cœur avec la crosse de l'aorte ; dilatation aortique avec hypertrophie du ventricule gauche.

La crosse de l'aorte est notablement dilatée ; il existe, en outre, de nombreuses plaques ostéo-calcaires. Les valvules sigmoïdes sont saines. La cavité du ventricule gauche est très-dilatée, en même temps que les parois sont hypertrophiées : elles ont deux centimètres d'épaisseur. Les colonnes charnues, complétement effacées dans la moitié supérieure du ventricule gauche, sont très-volumineuses et bien détachées dans la moitié inférieure.

(M. Gueneau de Mussy.)

N° 196. — Crosse de l'aorte avec l'aorte thoracique ; dilatation de la crosse.

Cette pièce, préparée par dessiccation, présente une dilatation périphérique de la portion ascendante de la crosse; il existe en outre de nombreuses plaques crétacées.

(Professeur Lœnnec.)

N° 197. — Crosse de l'aorte ; dilatation.

Cette pièce, préparée par dessiccation, présente une dilatation

périphérique assez considérable de la portion ascendante de la crosse de l'aorte, avec de nombreuses plaques crétacées.
(Professeur Breschet.)

N° 198. — Portion ascendante de la crosse de l'aorte; dilatation.

Cette pièce, qui a été recueillie sur une femme de 40 ans, présente une dilatation considérable de la portion ascendante de la crosse de l'aorte, dont les parois sont transformées en un tube rigide, résultant de nombreux dépôts crétacés.
(Professeur Marjolin.)

N° 199. — Crosse de l'aorte; dilatation.

La dilatation, limitée à la portion ascendante de la crosse de l'aorte, est considérable et cylindroïde. Cette portion du vaisseau a triplé de calibre ; les parois en sont rigides et complètement incrustées de dépôts crétacés.
(Professeur Marjolin.)

N° 200. — Crosse de l'aorte avec la portion thoracique; dilatation anévrysmale.

La portion ascendante de la crosse de l'aorte présente une dilatation périphérique considérable avec de nombreuses plaques crétacées. A sa face postérieure existe une dilatation ampullaire considérable, sous forme de diverticulum : anévrysme vrai, greffé sur une dilatation, et sans caillots.
(Professeur Marjolin.)

N° 201. — Crosse de l'aorte ; dilatation.

L'aorte est incrustée de nombreuses plaques crétacées, et la crosse présente une dilatation périphérique assez considérable.
(Professeur Marjolin.)

N° 202. — Cœur avec la crosse de l'aorte et une portion de l'aorte thoracique ; dilatation.

L'aorte est incrustée de nombreuses plaques crétacées, irrégulières, qui donnent à ses parois une rigidité considérable; elle

présente en outre une dilatation périphérique notable, qui fait que son calibre est augmenté d'un tiers environ.
(Professeur Lœnnec.)

N° 203. — Cœur avec la crosse de l'aorte ; dilatation considérable de la crosse de l'aorte.

Le cœur est normal, la crosse de l'aorte est notablement dilatée, avec épaississement considérable. De nombreuses plaques crétacées s'observent sous la membrane interne qui, dans certains points, est ulcérée, l'orifice de la carotide primitive gauche est oblitéré, et, il existait un ramollissement du cerveau de ce côté.

N° 204. — Cœur avec la crosse de l'aorte ; dilatation considérable de la crosse de l'aorte.

Cette pièce provient d'une femme de 68 ans. La crosse de l'aorte est très-dilatée presque doublée de calibre, la dilatation est cylindroïde, il existe de nombreuses plaques ostéo-calcaires, avec des ulcérations de la membrane interne. La dilatation est telle que la crosse de l'aorte, quoique normale au niveau de sa terminaison, paraît rétrécie. Les valvules aortiques sont saines, les parois du ventricule gauche sont légèrement hypertrophiées, et la cavité est un peu dilatée.
(Professeur Chomel, 1836.)

N° 205. — Cœur avec la crosse de l'aorte ; dilatation considérable de ce vaisseau.

La crosse de l'aorte dans toute son étendue est très dilatée, et les parois épaissies sont incrustées de nombreux dépôts crétacés qui ont ulcéré la membrane interne, ces dépôts dans certains points ont 3 centimères d'étendue. Les valvules aortiques sont normales et le ventricule gauche légèrement hypertrophié.
(M. Bouvier.)

N° 206. — Aorte, avec les artères des membres inférieurs ; dilatation.

L'aorte présente dans toute son étendue un dilatation périphérique ; il existe en outre, au niveau de sa crosse qui est manifestement la partie la plus dilatée, un certain nombre de dilatations ampullaires, qui lui donnent un aspect bosselé ; une de ces bosselures a le volume d'une petite pomme. Les parois du vaisseau sont parsemées de nombreuses concrétions crétacées, dont quelques-unes ont détruit, ulcéré la membrane interne.

(M. Burguière, *Soc. anat.*, 1837, t. XII, p. 72.)

N° 207. — Modèle en cire d'un cœur avec l'aorte; dilatation considérable de l'aorte.

Sur cette pièce, l'artère aorte, depuis son origine au ventricule gauche jusqu'à son passage à travers les piliers du diaphragme, est très-dilatée, surtout au niveau de sa crosse, où la cavité peut admettre le volume du poing. Dans toute cette étendue, elle a triplé de volume. Les parois sont criblées de dépôts crétacés. Les artères brachio-céphaliques, sous-clavières et carotides sont considérablement épaissies. Les valvules aortiques sont saines et le cœur très-hypertrophié.

(Professeurs Ant. Dubois et Dupuytren.)

N° 208. — Cœur avec l'aorte thoracique; dilatation considérable de l'aorte.

La dilatation de l'aorte est surtout prononcée au niveau de la première portion de la crosse qui a acquis un calibre énorme; à partir de ce point, la dilatation va graduellement en diminuant. Les tuniques de l'artère sont épaissies et parsemées de nombreuses plaques crétacées, d'une étendue variable, qui donnent aux parois de l'aorte une grande rigidité. Quelques-unes de ces plaques ont usé, détruit la membrane interne et font saillie à l'intérieur du vaisseau. Le ventricule gauche est hypertrophié, et les valvules sont saines et suffisantes.

(M. Barth, 1842.)

N° 209. — Cœur avec l'aorte thoracique; dilatation considérable de la crosse de l'aorte.

La première portion de l'aorte a subi une dilatation telle, qu'à sa partie moyenne elle a acquis 27 centimètres de circonférence. Les parois en sont épaissies et présentent de nombreuses plaques crétacées qui lui donnent une grande rigidité.

(Professeur Marjolin et M. Rullier.)

N° 210. — Cœur avec la crosse de l'aorte; dilatation de l'aorte.

La crosse de l'aorte, sur la partie latérale gauche, présente une dilatation ampullaire considérable, qui a pour limite supérieure le tronc brachio-céphalique. Les parois de cette poche sont amincies dans certains points, ce qui témoigne de l'existence d'éraillements de la tunique moyenne, et tout le vaisseau présente de nombreux dépôts crétacés qui donnent une grande rigidité à ses parois.

(Professeur Marjolin et M. Rullier.)

N° 211. — Cœur avec la crosse de l'aorte; dilatation considérable de ce vaisseau.

Le calibre de la crosse de l'aorte, dans sa première portion, a acquis des dimensions énormes; les parois, épaissies, sont criblées de larges plaques crétacées qui donnent à la membrane interne, ulcérée dans certains points, un aspect rugueux. Quelques plaques font même saillie à travers cette membrane dans la lumière du vaisseau.

Le ventricule gauche est très-dilaté, ses parois sont en même temps hypertrophiées. Dans la cavité, on remarque des plaques blanches qui paraissent devoir être le résultat d'endocardites partielles. Les valvules sigmoïdes de l'aorte présentent quelques plaques crétacées; mais elles sont, relativement à l'aorte, peu altérées.

(Professeur Hardy, 1840.)

Article 6.

ANÉVRYSMES DE LA CROSSE DE L'AORTE

Les anévrysmes par dilatation, kysteux ou sacciforme, et par rupture de la crosse de l'aorte, peuvent siéger dans la portion ascendante de la crosse aortique, ou dans la partie recourbée de ce vaisseau. Ces anévrysmes peuvent se porter du côté du sternum qu'ils usent sur la ligne médiane, ou bien sur l'un des côtés, détruisant les cartilages correspondants, et ils peuvent venir faire saillie jusque sous la peau.

La poche siégera alors, suivant l'origine de la tumeur, sur le côté gauche ou sur le côté droit de la poitrine. Dans ce dernier cas, c'est en général de la partie latérale et convexe de la portion ascendante de la crosse de l'aorte que naît la tumeur. Si les anévrysmes naissent de la terminaison de la crosse de l'aorte, ils proéminent en arrière, ils s'appliquent contre la colonne vertébrale; ils peuvent même, dans certains cas, se prolonger directement de bas en haut, passer en arrière des clavicules et venir faire saillie à la région antérieure du cou. Il peut alors arriver, comme sur la pièce n° 230, que le diagnostic en soit très-difficile, et que la tumeur puisse être prise pour un anévrysme du tronc brachio-céphalique ou un anévrysme de l'artère carotide.

Il existe, dans le Musée, quarante-sept pièces d'anévrysmes de la crosse de l'aorte, du n° 212 au n° 258 inclusivement. Ces pièces sont des plus variées; on peut cependant les classer en quelques types principaux que je vais rapporter dans les généralités propres à cet article. Un certain nombre de ces tumeurs, nos 212, 213, 216, 217, 230, 231, 232, 236, 239, 242, 243, 244, 245, 246, 250, 253, 257, sont des exemples d'anévrysmes de la crosse de l'aorte par dilatation considérable de ce vaisseau. Quelques-unes de ces tumeurs anévrysmales ont produit des érosions du sternum et des côtes, et même des perforations du sternum, nos 214, 215, 234, 237, 238, 239, 240, 241, 242, 244, 245, 247, 254. Sur la pièce n° 217 il existe une oblitération de l'artère carotide primitive à son origine.

Sept pièces, nos 218, 219, 220, 221, 222, 223, 224, sont des exemples intéressants d'anévrysmes disséquants; les nos 222 et 223 sont des dessins destinés à représenter les divers points de la pièce n° 221. Sur quelques-unes de ces pièces, nos 220 et 224, la dissection est circonférentielle, c'est-à-dire qu'elle représente un tube renfermé dans un second : c'est ordinairement dans l'épaisseur de la tunique moyenne que s'établit la séparation. La pièce n° 221 est un exemple très-remarquable de dissection opérée sur un seul côté de l'aorte, et cela dans toute l'étendue, depuis son origine jusqu'au delà de sa terminaison.

Les pièces nos 225, 226, 227, 233 sont des anévrysmes par rupture de l'artère aorte, la plupart greffés sur une dilatation préexistante. Lorsque la poche secondaire s'enkyste, le plus souvent dans la tunique celluleuse, elle constitue alors un sac secondaire greffé sur la dilatation. M. Cruveilhier a donné à cette forme le nom d'anévrysme sacciformé, nos 228, 229, 235, 238, 240, 241, 248, 249, 251, 252.

La pièce n° 258 présente un intérêt scientifique spécial : elle a été déposée dans le Musée par Corvisart, comme un exemple rare de guérison spontanée d'un anévrysme, par la réplétion de la tumeur par un caillot fibrineux adhérent.

N° 212. — Cœur avec la crosse de l'aorte ; dilatation anévrysmale très-considérable.

La crosse de l'aorte, surtout la première portion, a subi une dilatation énorme ; elle a 14 centimètres de diamètre transversal et 15 de hauteur. Les parois de ce vaisseau, hypertrophiées, sont parsemées de nombreux dépôts crétacés. La cavité ventriculaire gauche est hypertrophiée et les parois en sont dilatés.
(Professeur Chomel, 1840.)

N° 213. — Modèle en cire d'un cœur, avec la crosse de l'aorte ; dilatation anévrysmale considérable de la crosse.

La dilatation de la crosse de l'aorte paraît s'être faite principalement aux dépens de la paroi antérieure. La tumeur est régulièrement arrondie ; elle a 12 centimètres dans son diamètre vertical et transversal; elle s'étend depuis l'origine de l'aorte jusqu'à la sous-clavière. Par suite de la distension de la crosse de l'aorte, les origines des vaisseaux sont éloignées les unes des autres. De nombreux caillots rougeâtres, situés dans l'intérieur du péricarde, adhèrent au feuillet viscéral.
(Professeur Desgenettes, 1809.)

N° 214. — Crosse de l'aorte avec le sternum ; dilatation anévrysmale considérable de la crosse.

La dilatation occupe principalement la partie antérieure de la crosse, et forme une tumeur qui était remplie par un grand nombre de couches de fibrine décolorées et coagulées. La longueur de cette poche est de 10 centimètres 1/2, sa largeur de 9; elle adhère à la face interne de la première pièce du sternum qu'elle a érodée, au cartillage de la deuxième et troisième côte du côté gauche. L'aorte à son origine, dans l'étendue de 4 centimètres, n'a point subi de dilatation. La limite supérieure est au niveau de l'orifice de la carotide primitive droite. Il existe de nombreux dépôts crétacés.

(M. Lesage, *Thèse*, an XII, 1803, t. IV, p. 58.)

N° 215. — Crosse de l'aorte avec le sternum et une partie des cartilages costaux, anévrysme par dilatation de la crosse aortique.

Cette pièce provient d'un homme de 20 ans. La crosse de l'aorte a subi une dilatation considérable, et, à sa partie droite, immédiatement au-dessous de l'origine des gros vaisseaux, il s'est produit une seconde dilatation qui paraît avoir résisté un certain temps. Sur le côté droit de cette seconde dilatation, il en existe une troisième qui est considérable : d'où résulte qu'il existe trois poches accolées les unes aux autres. La poche moyenne adhère à la face interne du sternum qu'elle a érodé et même perforé sur son bord droit. La troisième poche, la plus volumineuse, adhère à la face interne des cartilages costaux et des côtes qu'elle a profondément usée. Cette poche est venue se mettre en contact avec le muscle pectoral, dont les fibres musculaires ont été écartées dans plusieurs points , et, entre ces écartements, cette poche, la plus volumineuse des trois, avait contracté des adhérences avec la peau.

(Professeur Marjolin et M. Rullier.)

N° 216. — Portion supérieure du ventricule gauche avec la crosse de l'aorte, le larynx et la trachée-artère ; anévrysme par dilatation de la crosse.

La crosse de l'aorte est considérablement dilatée dans toute son étendue; la tumeur qui en résulte est régulièrement arrondie: elle a 27 centimètres de diamètre dans le sens transversal, et 12 dans le sens antéro-postérieur. A droite, elle était adhérente avec les poumons, dans une petite étendue; à gauche, l'adhérence était plus considérable et le poumon était fort comprimé. L'intérieur de la tumeur est rempli par un caillot, dont la partie supérieure, qui a 7 centimètres d'épaisseur, est fortement décolorée : il est composé de couches concentriques lamellaires. Il a été divisé en deux verticalement, et sur le côté droit on peut compter jusqu'à vingt-deux couches. La partie inférieure du caillot était formée par du sang à peine coagulé, les valvules aortiques sont saines. Le ventricule gauche était dilaté et les parois hypertrophiées.

(M. Louis. 1840.)

217. — Cœur avec la crosse de l'aorte; dilatation anévrysmale de la crosse de l'aorte.

Cette pièce provient d'un homme de 46 ans environ. La dilatation qui est considérable occupe toute la crosse, le tronc brachio-céphalique est un peu projeté en haut et en avant, l'artère carotide primitive gauche est oblitérée. En arrière, la tumeur présente un prolongement conique qui se place, d'une part, entre l'œsophage déjeté à gauche, et la trachée qui est fortement portée à droite. Les parois de l'aorte, épaissies, sont incrustées de nombreux dépôts crétacés ; à la partie supérieure, existe un caillot fibrineux que l'on peut décomposer en un grand nombre de feuillets superposés. Le ventricule gauche est légèremant hypertrophié et les valvules sigmoïdes sont saines.

(M. Beauvais. 1853.)

N° 218. — Cœur avec la crosse de l'aorte; anévrysme disséquant de la crosse de l'aorte.

La pièce est en assez mauvais état de conservation; la crosse de l'aorte, notablement dilatée, présente un épaississement de ses parois, avec de nombreux dépôts crétacés. A peu de distance de son origine, l'aorte présente une rupture des membranes internes et moyennes, et un épanchement sanguin de peu d'étendue, s'était produit entre ces diverses tuniques. Le ventricule gauche, légèrement distendu, présente une hypertrophie assez considérable de ses parois.

(Professeur Lœnnec, 1817.)

N° 219. — Cœur avec l'aorte thoracique; dilatation de la crosse de l'aorte, anévrysme disséquant.

Cette pièce provient d'un homme de 40 ans, qui était entré à l'hôpital de la Charité pour des coliques ; il mourut subitement après avoir causé un instant avec l'infirmier. A l'autopsie, on a trouvé la cavité du péricarde remplie par une quantité considérable de sang liquide et en caillots. L'aorte, vue par sa face interne, est très-dilatée et présente, à 3 centimètres des valvules sigmoïdes, une déchirure transversale qui occupe environ les deux tiers de la circonférence de ce vaisseau : les bords en sont irréguliers.

A la face externe de l'aorte qu'elle intéresse en totalité, cette déchirure répond au niveau du bord supérieur du ventricule droit. Les diverses tuniques de l'aorte sont manifestement disséquées de bas en haut, et même de haut en bas. Dans cette dernière direction, la dissection a pour limite l'origine de l'artère coronaire antérieure. La dissection des tuniques, de bas en haut, est beaucoup plus considérable : elle se prolonge tout le long de la partie convexe de la crosse, jusqu'à l'origine du tronc brachio-céphalique. La crosse de l'aorte ne fournit que deux troncs : l'un de ces troncs, très-volumineux d'un diamètre d'au moins 3 centimètres, fournit la sous-clavière à droite et les deux de carotides.

(Professeur Cruveilhier, *Soc. Anat.*, 1849, t. XXIV, p. 227.)

N° 220. — Cœur avec l'aorte thoracique; anévrysme disséquant de la crosse de l'aorte.

Cette pièce provient d'un homme de 52 ans, qui n'avait jamais présenté aucun symptôme de maladie du cœur avant l'âge de 42 ans. A partir de cet âge, il devint sujet à des battements de cœur, à de l'oppression, à de fréquents vertiges. Un an avant sa mort il entra à la Charité, dans le service de M. Briquet, pour une dyspnée notable. Le cœur, très-hypertrophié, présentait un bruit de souffle au second temps, derrière le sternum, avec des battements très-forts dans la carotide gauche. A partir de cette époque, ce malade n'a pu reprendre qu'irrégulièrement ses travaux.

Le 8 mai 1853, trois mois avant sa mort, ce malade dut rentrer de nouveau dans le service de M. Briquet. Il était obligé de rester assis, la tête penchée en avant : il suffoquait. La tête était agitée par chaque battement de cœur. Les battements de l'artère carotide droite étaient sensibles, et l'auscultation faisait entendre un bruit de souffle faible au premier temps, fort et long au deuxième temps. A gauche, le battement de la carotide était tellement fort, qu'il était visible dans toute l'étendue de ce vaisseau.

A l'auscultation, on constatait que les battements du cœur était forts, assez irréguliers, sans intermittence régulière. Tout le ong du sternum il existait un bruit de souffle léger au premier temps, plus fort et plus prolongé au second, dont le maximum d'intensité était difficile à déterminer. Il y avait un œdème des membres inférieures.

Le cœur, assez régulièrement arrondi, est volumineux : Il mesurait 13 centimètres de largeur au niveau du sillon auriculo-ventriculaire, et 12 centimètres de ce sillon à la pointe. Les valvules sont saines et suffisantes. Le ventricule gauche est dilaté, sa paroi a 2 centimètres d'épaisseur.

Au-dessus de l'oreillette droite, au niveau même de l'origine de l'aorte, existait une tumeur à parois denses; cette tumeur, longue de 13 centimètres et large de 17, contenait un caillot noir, volumineux, peu dense, et, au centre, on a trouvé l'aorte complétement rompue par le milieu. Cette poche, qui paraît formée par la tunique celluleuse de l'aorte épaissie, est condensée, au point de simuler une tunique artérielle; elle représente un énorme cylindre rétréci à ses extrémités, analogue à une aorte dilatée. Cette poche naît de l'origine même de l'aorte; elle n'adhère à ce vaisseau qu'à son origine en arrière, et à la partie postérieure du point de la crosse d'où partent le tronc brachio-céphalique et les artères carotide et sous-clavière gauche. La dissection se prolonge en avant en forme d'infundibulum, à la partie antérieure du tronc inominé et de la carotide primitive ; sur cette artère la dissection se prolonge jusqu'à la carotide interne dans laquelle elle pénètre ; elle passe au-devant de la sous-clavière, puis elle cesse à la fin de la crosse de l'aorte. La face interne de ce sac anévrysmal est mamelonnée, inégale, et présente quelques plaques crétacées.

Dans l'intérieur du sac, on voit l'origine de l'aorte naissant du ventricule gauche. Cette partie de l'aorte est réduite à ses membranes internes et moyennes qui sont nettement coupées en travers, d'avant en arrière et de haut en bas; en sorte que cette portion de l'aorte présente 3 centimètres en avant, et 2 1/2 en arrière. Ce tube, en dedans duquel on voit les trois valvules sigmoïdes, est libre en avant dans toute son étendue, et adhère au sac par sa partie postérieure dans une étendue de 2 centimètres carrés environ.

La surface de section est unie, mais la membrane interne avance un peu sur la membrane moyenne de l'artère, qui est rétractée au niveau de la portion adhérente; les bords de la solution de continuité sont plus minces et un peu déchiquetés.

La partie supérieure de l'aorte est séparée par une distance de 5 millimètres. Cette partie est constituée par la portion de la crosse qui émet les artères brachio-céphaliques, carotide et sous-clavière gauche. D'un côté, elle se termine, en se continuant avec l'aorte thoracique en dehors du sac ; de l'autre côté, elle présente dans le sac un tube libre de toute adhérence, long de 4 centimètres, à partir de l'origine du tronc brachio-céphalique. Cette portion de l'aorte est réduite à ses membranes interne et moyenne ; de cette portion de l'aorte descend une lanière à bords coupés à pic, large d'un 1/2 centimètre, longue de 4 centimètres 1/2, formée par la tunique interne et moyenne de l'aorte, qui se réunit par une extrémité effilée, adhérente à la paroi du sac anévrysmal, à la surface de section de l'origine de l'aorte, qui est restée adhérente aux parois du sac.

Au point où l'aorte croise la bronche gauche, le sac anévrysmal n'existe plus qu'en avant, et se termine par une ouverture elliptique de 6 centimètres de circonférence, qui fait communiquer l'anévrysme avec l'aorte. Les bords de cette ouverture sont formés, d'un côté, par la tunique moyenne amincie de la crosse de l'aorte ; de l'autre, par la membrane épaisse du sac anévrysmal. En sorte qu'à ce niveau, en regardant par l'aorte thoracique, on voit déboucher deux canaux séparés par un simple diaphragme, l'un étant constitué par la portion de l'aorte, l'autre par l'ouverture supérieure du sac anévrysmal.

L'artère carotide primitive gauche, dans sa moitié externe, est, comme nous l'avons dit, dénudée de sa tunique externe dans toute sa longueur. L'anévrysme disséquant a dilaté cette tunique au point d'avoir un calibre un peu supérieur à l'artère elle-même. Au moment où cette artère allait pénétrer dans le canal carotidien, la paroi interne de l'anévrysme formée par les tuniques interne et moyenne, s'était amincie, et bientôt n'est plus constituée que par la tunique interne de l'artère qui présentait deux ouvertures.

(M. Goupil, *Soc. anat.*, 1853, t. XXVIII, p. 276.)

N° 221. Cœur avec une grande partie de l'artère aorte ; anévrysme disséquant et latéral de l'aorte.

Cette pièce provient d'un homme de 36 ans, qui, à la suite d'un effort, avait éprouvé une vive douleur à la partie inférieure et antérieure droite de la poitrine, avec quinte de toux, oppression, et, plus tard, il lui survint des battements du cœur.

A son entrée à l'hôpital, M. Bouillaud constata qu'il existait, vers la région précordiale, une matité de 14 centimètres verticalement, la pointe du cœur correspondait au sixième espace intercostal.

La région précordiale était agitée par un double mouvement de soulèvement et d'affaissement qui correspondait à la systole et à la diastole ventriculaire. Le double claquement valvulaire était, en grande partie, couvert par un double bruit de souffle rude, râpeux. Il existait une voussure manifeste de la région du sein droit : elle s'étendait, en haut et en dehors, jusqu'au bord supérieur et interne de l'aisselle, et en bas, jusqu'aux cinquième et sixième côtes ; il y avait une matité très-manifeste dans toute cette étendue. Dans le même point, il existait un double battement, double mouvement de soulèvement et d'abaissement dont le premier coïncidait avec le systole ventriculaire, et le second avec la diastole. Dans toute l'étendue de la voussure, il existait un bruit de souffle très-fort, large, diffus, comparable à un bruit *d'étrille*, et sans mélange d'aucun bruit de claquement.

Sur la région de la tumeur, existait un frémissement vibratoire profond, isochrome à la diastole de l'aorte et à la systole ventriculaire; il existait un frémissement analogue dans l'échancrure supérieure du sternum.

Le cœur est volumineux et pesait 650 grammes; il existe à sa surface quelques plaques laiteuses. Les cavités sont dilatées, les parois hypertrophiées; les valvules, quoique suffisantes, sont un peu épaissies.

L'aspect de l'aorte est singulier. Ce vaisseau représente deux tubes adossés l'un à l'autre, ce qui avait fait croire d'abord à une *aorte double*; mais il est facile de constater, sur cette pièce, qu'à 1 centimètre environ au-dessus de l'origine de l'aorte, il existe, dans environ une moitié de la circonférence de ce vaisseau, une rupture de la membrane interne et d'une partie de l'épaisseur de la moyenne. A partir de ce point, il s'est creusé, dans l'épaisseur de la membrane moyenne, un canal qui simule une aorte adossée à la première. Ces deux canaux n'ont point le même calibre; celui de l'aorte artificielle résultant de la dissection de la tunique moyenne, est plus considérable de près d'un tiers. Ces deux canaux, ainsi adossés, existaient dans toute la longueur de l'aorte et donnaient tous deux passage au sang.

Dans la région sternale, l'aorte artificielle cachait et couvrait en partie l'aorte vraie qui lui était postérieure.

Dans la portion descendante, l'aorte artificielle était placée à droite et un peu en arrière. La cloison qui sépare les deux canaux dans la portion ascendante de l'aorte, est percée de plusieurs petits trous arrondis qui font communiquer les deux canaux. En bas, au niveau de sa bifurcation en iliaques, la cloison présente une large ouverture de forme ovalaire qui avait la plus grande ressemblance avec le trou de Botal. Le diamètre de cette ouverture est environ de 1 centimètre, et c'est à ce niveau que se termine la dissection des tuniques.

Le tronc brachio-céphalique, la carotide primitive gauche, les artères intercostales et lombaires, l'artère cœliaque, les artères mésentériques supérieure et inférieure naissaient sur la portion normale de l'aorte, tandis que la sous-clavière gauche, sur laquelle se prolonge la dissection, naissait de l'anévrysme disséquant.

Le canal qui est constitué par l'anévrysme disséquant, immédiatement au-dessus de son origine, est le siége d'une dilatation considérable qui forme une tumeur ovoïde du volume d'un œuf de dinde; cette cavité renfermait des caillots non adhérents. Les parois de l'aorte sont le siége de nombreuses plaques crétacées qui sont surtout développées du côté de l'aorte où siège l'anévrysme disséquant.

(Professeur Bouillaud, *Arch. gén. de méd.*, 1874, 4me série, t. XV, p. 248.)

N° 222. — Dessin à l'aquarelle représentant le cœur et la moitié supérieure de l'aorte, de la pièce précédente n° 221.

(Professeur Bouillaud.)

N° 223. — Deux dessins à l'aquarelle représentant la presque totalité de la pièce n° 221.

(Professeur Bouillaud.)

N° 224. — Cœur avec la crosse de l'aorte; anévrysme disséquant de la crosse de l'aorte.

Cette pièce provient d'une femme de 27 ans qui est morte subitement à l'hôpital de la Salpêtrière. La crosse de l'aorte, 3 centimètres environ au-dessus des valvules sigmoïdes, présente une rupture horizontale de la membrane interne et d'une partie de l'épaisseur de la moyenne. Cette rupture, qui s'est faite spontanément, occupe les trois quarts antérieurs de la circonférence aortique, et une dissection, qui se prolonge dans toute l'étendue de la crosse de l'aorte et même sur l'origine des vaisseaux qui en naissent, siége dans l'épaisseur de la tunique moyenne. Cette dissection, comme la rupture, n'occupe que les trois quarts antérieurs de la crosse ; en arrière, les membranes ne présentent point de solution de continuité. La poche anévrysmale, constituée par la membrane externe, et une mince couche de la membrane moyenne, était remplie de caillots fibrineux. L'aorte ne présente point de plaques ostéo-calcaires. La cavité du ventricule gauche est dilatée, les parois qui sont notablement hypertrophiées, ont presque partout 3 centimètres d'épaisseur. Les valvules sigmoïdes, légèrement épaissies, sont suffisantes.

N° 225. — Modèle en cire d'un cœur avec la première portion de la crosse de l'aorte ; perforation térébrante de l'aorte.

Le cœur paraît avoir subi une dégénérescence graisseuse assez avancée. L'aorte, à 1 centimètre environ au-dessus des valvules sigmoïdes sur sa partie droite et convexe, présente une perforation d'un diamètre d'environ cinq millimètres et qui traverse le vaisseau de part en part ; elle résulte probablement d'un athérome. L'ouverture interne présente le même aspect et la même dimension que l'externe. Un épanchement considérable de sang s'est effectué dans la cavité du péricarde.

N° 226. — Cœur avec la crosse de l'aorte; dilatation de ce vaisean qui s'est perforé à sa partie inférieure.

La crosse de l'aorte, dans toute son étendue, est infiltrée de nombreuses plaques crétacées; elle a en outre subi une dilatation considérable qui, dans certains points, a presque doublé son calibre. A la partie inférieure et un peu latérale droite, existe une large perforation d'environ 1 centimètre 1/2 par laquelle s'est faite une hémorrhagie considérable. Les bords de cette ouverture sont amincis, frangés et irréguliers.

Le ventricule droit est un peu hypertrophié.

(M. Lafargue, *Bul. de la Fac.*, 1808, p. 23.)

N° 227. — Modèle en cire du cœur et de la première moitié de la crosse de l'aorte ; anévrysme kysteux et par rupture de ce vaisseau.

La crosse de l'aorte notablement dilatée, présente les traces de nombreux dépôts crétacés ; sur le côté gauche, à 8 centimètres environ au-dessus de l'origine du vaisseau, existe une perforation ulcéreuse, qui résulte probablement d'un athérome. Le diamètre de la perforation est environ de 2 centimètres ; un sac anévrysmal arrondi, du volume d'une grosse noisette, s'est formé au niveau de la perforation. Il est constitué par la tunique celluleuse, la cavité de cette poche est remplie par un caillo fibrineux.

(Professeur Corvisart, Assemblée des professeurs, floréal an VIII.)

N° 228. — Cœur avec la crosse de l'aorte ; dilatation anévrysmale de ce vaisseau avec anévrysme kysteux.

La crosse de l'aorte a subi une dilation considérable, et ses parois sont incrustées de nombreux dépôts crétacés qui lui donnent une grande densité et transforment ce vaisseau en un canal rigide. L'aorte, aussitôt son origine, présente à sa face antérieur un diverticulum qui descend sur la face antérieure du ventricule, et contient dans sa cavité des caillots fibrineux. Les parois de cette anévrysme kyteux, sont également incrustés de nombreux dépôts crétacés. Malgré l'altération si prononcée de l'aorte, les valvules sigmoïdes sont normales, à peine sont-elles légèrement épaissies.

N° 229. — Cœur avec une partie de l'aorte ; dilatation considérable de ce vaisseau sur laquelle est greffé un anévrysme sacciforme.

La crosse de l'aorte dans toute son étendue a subi une dilatation très-considérable, et les parois sont le siége de nombreux dépôts crétacés, qui font saillie dans certains points à la face interne de ce vaisseau. A 7 centimètres des valvules aortiques, sur le côté droit de la crosse de l'aorte, existe une ouverture irrégulièrement arrondie d'un diamètre d'environ 6 centimètres, qui communique dans une poche anévrysmale, qui a 9 centimètres de profondeur. Cette cavité est remplie par un caillot fibrineux stratifié qui, par sa compression avait déterminé l'oblitération du tronc brachio-céphalique artériel et veineux ; l'oblitération veineuse se prolongeait jusque dans la veine cave supérieure. Le ventricule droit est très-petit, le gauche est hypertrophié et dilaté, les valvules sont saines.

(M. Martin-Solon. 1836.)

N° 230. — Cœur avec la plus grande partie de l'aorte ; dilatation considérable de la crosse, avec tumeur anévrysmale volumineuse.

La crosse de l'aorte qui a subi une dilation très-considérable, présente à sa partie supérieure dans sa partie convexe, une tumeur anévrysmale qui a le volume d'une tête de fœtus. Cette poche anévrysmale présente une direction insolite; elle se porte directement en haut, et remontait le long de la colonne vertébrale à gauche, jusqu'à l'angle de la machoire inférieure, elle simulait un anévrysme de la carotide primitive. La tumeur anévrysmale présente en hauteur 27 centimètres ; elle est un peu rétrécie à son orifice aortique. L'intérieur de la cavité est rempli par une caillot fibrineux volumineux. Au-dessous de cet anévrysme, au niveau de la partie supérieure de l'aorte descendante, en existe un second, qui a le volume d'une grosse noix. Le ventricule gauche est un peu hypertrophié.

(Professeur Breschet. 1842.)

N° 231. — Cœur avec une partie de l'aorte ; anévrysme volumineux de la crosse de l'aorte.

La tumeur anévrysmale occupe la portion recourbée de la

crosse de l'aorte; elle est transversalement ovoïde, elle a dans ce sens 15 centimètres et 9 de hauteur. Les artères partent du sommet de la tumeur, et par suite de la distension du vaisseau, elles sont très-éloignées l'une de l'autre. Il y a 5 centimètres de distance entre le tronc brachio-céphalique et l'artère carotide gauche, trois entre cette dernière et l'artère sous-clavière. La tumeur est remplie par un caillot volumineux, stratifié ; la veine cave supérieure était comprimée par le côté droit de la tumeur, et la veine jugulaire droite est très-dilatée.

(Professeur Blandin, 1840.)

Nº 232. — Cœur avec la partie supérieure de l'aorte; anévrysme par dilatation de l'aorte et du tronc brachio-céphalique.

Cette pièce provient d'une femme de 59 ans, qui présentait en outre une lésion carcinomateuse de l'estomac. La pointe du cœur battait dans le cinquième espace intercostal ; au niveau de la pointe on sentait un frémissement vibratoire systolique. Il existait un bruit de soufle au deuxième temps, à la base du cœur. Le premier bruit était remplacé par un souffle bref et râpeux, en même temps le souffle diastolique était plus intense, plus prolongé, il s'étendait dans la région supérieure du sternum, principalement à droite.

Il existait à la base du cou, au-dessus de la fourchette du sternum, une tumeur anévrysmale qui se prolongeait en dehors et à droite, derrière le faiseau sternal du sterno-mastoïdien. Son grand axe était dans la direction du tronc brachio-céphalique ; elle était le siége d'un double mouvement d'expansion et de resserrement. Le premier mouvement était accompagné d'un bruit sec et râpeux, le second, d'un souffle doux et prolongé.

On constate sur cette pièce, que le cœur est augmenté de volume; l'hypertrophie n'occupe que le ventricule gauche, les parois en sont très-épaisses, mais la cavité est médiocrement dilatée. La crosse de l'aorte et le tronc brachio-céphalique, ont doublé de volume; la dilatation de l'aorte se prolonge dans toute la portion thoracique. L'aorte est criblée de dépôts de matière athéromateuse, la tunique interne est même éraillée, ulcérée, dans un grand nombre de points.

(M. Maurice, *Soc. anat.*, 1857, 2me série, t. II, p. 129.)

Nº 233. — Cœur avec l'aorte; anévrysme par rupture de la partie antérieure de la crosse de l'aorte.

Sur cette pièce on constate qu'il existe un anévrysme sacciforme de l'aorte ascendante, au niveau de la courbure de la crosse.

La tumeur, qui était arrondie, présentait treize centimètres de diamètre; l'ouverture de communication avec l'artère est irrégulière et présente 3 centimètres dans sa plus grande étendue.

Les parois de la tumeur sont en grande partie crétacées; l'intérieur contenait un caillot adhérent seulement à sa périphérie. Le tronc brachio-céphalique, la carotide primitive et la sous-clavière gauche, naissent de la partie supérieure de la tumeur. L'aorte est saine dans tout le reste de son étendue. Le ventricule gauche est dilaté et hypertrophié.

(M. Moreau, du Val-de-Grâce.)

N° 234. — Cœur avec la crosse de l'aorte; anévrysme de la partie antérieure de la crosse de l'aorte; perforation du sternum.

Sur cette pièce il existe une dilatation très-considérable de la partie inférieure de la crosse de l'aorte, avec anévrysme sacciforme. La tumeur anévrysmale située à la partie antérieure, fait en avant une saillie de 8 centimètres; elle est arrondie. Son diamètre vertical est de treize centimètres, la tumeur s'avance en avant vers le sternum qu'elle avait refoulé en avant. Elle est remplie par un volumineux caillot, adhérent aux parois de l'anévrysme. Les artères brachio-céphalique, carotides et sous-clavière naissent de la partie saine de l'aorte et sont cependant un peu dilatées à leur origine.

(M. Lafargue, 1808.)

N° 235. — Crosse de l'aorte; anévrysme sacciforme.

Sur cette portion de l'aorte, on constate qu'il existe au niveau de la partie recourbée de la crosse, un anévrysme sacciforme de ce vaisseau. La tumeur a le volume d'une orange, l'ouverture de communication de la poche avec le vaisseau, présente 5 centimètres de diamètre. L'anévrysme faisait en avant vers le sternum une saillie de douze centimètres; il a environ quinze centimètres de circonférence.

N° 236. — Cœur avec la crosse de l'aorte; anévrysme de la crosse.

La tumeur anévrysmale occupe la portion recourbée de la crosse de l'aorte, et elle faisait saillie à la partie supérieure du sternum. La poche est bilobée, d'un volume considérable et contient à son intérieur des caillots.

(M. Stanski.)

N° 237. — Portion du sternum ; perforation.

Cette perforation a été produite par une tumeur anévrysmale. La perforation a 3 centimètres de haut sur deux de large. La destruction est plus étendue à la face interne qu'à l'externe ; le sternum est donc taillé en biseau.

(Professeur Denonvilliers.)

N° 238. — Cœur avec la crosse de l'aorte et le sternum ; anévrysme de la crosse de l'aorte.

Sur cette pièce on constate que le cœur est volumineux et l'aorte très-dilatée dès son origine ; sur cette dilatation on observe un anévrysme sacciforme de la partie recourbée et antérieure de la crosse. La tumeur, qui est volumineuse, fait en avant une saillie considérable, et elle a détruit la face postérieure de la première pièce du sternum, au niveau de l'articulation de la première pièce avec la seconde. La lame antérieure du sternum est refoulée en avant et teinte en rose par le sang.

Le sternum a été verticalement divisé sur sa partie médiane, ainsi que le sac de l'anévrysme, et on voit que la tumeur est remplie par un caillot dense et décoloré, disposé en lamelles concentriques. L'origine des vaisseaux qui naissent de la crosse de l'aorte n'est point oblitérée.

(Professeur Leroux, *Bull. de la Fac.*, t. II, p. 172.)

N° 239. — Crosse de l'aorte avec la moitié antérieure des côtes et le sternum ; anévrysme de la crosse de l'aorte.

Cette pièce présente une tumeur très-considérale de la crosse de l'aorte, qui est en outre très-dilatée. La tumeur anévrysmale est remplie de caillots volumineux décolorés et stratifiés ; elle fait saillie en avant, et a perforé le sternum à sa partie moyenne ; elle a détruit les cartilages costaux correspondants. L'anévrysme faisait sous la peau, qui est amincie, une saillie de dix centimètres, et présente une base d'environ douze centimètres.

N° 240. — Cœur avec l'aorte, le sternum et les cartilages costaux ; anévrysme de la crosse de l'aorte.

Sur cette pièce on constate que la crosse de l'aorte dans toute son étendue, est le siége d'une dilatation considérable. Sur la face antérieure de la portion ascendante, s'observe un anévrysme sacciforme très-volumineux. L'ouverture de communication de l'aorte avec l'anévrysme est circulaire. Cet anévrysme a environ 4 centimètres de diamètre. La tumeur anévrysmale est cylindrique, son diamètre antéro-postérieur a 12 centimètres, le diamètre transverse 8.

Les parois de l'anévrysme ont détruit le corps du sternum dans une hauteur de 8 centimètres, ainsi que les cartilages costaux qui font saillie à l'intérieur de la cavité de l'anévrysme. La tumeur fait sous la peau une saillie de 3 centimètres.

(Professeurs M. Marjolin et M. Rullier.)

N° 241. — Cœur avec la crosse de l'aorte, le sternum et les cartilages costaux ; anévrysme de la crosse.

Sur cette pièce, il existe une dilatation considérable de toute la portion recourbée de la crosse de l'aorte. A la partie supérieure et un peu antérieure de cette dilatation, il existe un anévrysme sacciforme qui, par pression excentrique, a complétement détruit la première pièce du sternum, ainsi que la partie supérieure de la seconde. Les cartilages des première, deuxième et troisième côtes, sont détruits des deux côtés. La tumeur faisait sous la peau une saillie arrondie, dont la base a 7 centimètres dans tous les sens ; la hauteur est de 5 centimètres.

(Professeur Roux.)

N° 242. — Cœur avec la crosse de l'aorte et le sternum ; anévrysme de la crosse de l'aorte.

Sur cette pièce la crosse de l'aorte dans sa totalité est le siége d'une dilatation considérable; sur cette dilatation est greffée une tumeur anévrysmale qui naît de la crosse aortique, à sa face antérieure, immédiatement au-dessous du tronc brachio-céphalique. Cette tumeur se dirige d'arrière en avant, traverse le sternum qu'elle a détruit, ainsi que les cartilages des troisième, quatrième et cinquième côtes, de l'un et l'autre côté, puis le sac s'épanouit sous la peau, sur la face antérieure du thorax, par une base de 11 centimètres de large sur 12 de hauteur.

Cette base s'élève en haut jusqu'au niveau de la fourchette du sternum. La partie antérieure de la tumeur est séparée de la partie intra-thoracique, par un étranglement circulaire qui est situé au niveau de la perforation du sternum. La portion interne s'étend un peu plus à droite qu'à gauche, et s'est creusée une cavité dans le lobe moyen du poumon. Ces deux portions du sac sont remplies par un caillot adhérent et décoloré.

(Professeur Blandin, 1841.)

N° 243. — Crosse de l'aorte avec le sternum et les cartilages costaux; anévrysme de la crosse de l'aorte.

La crosse de l'aorte est le siége d'une dilatation considérable, avec de nombreuses plaques crétacées. De la face antérieure naît une tumeur cylindroïde, longue d'environ 7 centimètres sur 25 de circonférence. Cette espèce de cylindre semble se continuer avec l'aorte; il se porte d'arrière en avant et un peu de droite à gauche. Il est venu contracter des adhérences avec la partie postérieure du sternum et des cartilages costaux. La tumeur qui constitue ce cylindre, a détruit la partie supérieure gauche de la première pièce du sternum, et en grande partie la seconde pièce ainsi que les cartilages des deuxième, troisième et quatrième côtes. Il en résulte une large perforation irrégulière, d'environ 6 centimètres dans tous les sens, à travers laquelle la tumeur anévrysmale était venue faire saillie sous la peau de cette région. Cette vaste tumeur anévrysmale était remplie par une masse de caillots, les uns décolorés et stratifiés, les autres mous.

(M. Houel. 1839.)

N° 244. — Cœur avec la crosse de l'aorte, le sternum et la moitié latérale droite du thorax; anévrysme de la crosse de l'aorte.

La crosse de l'aorte dans toute son étendue est le siége d'une dilatation considérable, en même temps qu'il existe de nombreuses plaques athéromateuses. Sur la face antérieure de la crosse de l'aorte s'observe une volumineuse tumeur anévrysmale greffée sur la dilatation.

La tumeur qui fait saillie en avant a 14 centimètres de diamètre; elle s'avance directement en avant. Elle a contracté des adhérences avec la face postérieure du sternum qu'elle a perforé à gauche, en même temps qu'elle a détruit les cartilages des quatrième, cinquième et sixième côtes correspondantes. La tumeur anévrysmale formait sous la peau une saillie de 5 centimètres, et la base en avait 9. La portion de l'anévrysme située en dehors de la paroi thoracique, est séparée de la partie que renferme le thorax, par un étranglement formé par les parties non détruites de la cage thoracique. Cet anneau circulaire a environ 4 centimètres de diamètre.

La portion de l'anévrysme située dans le thorax s'est ulcérée, le sang s'est répandu dans la plèvre, et s'est enkysté dans une cavité constituée par des adhérences entre la plèvre et le poumon droit. La poche anévrysmale est remplie de nombreux caillots décolorés.

(Professeur Leroux. 1810.)

N° 245. — Cœur avec l'aorte, le sternum, et les cartilages costaux; anévrysme de la crosse de l'aorte.

Cette pièce provient d'un homme de 58 ans. Trente ans avant sa mort, il fit une chûte de cheval, et à partir de ce jour, il éprouva des palpitations qui allèrent en progressant. Le médecin ayant reconnu l'existence de l'anévrysme, soumit ce malade au traitement de Vasalva, mais sans succès.

On voit naître sur cette pièce de la partie antérieure et moyenne de la crosse de l'aorte qui est très-dilatée, un prolongement cylindrique de ving-cinq centimètres de circonférence. Ce prolongement se projette en avant en diminuant graduellement de volume. Après un trajet de 8 centimètres, la tumeur anévrysmale s'élargit d'une manière sensible, adhère au sternum qu'elle perfore dans une étendue de 6 centimètres ; puis elle passe au-devant de cet os : elle va ensuite soulever la peau pour constituer une tumeur circulaire qui a 13 centimtres de diamètre à sa base, et 7 centimètres de saillie.

(M. Barth, *Soc. anat.*, 1840, p. 10.)

N° 246. — Modèle en cire d'un cœur avec la crosse de l'aorte; anévrysme de la crosse de l'aorte.

Cette pièce en cire est en très-mauvais état de conservation: elle représente un anévrysme considérable et par dilatation de la portion verticale de la crosse de l'aorte. L'aorte, à son origine, est dilatée et constitue une tumeur arrondie, présentant 25 centimètres de circonférence et 10 de hauteur. Sa partie antérieure était adhérente au sternum et à la partie gauche du thorax.

(Professeur Desault.)

N° 247. — Modèle en cire du sternum et des cartilages costaux de la pièce précédente.

Sur ce modèle en cire, on constate que le deuxième et troisième espace intercostal sont perforés par la tumeur anévrysmale.

(Professeur Desault.)

N° 248. — Modèle en cire du cœur et de la crosse de l'aorte; anévrysme kysteux de la crosse de l'aorte.

Sur ce modèle en cire on constate que la crosse de l'aorte très-dilatée; elle présente 6 centimètres de diamètre ; les parois en étaient très athéromateuses ; si l'on en juge par cette représentation, elles ont 7 millimètres d'épaisseur.

La tumeur anévrysmale qui est greffée sur cette dilatation aortique, est située à la partie antérieure et supérieure de la crosse de l'aorte, un peu plus sur le côté droit. Cette tumeur communique avec la cavité de l'artère par une ouverture exactement circulaire, qui a trois centimètres de diamètre. La poche forme une cavité kystique arrondie de 8 centimètres de diamètre; cette poche adhérait par la face externe au lobe supérieur du poumon droit, et la tumeur faisait saillie au-dessus de la clavicule. L'intérieur était rempli de caillots décolorés adhérents. Le cœur est un peu volumineux, surtout le ventricule gauche.

(Professeur Corvisart.)

N° 249. — Cœur avec la crosse de l'aorte ; anévrysme de la crosse de l'aorte.

Cette pièce provient d'une femme de 38 ans.

L'aorte est le siége d'une dégénérescence scléro-athéromateuse peu avancée. A 8 centimètres environ au-dessus des valvules sigmoïdes, la cavité du vaisseau communique avec un sac anévrysmal par un orifice situé à droite et en arrière ; il est circulaire nettement circonscrit par un bord saillant, et mesure 2 centimètres 1/2 de diamètre. La tumeur est arrondie; son volume égale celui d'une petite orange. Située dans la partie droite du médiastin, elle répond en arrière à la trachée, à droite au poumon et plus bas à la bronche et à l'artère pulmonaires droites ; en avant au nerf diaphragmatique et à la veine cave supérieure ; aucun de ces organes ne paraît avoir subi d'altération au contact de la tumeur. Le nerf diaphragmatique, qui était soulevé par la tumeur et directement comprimé, est intact ; on n'y a pas trouvé de tubes dégénérés. La tumeur est remplie complétement de caillots décolorés, denses, stratifiés, qui obstruent l'orifice de communication avec l'aorte.

Ces différentes particularités, que nous venons de mentionner, expliquent comment la tumeur n'a donné lieu pendant les dernières périodes de la vie, à aucun phénomène morbide ; le sang n'y pouvant plus pénétrer, elle était sans influence sur la circulation ; elle ne devait produire aucun bruit anormal. Masquée par le poumon, elle ne pouvait être reconnue par la percussion ; sans retentissement sur les organes voisins, elle n'occasionnait pas de troubles fonctionnels ; complétement remplie de caillots résistants, devenue en quelque sorte étrangère à l'appareil circulatoire, elle n'était plus susceptible d'accroissement. En somme, l'anévrysme était momentanément guéri, et il est probable que la guérison eût été définitive, car les caillots, denses et solides, ne présentaient aucune tendance à la désagrégation.

(Professeur Vulpian, *Soc. anat.*, 1869, 2me série, t. XIV, p. 119.)

N° 250. — Modèle en cire d'un cœur avec la crosse de l'aorte, les poumons et la partie antérieure du thorax; anévrysme de la crosse de l'aorte.

Sur ce modèle en cire on constate que la crosse de l'aorte est très dilatée; à sa partie supérieure elle présente une tumeur volumineuse d'environ 12 centimètres de diamètre. La tumeur est dirigée en avant et à droite. Après avoir détruit le sternum et les cartilages des deuxième, troisième et quatrième côtes droites, elle est venue former en avant du thorax, une saillie à large base qui soulevait les muscles pectoraux. A la partie supérieure gauche de cette tumeur, on trouve l'origine des vaisseaux du cou.

(Professeur Desault.)

N° 251. — Modèle en cire du cœur, avec la crosse de l'aorte et l'artère pulmonaire ; anévrysme de la crosse de l'aorte.

Sur cette pièce en cire, l'aorte ne paraît point avoir subi de dilatation notable; on observe à sa face antérieure dans sa portion ascendante, une tumeur du volume d'une grosse orange que l'on a représentée remplie de caillots décolorés. Cette tumeur, très irrégulière à sa surface, communique avec la partie antérieure de la crosse de l'aorte, par un orifice assez étroit.

(Acad. de médecine.)

N° 252. — Modèle en cire d'un cœur; avec la crosse de l'aorte la trachée et les poumons; anévrysme de la crosse de l'aorte.

Sur ce modèle en cire, on constate qu'il existe une dilatation assez considérable de la portion ascendante de la crosse de l'aorte. Le cœur, petit, paraît légèrement atrophié.

L'aorte ascendante, sur la partie latérale droite à sa partie supérieure, à peu de distance de la sous-clavière, présente une perforation circulaire d'environ 1 centimètre 1/2 de diamètre qui communique dans une poche anévrysmale située en avant de la trachée-artère. La tumeur anévrysmale a été représentée ouverte et remplie de caillots volumineux.

N° 253. — Cœur avec la crosse de l'aorte; anévrysme de la crosse de l'aorte.

Cette pièce a été très-mal préparée, et est dans un mauvais état de conservation. Il existe une tumeur anévrysmale de la partie supérieure de la crosse de l'aorte, de la portion recourbée. Le ventricule gauche est en même temps très-dilaté.
(Professeur Breschet. 1821.)

N° 254. — Modèle en cire d'un cœur, avec la crosse de l'aorte et la paroi antérieure du thorax ; anévrysme de la crosse de l'aorte.

Modèle en cire assez mal exécuté, ainsi que les deux pièces suivantes, et destiné à montrer un anévrysme de la crosse de l'aorte. Sur cette première pièce, on a représenté une dilatation considérable de la crosse de l'aorte, avec une tumeur anévrysmale située sur la face antérieure de sa portion ascendante, et venant adhérer à la face postérieure du sternum qui est perforé.
(Professeur Desault.)

N° 255. — Modèle en cire de la pièce précédente; anévrysme de l'aorte vu par sa face antérieure.

Sur cette seconde représentation en cire, on voit que le grand pectoral disséqué est refoulé en avant, distendu et aminci par la tumeur anévrysmale, qui a creusé à travers les parois thoraciques une ouverture circulaire d'environ 15 centimètres.
(Professeur Desault.)

N° 256. — Modèle en cire d'un anévrysme de la crosse de l'aorte.

Cette pièce, qui est une représentation du même anévrysme que les deux précédentes, est destinée à montrer le relief que fait la tumeur à la partie supérieure du sein droit.
(Professeur Desault.)

N° 257. — Cœur avec l'aorte, la colonne vertébrale dorsale et la moitié latérale droite du thorax; anévrysme de la crosse de l'aorte.

Sur cette pièce, on constate que la crosse de l'aorte présente une dilatation considérable avec de nombreux dépôts crétacés. Sur la face antérieure de la portion ascendante, existe une tumeur anévrysmale cylindroïde, qui fait une saillie de 9 centimètres et vient adhérer à la partie latérale droite du thorax, sur une base circulaire d'environ 7 centimètres de diamètre.

Les cartilages des troisième, quatrième et cinquième côtes sont en partie détruits, les côtes elles-mêmes sont érodées. Le petit ainsi que le grand pectoral étaient soulevés par la tumeur.

(Professeur Rostan.)

N° 258. — Cœur avec la crosse de l'aorte ; anévrysme kysteux de l'aorte.

Cette pièce présente un grand intérêt scientifique ; elle a été considérée par Corvisart comme un exemple possible de guérison spontanée d'un anévrysme de l'aorte, par réplétion et endurcissement du caillot.

La crosse de l'aorte, sur cette pièce, est très-dilatée ; elle présente en outre un grand nombre de plaques athéromateuses. A sa partie postérieure et supérieure, au niveau de l'origine du tronc brachio-céphalique, existe une ouverture irrégulièrement circulaire, qui conduit dans une cavité kystique, du volume d'une noix. Cette cavité est complétement remplie par une masse compacte de caillots fibrineux, disposés en couches concentriques et très-adhérents aux parois de la tumeur. Ces caillots ne permettaient plus au sang de pénétrer dans la poche de l'anévrysme.

(Professeur Corvisart, *Traité des maladies du cœur*, 2me *édition,* p. 313.)

Article 7.

ANÉVRYSMES DE LA PORTION THORACIQUE DE L'ARTÈRE AORTE.

Les anévrysmes de l'aorte thoracique sont au nombre de treize, du n° 259 au n° 271 inclusivement. Rien d'important à signaler sur ces anévrysmes.

N° 259. — Cœur avec la plus grande partie de l'aorte; anévrysme de l'aorte thoracique.

Le cœur est légèrement hypertrophié, surtout le ventricule gauche; l'aorte n'est point dilatée, il n'existe pas d'athéromes. L'aorte thoracique immédiatement au-dessous de la crosse, est le siége d'une dilatation anévrysmale considérable. La tumeur est ovoïde, son diamètre transverse est de 6 centimètres, et le longitudinal qui est parallèle au vaisseau, a 8 centimètres. Les parois de l'anévrysme sont complètement crétacées: il n'existait point de caillot.

(Professeur Chomel.)

N° 260. — Crosse de l'aorte avec l'aorte thoracique ; anévrysme de l'aorte thoracique.

L'aorte ne paraît point athéromateuse; elle présente à la partie supérieure de sa portion thoracique, une dilatation fusiforme. A ce niveau l'aorte a 15 centimètres de circonférence : la dilatation commence et finit assez brusquement.

(Professeur Thillaye.)

N° 261. — Crosse de l'aorte avec l'aorte thoracique et la portion dorsale de la colonne vertébrale; anévrysme de l'aorte thoracique.

Sur cette pièce, il existe un anévrysme considérable de l'aorte thoracique qui n'a point été soupçonné pendant la vie : l'individu est mort de pneumonie.

La tumeur anévrysmale forme une poche considérable qui s'étend depuis la troisième vertèbre dorsale jusqu'à la septième. Cette cavité anévrysmale est ronde et présente environ 9 centimètres dans tous les sens. Les corps des vertèbres qui forment la paroi postérieure de l'anévrysme, sont profondément usés, érodés; les disques intervertébraux ont au contraire très-peu perdu de leur épaisseur, c'est à peine s'ils sont altérés, et ils font saillie dans la cavité. La paroi antérieure de cet anévrysme est constituée par l'aorte dilatée.

(M. Demeaux, *Soc. anat.*, 1841, t. XVI, p. 297.)

N° 262. — Crosse de l'aorte et aorte thoracique avec la portion dorsale de la colonne vertébrale; anévrysme de l'aorte thoracique.

L'aorte, dans toute son étendue, est fortement athéromateuse, avec de nombreuses plaques calcaires, et légèrement dilatée. L'aorte thoracique, recourbée en S, présente à sa partie supérieure une dilatation anévrysmale considérable, qui fait surtout fortement saillie en arrière, et adhère à ce niveau à la partie latérale gauche de la colonne vertébrale et aux côtes correspondantes.

N° 263. — Portion de l'aorte; anévrysme kysteux.

La partie postérieure de la crosse de l'aorte, à 4 centimètres environ au-dessous de l'origine de la sous-clavière gauche, présente une ouverture irrégulièrement quadrangulaire, qui a 3 centimètres dans sa plus grande dimension. Cette ouverture communique dans une cavité kystique qui fait une saillie peu considérable en arrière, et dont la surface extérieure était en rapport avec les corps vertébraux auxquels elle adhérait.

N° 264. — Cœur avec la crosse de l'aorte, l'aorte thoracique et un certain nombre de vertèbres dorsales; anévrysme de la partie supérieure de l'aorte thoracique.

On constate sur cette pièce que le cœur est volumineux; l'aorte qui est notablement dilatée, est fortement athéromateuse dans toute son étendue. La partie supérieure de l'aorte thoracique, présente un anévrysme sacciforme: l'ouverture de la poche anévrysmale est circulaire et présente 7 centimètres de diamètre, la cavité en a environ 8 de profondeur.

La tumeur anévrysmale est dirigée en arrière et à gauche: elle adhère à la face antérieure des corps vertébraux. Elle a détruit une partie des corps vertébraux des deuxième, troisième, quatrième, cinquième et sixième vertèbres dorsales, ainsi que l'extrémité correspondante des côtes gauches. La tumeur était remplie de volumineux caillots stratifiés et décolorés.

(Professeur Roux, *Bull. de la Fac.*, 1810, p. 99.)

N° 265. — Cœur avec l'aorte thoracique et la trachée; anévrysme de la partie supérieure de l'aorte thoracique.

Cette pièce provient d'un homme de 54 ans. Le cœur est normal, les valvules aortiques sont saines. La crosse de l'aorte présente une dilatation circonférentielle peu accusée; il existe en outre une anomalie assez intéressante : la crosse de l'aorte, au lieu de se porter au-devant de la trachée-artère, contourne la partie droite de ce canal et se porte derrière la trachée. Dans son trajet l'aorte fournit séparément quatre troncs, l'artère sous-clavière gauche, la carotide gauche, la carotide et la sous-clavière droite.

La portion de la crosse de l'aorte située au-dessous de la sous-clavière gauche, est dilatée d'une manière sphérique. À la partie supérieure de cette poche, on voit une ouverture circulaire d'environ 2 centimètres de diamètre qui fait communiquer ce vaisseau avec la tumeur anévrysmale qui s'étend depuis la seconde vertèbre dorsale jusqu'à la septième. Cette poche, irrégulièrement sphérique, pouvait contenir une tête de fœtus. Sa face postérieure était formée par les corps des vertèbres qui étaient usées et qui constituent la pièce suivante, n° 266. La cavité de l'anévrysme était remplie par un caillot décoloré et disposé sous forme lamellaire. L'œsophage et les bronches étaient fortement comprimés par la tumeur.

(M. Picard, *Soc. anat.*, 1844, p. 386.)

N° 266. — Portion de colonne vertébrale de la pièce précédente; destruction des corps vertébraux par une tumeur anévrysmale.

Sur cette portion de colonne vertébrale qui appartient à la pièce précédente, n° 265, on constate que les corps vertébraux des deuxième, troisième, quatrième, cinquième et sixième vertèbres dorsales, sont profondément usés, érodés. L'espace intervertébral qui sépare la cinquième vertèbre de la sixième vertèbre, est creusé de manière à pouvoir laisser pénétrer le doigt jusque sur la dure-mère rachidienne.

(M. Picard, *Soc. anat.*, 1844, p. 391.)

N° 267. — Crosse de l'aorte avec l'aorte thoracique et une portion de la colonne vertébrale ; anévrysme sacciforme de l'aorte thoracique.

Cette pièce provient d'un homme de 60 ans. La portion ascendante de la crosse de l'aorte qui est parsemée de nombreuses plaques crétacées, présente une dilatation fusiforme sans caillots. La partie supérieure de l'aorte thoracique présente à sa face postérieure, à environ 5 centimètres au-dessous des vaisseaux qui naissent de la crosse, une tumeur anévrysmale qui avait environ le volume du poing.

La tumeur anévrysmale communique avec la cavité de l'artère par un orifice circulaire de 2 centimètres de diamètre. La poche adhérait intimement à la face antéro-latérale gauche de la colonne vertébrale, qui forme la paroi postérieure de la poche. La tunique artérielle, à ce niveau, a complétement disparu, et le caillot était en contact avec le tissu osseux.

Du côté de la colonne vertébrale les altérations sont considérables; les quatre corps vertébraux qui sont en contact avec l'anévrysme sont érodés, les disques intervertébraux forment des arêtes qui séparent les excavations creusées dans les vertèbres. Un caillot volumineux remplissait presque complétement la poche : il était formé de lamelles concentriques, la partie centrale était molle et peu consistante.

(Professeur Broca, *Soc. anat.*, 1869, 2e série, t. XIV, p. 3.)

No 268. — Cœur avec la crosse de l'aorte et une partie de l'aorte thoracique; anévrysme de la partie inférieure de l'aorte thoracique.

Cette pièce provient d'un homme de 36 ans, qui avait eu des palpitations dès l'âge de 12 ans : elles étaient, disait-il, survenues à la suite d'une grande frayeur. Plus tard, portant sur la nuque un sac de farine pesant 65 kilogrammes, il sentit tout à coup un craquement et une vive douleur dans la région lombaire gauche. Après cet accident, les palpitations augmentèrent.

A l'autopsie, on constata qu'il existait dans le péricarde environ trente grammes de sérosité. Au niveau des deux dernières vertèbres dorsales, la partie postérieure de l'aorte présente une ouverture de 8 centimètres de hauteur, la tumeur dépasse l'aorte de 9 centimètres du côté gauche. Ce volumineux anévrysme avait soulevé la base du poumon droit et déplacé le foie. La paroi postérieure était formée par les corps des quatre dernières vertèbres dorsales. La tumeur qui n'a pas moins de 39 centimètres de circonférence, était adhérente au poumon gauche qui était comprimé; elle est remplie par un caillot considérable et décoloré.

(M. Letenneur, *Soc. anat.*, 1838, p. 102.)

No 269. — Artère aorte avec une partie de la colonne vertébrale; anévrysme de la partie inférieure de l'aorte thoracique.

Cette tumeur anévrysmale, qui siége à la partie inférieure de l'aorte thoracique, est très-volumineuse ; son ouverture dans l'aorte incisée à sa partie antérieure est ovalaire, son grand diamètre parallèle à l'aorte qui est dilatée a 10 centimètres de hauteur, le petit diamètre qui est transversal en a environ 5.

La tumeur anévrysmale, située entre l'aorte et la colonne vertébrale, est un peu oblique de haut en bas et de droite à gauche; elle est irrégulièrement ovoïde. Son grand diamètre qui est vertical, est de 30 centimètres, le transverse de 17; la cavité est remplie par un caillot décoloré, à la surface duquel, du côté de la cavité artérielle, existait un caillot mou et conique. Le caillot décoloré adhérent aux parois de la poche anévrysmale, surtout à sa partie inférieure, laissait à sa partie supérieure un espace vide considérable. Les corps des cinq dernières vertèbres dorsales et de la première lombaire auxquels adhèrent les parois de l'anévrysme, sont en grande partie détruits, érodés. A droite et à gauche, les parois latérales de la tumeur étaient recouvertes par la plèvre.

(M. Louis, 1840.)

N° 270. — Aorte thoracique et abdominale, avec une partie de la colonne vertébrale et les côtes droites; anévrysme de l'aorte thoracique.

Cette pièce, mal préparée, est en mauvais état de conservation. La tumeur anévrysmale qui prend son origine à la partie supérieure de l'aorte thoracique, a environ 18 centimètres de hauteur sur 12 de largeur : elle s'étend depuis la septième vertèbre dorsale jusqu'à la troisième lombaire. Le corps de toutes ces vertèbres est usé, rugueux, tandis que les disques intervertébraux sont à peu près intacts. La tumeur anévrysmale faisait saillie dans la partie droite du thorax. L'ouverture de l'anévrysme dans l'aorte est ovoïde, et présente 7 centimètres de haut sur 4 de large.

M. Letenneur, *Soc. anat.*, 1838, p. 5.)

N° 271. — Portion de l'aorte thoracique; anévrysme de l'aorte.

Cette pièce, en assez mauvais état de conservation, présente une tumeur anévrysmale de l'aorte thoracique qui a 23 centimètres de hauteur sur 15 de large. La tumeur est remplie par un caillot dense, décoloré, très-considérable : elle avait détruit la partie postérieure des sept côtes inférieures.

(Professeur Bouillaud. 1844.)

ARTICLE 8.

ANÉVRYSMES KYSTEUX DE LA CROSSE DE L'AORTE OU DE L'AORTE THORACIQUE QUI S'OUVRENT DANS UNE CAVITÉ NORMALE.

Dans cet article, j'ai cru devoir réunir tous les cas de petits anévrysmes kysteux qui s'ouvrent dans une des cavités normales du thorax. Ces pièces sont au nombre de 24, du n° 272 au n° 294 inclusivement. La pièce n° 272 est un exemple d'anévrysme kysteux de l'aorte, qui vient faire saillie dans le ventricule ; le n° 273 est la représentation en cire de cette pièce.

La pièce n° 274, est un de ces faits rares d'anévrysme de l'aorte qui s'est ouvert dans l'oreillette gauche, et le n° 275 est la représentation en cire de cette lésion. Un autre fait également rare, est la pièce n° 276, qui est un exemple d'anévrysme kysteux, qui fait saillie dans l'artère pulmonaire qu'il rétrécit et dans laquelle il était sur le point de s'ouvrir. Le n° 277 est la représentation de ce fait. Un certain nombre de pièces, n°s 278, 279, 280, 281, 282, 283, sont des exemples d'anévrysmes qui se sont ouverts dans la trachée-artère. Sur les pièces n°s 284, 285, 286, 287 et 291, c'est dans les bronches que s'est ouvert l'anévrysme, et c'est généralement dans la bronche gauche que s'est faite cette ouverture.

La pièce n° 288 est un exemple d'ouverture d'anévrysme dans le parenchyme du poumon, et les pièces 289, 290, 290 a, d'ouverture dans la plèvre. Les deux premières, c'est sous la plèvre viscérale qui a été décollée que s'est faite cette ouverture; pour la troisième, le décollement a eu lieu sous la plèvre costale. La pièce n° 292 est un exemple d'ouverture d'anévrysme kysteux dans l'œsophage, et les deux pièces n°s 293 et 294, d'ouverture dans le canal rachidien ; dans la première, l'ouverture était imminente.

Il m'a paru qu'il devait y avoir avantage pour le lecteur et les personnes qui désirent faire des recherches de grouper ces lésions, et de les rassembler en une seule catégorie de faits, sans tenir compte de l'origine de la tumeur.

N° 272. — Cœur avec la crosse de l'aorte; anévrysme kysteux de la crosse de l'aorte, faisant saillie dans le ventricule droit.

Sur cette pièce, le cœur est volumineux, le ventricule gauche est dilaté et hypertrophié, les valvules aortiques ont moins de hauteur que dans l'état normal, elles sont plus épaisses et insuffisantes.

L'aorte est dilatée et athéromateuse ; elle présente aussitôt son origine, immédiatement au-dessus des valvules de l'aorte, un anévrysme kysteux qui fait saillie dans le ventricule droit. L'ouverture de la poche anévrysmale est irrégulière, d'environ 3 centimètres de large sur 2 de hauteur : cette ouverture conduit dans une cavité qui fait saillie dans le ventricule droit. La saillie formée par la tumeur anévrysmale, assez régulière à sa surface, se voit à la fois dans l'oreillette et le ventricule. La partie comprise dans le ventricule était bleuâtre à sa partie inférieure, ce qui indique que la rupture était imminente.

(Professeur Leroux, 1812).

N° 273. — Modèle en cire de l'anévrysme kysteux précédent; qui fait saillie dans le ventricule droit.

(Professeur Leroux.(1812.)

N° 274. — Cœur avec la crosse de l'aorte; anévrysme kysteux de l'aorte, qui s'est ouvert dans l'oreillette gauche.

Sur cette pièce, on constate une dilatation du ventricule gauche du cœur avec hypertrophie notable. La crosse de l'aorte, sur laquelle on remarque quelques plaques athéromateuses, est dilatée surtout à son origine.

Il existe sur cette pièce un anévrysme kysteux de la crosse de l'aorte, qui fait saillie dans l'oreillette gauche. L'aorte, immédiatement au-dessus des valvules sigmoïdes, présente une ouverture irrégulière, ovalaire, de 3 centimètres dans son grand diamètre qui est transversal, et de 2 dans le petit qui est vertical. Cette ouverture communique dans une petite cavité arrondie qui fait saillie dans l'oreillette gauche. La surface externe de cette tumeur, qui est celle qui fait saillie dans l'oreillette, est recouverte de nombreuses aspéritées. Près de la cloison des oreillettes, au sommet de l'une de ces aspérités, se trouve une ouverture ovalaire à bords frangés, ayant un 1/2 centimètre de diamètre: c'est par là que s'est établie la communication. La tumeur fait aussi une légère saillie dans le ventricule à travers la cloison.

(M. Beauchêne, *Bull. de la Fac.*, 1810, t. II, p. 50.)

N° 275. — Modèle en cire de la pièce précédente; anévrysme de la crosse de l'aorte, faisant saillie dans l'oreillette gauche.

(M. Beauchêne, *Bull. de la Fac.*, 1810, t. II, p. 50.)

N° 276. — Cœur avec l'origine de la crosse de l'aorte; anévrysme kysteux de l'origine de la crosse de l'aorte, faisant saillie dans l'artère pulmonaire.

Cette pièce provient d'un homme de 38 ans, qui faisait partie de la garde impériale. Sa maladie datait de huit mois, et il en rapportait la première atteinte à une course précipitée, à la suite de laquelle il fut pris de palpitations violentes, de suffocation et d'étouffement.

Le péricarde contenait environ une pinte de liquide; le cœur, du volume normal, présente sur sa surface externe des traces de péricardite. L'artère aorte, qui n'est point athéromateuse, est un peu dilatée; elle a contracté des adhérences intimes avec l'artère pulmonaire. Sur le bord gauche de l'aorte, qui a été ouverte immédiatement au-dessus des valvules sigmoïdes, se remarque une ouverture ovalaire qui a 4 centimètres dans son grand diamètre et 2 1/2 dans le plus petit. Cette ouverture, dont les bords sont arrondis, communique dans une petite poche anévrysmale qui a 4 centimètres de profondeur et 5 de hauteur. Le sommet de cette petite poche anévrysmale fait une saillie considérable dans l'artère pulmonaire, près de son origine, de manière à la rétrécir notablement. La tumeur ne s'est point ouverte d'elle-même, elle a été incisée et elle contenait des caillots, denses et décolorés.

(Professeur Sue, *Bull. de la Fac.*, 1809, p. 128.)

N° 277. — Modèle en cire de la pièce précédente; anévrysme kysteux de l'aorte, faisant saillie dans l'artère pulmonaire.

(Professeur Sue, *Bull. de la Fac.*, 1809, p. 128.)

N° 278. — Cœur avec la crosse de l'aorte; anévrysme kysteux de la crosse de l'aorte, qui s'est ouvert dans la trachée-artère.

Sur cette pièce, qui est préparée par dessiccation, on constate que la partie recourbée et postérieure de la crosse de l'aorte, présente une tumeur anévrysmale, kysteuse, d'environ 3 centimètres de saillie. La poche anévrysmale est accolée à la trachée-artère qu'elle a perforée, en détruisant quelques anneaux cartilagineux. L'ouverture de communication est circulaire et a environ 1 centimètre de diamètre.

(Professeur Marjolin et M. Rullier.)

N° 279. — Cœur avec la crosse de l'aorte et la trachée-artère; anévrysme de la crosse de l'aorte, ouvert dans la trachée-artère.

Sur cette pièce, préparée par dessiccation, on constate que la crosse de l'aorte, dans toute son étendue, est le siége d'une dilatation considérable. Au niveau de sa partie recourbée, une tumeur anévrysmale considérable est greffée sur cette dilatation. Cette tumeur contenait une grande quantité de caillots : elle avait usé, érodé, le corps des quatrième et cinquième vertèbres dorsales. Cette poche anévrysmale s'est ouverte dans les bronches et l'œsophage qu'elle comprimait. Des trois gros troncs qui naissent de l'aorte, la sous-clavière gauche seule est oblitérée.

On constate sur cette pièce, que la laryngo-trachémotoie a été pratiquée, probablement pour obvier à des phénomènes de suffocation.

(M. Leudet, *Soc. anat.*, 1848, p. 27.)

N° 280. — Portion de la crosse de l'aorte et de la trachée-artère; anévrysme kysteux de la crosse de l'aorte ouvert dans la trachée-artère.

Sur cette pièce, on constate que la portion recourbée de la crosse de l'aorte, présente à sa partie supérieure une dilatation kysteuse du volume d'une grosse noix. La tumeur a 4 centimètres de diamètre à sa base, et la saillie au-dessus de l'aorte est de 2 centimètres 1/2. Sur son sommet, on aperçoit le tronc brachio-céphalique, par sa paroi postérieure, la poche anévrysmale est en rapport avec la tranchée-artère qu'elle a perforée en détruisant un cerceau cartilagineux ; du côté de la trachée existe une ouverture irrégulière, allongée dans le sens de l'axe de ce canal.

(Professeur Lœnnec.)

N° 281. — Portion de la crosse de l'aorte et de la trachée-artère; anévrysme kysteux de la crosse de l'aorte, ouvert dans la trachée-artère.

La crosse de l'aorte, sur cette pièce, ne présente point de dilatation bien notable. A la partie postérieure de la portion recourbée, entre le tronc brachio-céphalique et la carotide primitive gauche, existe une perforation de la paroi postérieure de l'aorte, qui communique dans un petit anévrysme kysteux, arrondi, du volume d'une petite noix. Le petit sac anévrysmal, en forme de disque, est interposé entre l'artère et la trachée : il a une hauteur de 2 centimètres à peine.

La communication avec l'artère se fait par une ouverture arrondie qui a 1 centimètre 1/2 de diamètre. La poche s'est ouverte dans la trachée-artère, en détruisant deux cerceaux cartilagineux ; les bords de cette ouverture trachéale sont très-irréguliers et légèrement transversaux.

(Professeur Lœnnec.)

N° 282. — Cœur avec la crosse de l'aorte et une portion de la trachée-artère ; anévrysme kysteux de l'aorte, ouvert dans la trachée-artère.

Cette pièce provient d'une femme de 32 ans, qui était sur le point d'asphyxier, et pour laquelle on a pratiqué la trachéotomie, *in extremis*. Le cœur est petit; la crosse de l'aorte, notablement dilatée, présente de nombreuses plaques athéromateuses.

Sur la dilatation de la portion recourbée de la crosse de l'aorte, immédiatement au-dessous de l'origine du tronc brachio-céphalique, existe une tumeur anévrysmale du volume d'un petit œuf de poule, qui avait de 8 à 9 centimètres de longueur sur 5 à 6 de diamètre. Cette tumeur oblongue, bosselée, est surtout développée aux dépens de la première courbure de la portion horizontale de la crosse de l'aorte. Cet anévrysme paraît constitué par une dilatation et un allongement de cette partie du vaisseau, plutôt que par l'addition d'une poche à la crosse de l'aorte. Il n'existe qu'un point où l'on ne retrouve plus la tunique moyenne de l'artère : c'est au niveau de la perte de substance que présente une bosselure, du volume d'une noisette, qui est venue se souder à la face antérieure de la trachée.

Dans tous les autres points, on trouve une membrane jaune de peu d'épaisseur. Cette membrane est incluse entre deux tuniques : l'une externe, dense, fibreuse, épaisse de 5 à 6 millimètres, de même dans quelques points, tandis qu'au niveau de certaines bosselures elle se réduit à un 1/2 millimètre; elle se laisse facilement isoler des organes voisins autres que la trachée. L'autre tunique, également dense, mais sans aspect fibreux ni feutré, est constituée par un tissu homogène qui se laisse diviser en lamelles; son épaisseur est de 1/4 de millimètre à 3 millimètres. Son aspect lisse, comme vernissé, ne diffère point de celui de la face interne de l'aorte, à l'exception, toutefois, de la partie qui répond au diverticulum soudé à la trachée. Cette poche est remplie de concrétions fibrineuses.

La trachée a contracté avec le sac des adhérences intimes dans une étendue de 3 à 5 millimètres. La trachée présente trois perforations ovalaires : deux sont immédiatement au-dessous de sa bifurcation, l'autre située un peu au-dessus. Il existe une oblitération complète des artères carotide primitive et sous-clavière gauche à leur insertion sur le sac.

(M. Simon, *Soc. anat.*, 1858, 2e série, t. III, p. 234.)

Nº 283. — Cœur avec la crosse de l'aorte et une partie de la trachée-artère ; anévrysme de la crosse de l'aorte, ouvert dans la trachée-artère.

Cette tumeur anévrysmale est assez considérable. L'ouverture de la poche dans l'aorte qui est dilatée athéromateuse, est située au niveau de l'origine du tronc brachio-céphalique. Cette ouverture est irrégulière : elle a environ 1 centimètre de diamètre. La tumeur, peu saillante, a environ 3 centimètres de large à sa base : elle s'ouvre dans la trachée par une fente transversale frangée. Le cœur est hypertrophié.

(M. Bouvier, 1823.)

Nº 284. — Modèle (procédé Thibert) du cœur et de l'aorte ; anévrysme de la crosse de l'aorte, rupture dans une bronche.

Sur ce modèle en carton-pâte, on constate que la crosse de l'artère-aorte est dilatée, et qu'il existe un anévrysme par rupture qui s'est ouvert dans une des bronches. L'aorte pectorale paraît rétrécie ; les parois de cette artère étaient couvertes de nombreuses plaques athéromateuses.

(Professeur Trousseau.)

Nº 285. — Cœur avec la crosse de l'aorte ; anévrysme de la crosse de l'aorte, ouvert dans la bronche gauche.

Cette pièce, préparée par dessiccation, est assez mal conservée. On constate cependant qu'il existe une dilatation considérable de la crosse de l'aorte, avec de nombreuses plaques crétacées. La dilatation de la crosse de l'aorte commence à 3 centimètres des valvules sigmoïdes, et s'étend jusqu'à l'origine de l'artère sous-clavière gauche. La circonférence de cette vaste dilatation est de 25 centimètres ; en arrière de la tumeur et à droite, l'anévrysme a contracté des adhérences avec la bronche droite dans laquelle il s'est ouvert.

(Professeur Lœnnec.)

N° 286. — Cœur avec la crosse de l'aorte, la trachée et les bronches ; anévrysme de la crosse de l'aorte, qui s'est ouvert dans la bronche gauche.

Cette pièce est préparée par dessication, et l'on constate l'existence d'une dilatation anévrysmale de toute la crosse de l'aorte, qui est assez exactement cylindrique. Sa circonférence est de 28 centimètres à sa partie moyenne. En arrière, la tumeur formée par la dilatation aortique adhère aux bronches, surtout à celle du côté gauche : cette dernière a été perforée.

(Professeur Lœnnec, 1809.)

N° 287. — Cœur avec la crosse de l'aorte, une portion de la trachée et des bronches ; anévrysme kysteux double, dont l'un s'est ouvert dans la bronche gauche.

Cette pièce provient d'une femme de 56 ans, qui présentait au-dessous de la clavicule gauche une saillie, sous laquelle on sentait une sorte d'oscillation. Toute la partie gauche du sternum était le siége d'une matité absolue qui se confondait avec celle du cœur. Il existait un bruit de souffle double au niveau de la tumeur, simple au niveau du cœur. Un soir, cette femme fut prise d'hémoptysie foudroyante, et mourut presque aussitôt.

On constate sur cette pièce qu'il existe une dilatation générale de la crosse de l'aorte, avec de nombreuses plaques athéromateuses. Au-dessous de l'origine de la sous-clavière, se trouve une dilatation kystique formée par les trois tuniques de l'aorte, qui, par sa face externe, était venue contracter des adhérences avec les corps vertébraux qui, à ce niveau, sont usés, érodés.

Une seconde tumeur, ou anévrysme kysteux, existe à la face postérieure de la crosse de l'aorte, un peu au-dessous de l'origine du tronc brachio-céphalique. Cette seconde tumeur anévrysmale avait contracté des adhérences avec la bronche gauche dans laquelle elle s'est ouverte : elle contenait des caillots fibrineux décolorés qui oblitéraient en grande partie la perforation de la bronche.

(M. Contour, *Soc. anat.*, 1840, t. XV, p. 362.)

N° 288. — Cœur avec la crosse de l'aorte et le poumon droit ; anévrysme de la crosse de l'aorte ouvert dans le poumon.

Sur cette pièce, on constate qu'il existe sur la partie latérale droite et postérieure de la crosse de l'aorte, un peu au-dessous de l'origine du tronc brachio-céphalique, une tumeur anévrysmale. Cette tumeur se présente sous forme de diverticulum : elle a une longueur de 9 centimètres; son calibre est plus étroit à l'extrémité qui correspond à l'aorte, sa base élargie repose sur le bord antérieur et inférieur du lobe supérieur du poumon, avec lequel elle a contracté des adhérences. La poche anévrysmale s'est rompue dans le parenchyme même du tissu pulmonaire.

(M. Lafargue.)

N° 289. — Cœur avec la crosse de l'aorte, la trachée-artère et les deux poumons; anévrysme de l'aorte qui s'est ouvert sous le feuillet viscéral de la plèvre.

Le cœur est volumineux et la crosse de l'aorte est un peu dilatée. On constate sur cette pièce, que l'origine de la tumeur anévrysmale est située au-dessous de la sous-clavière gauche, à la terminaison de la crosse de l'aorte. A ce niveau, l'aorte présente une large ouverture qui a 4 centimètres de diamètre, à bords très-irréguliers. Cet orifice communique dans un petit sac anévrysmal dont le diamètre est de 6 centimètres ; les parois de ce sac sont à l'intérieur rendues très-irrégulières par des adhérences de débris de caillots.

Au sommet de ce sac, qui adhère au poumon droit, existe une ouverture ulcéreuse et irrégulière, ayant 1 centimètre 1/2 de diamètre. Cette ouverture a permis au sang de s'épancher sous la plèvre qui recouvre le lobe supérieur du poumon gauche. Ce sang épanché a disséqué la plèvre viscérale jusqu'à sa partie inférieure, dans une étendue de 16 centimètres de hauteur sur 10 de largeur. A la partie inférieure de ce décollement, le feuillet viscéral de la plèvre s'est rompu, et le sang s'est épanché dans la cavité pleurale.

(M. Lafargue, *Bul. de la Fac.*, 1805, p. 84.)

N° 290. — Modèle en cire de la pièce précédente; anévrysme de la crosse de l'aorte qui s'est ouvert sous le feuillet viscéral de la plèvre.

(M. Lafargue.)

N° 290 A. — Moitié latérale gauche du thorax; décollement de la plèvre costale par un anévrysme.

Cette pièce provient d'une femme de 84 ans. Elle avait eu plusieurs attaques qui faisaient penser à une angine de poitrine.

L'aorte saine, à son origine, présentait une dilatation au niveau de sa crosse. Sur la portion descendante de la crosse et sur sa face gauche, existait une plaque d'athérome qui adhérait au sommet du poumon. A ce niveau s'est produit une rupture de l'aorte d'environ 5 centimètres, et le sang s'est épanché dans la poitrine, où il formait un volumineux caillot.

Le poumon gauche, diminué de volume, était refoulé vers le sommet par une tumeur qui mesurait 20 centimètres de haut sur 12 de large à sa partie inférieure. Cette tumeur, comme on le constate sur cette pièce, est renfermée entre la plèvre pariétale qu'elle a détachée et les muscles intercostaux. Elle était constituée par un vaste épanchement sanguin qui, après avoir soulevé la plèvre, refoulait le poumon en haut et en dedans.

(M. Nau, *Soc. Anat.*, 1876, 4e série, t. Ier, p. 506.)

No 291. — Portion de crosse de l'aorte et du poumon droit; anévrysme de la crosse de l'aorte qui s'est ouvert dans une bronche au sommet du poumon.

Cette pièce provient d'une femme de 75 ans, qui, à trois reprises différentes, à la suite de toux, avait craché une grande quantité de sang rutilant. La première hémoptysie, qui avait eu lieu, environ six semaines avant la mort, était d'environ 500 grammes de sang; la seconde était de 1,000 grammes et avait lieu trois jours environ avant le décès de la malade; la troisième, qui a déterminé la mort, était d'environ de 2 kilogrammes de sang.

On constate sur cette pièce que le sommet du poumon est induré; il a été incisé, et on voit qu'il existe une cavité qui a le volume d'une grosse noix et qui est en grande partie remplie de caillots décolorés. Cette cavité communique, par un orifice assez grand, avec la partie postérieure de la crosse de l'aorte. Il s'agit donc ici d'un anévrysme kysteux de l'aorte, qui s'est ouvert dans le poumon gauche.

(M. Wieland, *Soc. Anat.*, 1854, t. XXIX, p, 171.)

No 292. — Portion de la crosse de l'aorte, de la trachée et de l'œsophage; anévrysme de la crosse de l'aorte, ouvert dans l'œsophage.

La crosse de l'aorte est très-dilatée et fortement athéromateuse. Sur le côté gauche de la crosse de l'aorte, un peu au-dessous de l'origine de la sous-clavière gauche, se trouve une dilatation ampullaire de l'aorte, véritable petit anévrysme kysteux latéral.

Son ouverture dans l'aorte est circulaire et a 3 centimètres de diamètre; la tumeur peu volumineuse dévie latéralement la trachée-artère, et vient adhérer à l'œsophage dans une étendue verticale de 4 centimètres. Ce dernier canal a été perforé, l'ouverture de communication y est légèrement ovale et a environ 1 centimètre.

(Professeur Lœnnec, *Bull. de la Fac.*, 1806, p. 104.)

N° 293. — Cœur avec l'aorte et la moitié postérieure du thorax anévrysme de la partie supérieure de l'aorte thoracique.

Sur cette pièce, il existe un anévrysme très-considérable de la partie supérieure de l'aorte thoracique. Cet anévrysme, qui commence au-dessous de l'origine de l'artère sous-clavière gauche, s'étend de haut en bas dans une hauteur de 18 centimètres, et fait en arrière et à gauche une saillie de 12 centimètres.

La tumeur occupe exclusivement le côté gauche du thorax; les corps de la quatrième, cinquième, sixième, septième et huitième vertèbre dorsale sont profondément érodés, tandis que les cartilages inter-diarthrodiaux sont intacts et font saillie dans la poche. Au niveau du corps de la septième vertèbre l'usure est si profonde, que l'anévrysme arrive jusque dans le canal rachidien. La partie postérieure des sixième et septième côtes est détruite. Le poumon gauche, fortement adhérent à la tumeur anévrysmale, est très-comprimé par elle. Un volumineux caillot décoloré et stratifié, remplissait presque complétement la cavité de l'anévrysme ; il a été détaché et renversé de haut en bas. L'ouverture du sac dans l'aorte a 4 centimètres d'étendue.

N° 294. — Aorte avec une portion de la colonne vertébrale et le diaphragme ; anévrysme kysteux de l'aorte thoracique.

Sur cette pièce, qui est sans renseignements, on constate que l'aorte thoracique est dilatée et athéromateuse. A sa partie moyenne, elle présente une large perforation, qui communique avec un anévrysme kysteux qui a érodé le corps d'une vertèbre, dans lequel il a pénétré et s'est creusé une cavité.

ARTICLE 9.

ANÉVRYSMES DOUBLES DE LA CROSSE DE L'AORTE, OU A LA FOIS DE L'AORTE THORACIQUE & ABDOMINALE

Les pièces d'anévrysme double, soit de la crosse de l'aorte, ou à la fois de l'aorte thoracique et abdominale sont au nombre de sept seulement, nos 295, 295 a, 296, 297, 298, 299 et 300. La pièce n° 300, donnée par Lœnnec, est un exemple de double anévrysme kysteux de l'aorte ; les deux tumeurs sont situées à peu de distance l'une de l'autre. La poche supérieure, en s'appliquant contre la colonne vertébrale, s'est adossée à l'inférieure, et la cloison qui les sépare est très-mince; il est facile de comprendre que cette cloison aurait pu se perforer, et une nouvelle communication se serait établie entre les deux sacs. Cette communication aurait été alors une nouvelle voie ouverte à la circulation.

N° 295. — Modèle en cire d'un cœur avec la crosse de l'aorte; anévrysme double de la crosse de l'aorte.

Cette pièce en cire est destinée à représenter un double anévrysme de la crosse de l'aorte. La première tumeur anévrysmale est très-considérale et est située sur le côté gauche de la crosse: elle s'étend depuis l'origine de ce vaisseau jusqu'à la sous-clavière gauche. Dans ce point, l'aorte se rétrécit pour se dilater de nouveau, et former une seconde tumeur beaucoup moins volumineuse que la première.

L'origine du tronc brachio-céphalique est également dilatée. Sur la partie antérieure de la première tumeur, on a représenté une perforation de 3 centimètres, transversale à l'aorte et qui aurait donné lieu à une hémorrhagie mortelle. Le cœur est très-volumineux.

(Professeur Desault.)

N° 295 a. — Cœur; anévrysmes multiples de la crosse de l'aorte: trois sont situés à gauche et deux à droite.

Cette pièce provient d'un homme de 70 ans. La crosse de

l'aorte est dilatée à partir de son orifice qui est normale, jusqu'au niveau de la bronche gauche, où elle reprend tout à coup ses dimensions normales. La crosse a 17 centimètres de circonférence et s'élève à 15 centimètres au-dessus de son origine.

Sur le côté gauche de l'aorte, on trouve trois dilatations anévrysmales qui ont le volume de trois marrons : elles sont situées l'une devant, les deux autres derrière le pneumo-gastrique, qui est aplati et bride en quelque sorte l'aorte. A droite existent deux anévrysmes, l'un petit entre le tronc brachio-céphalique et la carotide gauche, l'autre ayant le volume d'une moitié d'œuf, s'appuie sur la trachée à laquelle il adhère et qu'il a déformée.

Ces cinq anévrysmes étaient comblés par des caillots, et sur la face interne de l'aorte on ne les distinguait que par un changement de coloration. Il existe une dilatation très-marquée du tronc brachio-céphalique et de l'artère sous-clavière.

(M. Farabœuf, *Soc. anat.*, 1874, 3e série, t. IX, p. 928.)

N° 296. — Modèle (procédé Thibert) d'un anévrysme double de la crosse de l'aorte et de l'aorte descendante.

Sur ce moulage qui représente le cœur et une grande portion de l'aorte, on a figuré deux vastes poches anévrysmales. Dans l'une de ces poches, qui siége dans la portion ascendante de la crosse et est greffée sur une dilatation considérable de ce vaisseau, on constate qu'il existe de nombreuses plaques athéromateuses.

La seconde tumeur anévrysmale est située à la partie supérieure de l'aorte thoracique. On y a figuré un volumineux caillot fibrineux, décoloré ; il présente une gouttière pour le passage du sang. Le cœur ne présente aucune lésion de l'orifice de l'artère aorte.

(Professeur Bouillaud.)

N° 297. — Modèle (procédé Thibert) d'un anévrysme double de la partie supérieure de l'aorte thoracique.

Sur ce moulage, on constate que le cœur est à peu près normal, et que la crosse de l'aorte est dilatée. La partie supérieure de l'aorte thoracique présente une énorme tumeur anévrysmale, divisée en deux cavités qui sont superposées ; elles communiquent l'une avec l'autre. Cette énorme tumeur siége immédiatement au-dessous des vaisseaux qui naissent de la crosse de l'aorte, et elle a en grande partie détruit la paroi postérieure de la poitrine et la colonne vertébrale.

(Professeur Bouillaud.)

N° 298. — Modèle (procédé Thibert) du double anévrysme précédent de la partie supérieure de l'aorte thoracique.

Ce second moulage est destiné à montrer la saillie que font en arrière les deux tumeurs anévrysmales précédentes. Les deux saillies sont considérables, et correspondent à la disposition des deux tumeurs qui occupent le milieu du dos.

(Professeur Bouillaud.)

N° 299. — Cœur avec l'aorte ; anévrysme double de l'aorte.

Sur cette pièce il existe deux tumeurs anévrysmales parfaitement distinctes. L'un de ces anévrysmes occupe la partie recourbée de la crosse de l'aorte qui est dilatée et athéromateuse : il occupe la plus grande partie de la portion recourbée. Son diamètre transversal est d'environ 8 centimètres ; au niveau de la partie moyenne, cette tumeur anévrysmale présente un léger étranglement. La poche supérieure est en grande partie remplie par un caillot ancien et décoloré.

La seconde tumeur qui est sacciforme, arrondie, occupe la région abdominale La tumeur est parfaitement globuleuse ; elle siége à 6 centimètres au-dessus de la bifurcation de l'aorte, elle naît de sa face antérieure, et l'ouverture de communication est oblongue d'environ 3 centimètres verticalement. La paroi de la poche, parfaitement globuleuse, à 12 centimètres de diamètre. Cette cavité est en grande partie remplie par un caillot dense, décoloré et fortement adhérent aux parois.

(M. Bourdier, 1808.)

N° 300. — Portion de l'aorte thoracique avec les neuf dernières vertèbres dorsales ; anévrysme double de l'aorte.

Sur cette pièce, il existe un anévrysme double de l'aorte thoracique. La première tumeur anévrysmale s'étend depuis la partie supérieure du corps de la cinquième vertèbre dorsale, jusqu'à la partie moyenne du corps de la huitième ; elle est aplatie, elle a 5 centimètres de diamètre transversal et 7 de hauteur. L'ouverture de communication avec l'aorte a 4 centimètres ; le corps des sixième et septième vertèbres est profondément détruit.

La seconde tumeur est située immédiatement au-dessous, et s'étend depuis la partie moyenne du corps de la huitième vertèbre, jusqu'à la partie inférieure de la onzième ; son diamètre transversal est de 6 centimètres et son vertical en a 8 ; le diamètre de son ouverture est de quatre centimètres. Les deux tumeurs sont séparées par une simple cloison très-mince, formée par l'accolement des parois des deux sacs. Les deux ouvertures des tumeurs dans l'aorte, sont séparées par un intervalle de 3 centimètres. Dans l'intérieur de la seconde tumeur, le corps des neuvième et dixième vertèbres est considérablement usé.

(Professeur Lœnnec.)

Article 10.

ANÉVRYSME DE L'AORTE ABDOMINALE.

Ces anévrysmes sont au nombre de douze dans le Musée, du n° 301 au n° 312 inclusivement. J'ai classé et procédé pour la description de ces pièces, comme pour l'aorte thoracique ; c'est-à-dire que j'ai d'abord décrit les dilatations, puis les anévrysmes kysteux sans rupture et enfin ceux avec rupture.

N° 301. — Aorte abdominale ; dilatation circonférentielle de l'aorte.

Sur cette pièce, au niveau de l'origine du tronc cœliaque, on observe une dilatation circonférentielle peu considérable de l'aorte, avec oblitération du tronc cœliaque, par un caillot adhérent et décoloré.

(Professeur Corvisart.)

N° 302. — Portion de colonne vertébrale avec l'aorte ; anévrysme par dilatation de l'aorte abdominale.

L'aorte abdominale immédiatement au-dessous du diaphragme, présente une dilatation ampullaire fusiforme, formée par les trois tuniques artérielles. Son plus grand diamètre a 5 centimètres, sa hauteur en a 7. Le tronc cœliaque qui naît à peu près au centre de la dilatation, est lui-même plus volumineux.

(Professeur Dupuytren.)

N° 303. — Artère aorte ; anévrysme par dilatation de l'aorte abdominale.

Cette aorte présente un anévrysme, par dilatation considérable de l'aorte abdominale. La tumeur, qui est presque cylindroïde, paraît surtout s'être développée aux dépens de la partie antérieure de l'aorte. Cet anévrysme commence, brusquement, immédiatement au-dessous du diaphragme, et s'étend jusqu'à la division des artères en iliaques primitives. La tumeur a 17 centimètres de hauteur et 27 de circonférence. Il existe de nombreuses plaques crétacées dans l'aorte thoracique et dans l'épaisseur des parois de la tumeur anévrysmale.

(Professeur Thillaye, thèse de M. Lesage, p. 62, n° 99, an XII.)

N° 304. — Tumeur sanguine.

Cette pièce, sans renseignements, consiste dans un kyste stratifié du volume d'un œuf, probablement hématique, qui provient de l'intérieur de la poitrine d'un vieux coq.

(Professeur Broca, *Soc. de chir.*, 1870, 2e série, t. XI, p. 235.)

N° 305. — Portion inférieure de l'aorte abdominale ; anévrysme par dilatation de l'aorte abdominale.

Cette pièce provient d'une femme de 60 ans, qui est morte d'une lésion étrangère à son anévrysme de l'aorte, qui n'avait point été soupçonné.

L'extrémité inférieure de l'aorte abdominale qui est un peu dilatée était plus dure que dans l'état normal ; elle avait la forme d'un cylindre plein. Elle a été incisée verticalement et on constate que, depuis l'origine de la mésentérique supérieure jusqu'à sa bifurcation en iliaques, l'intérieur de cette portion de l'aorte est occupé par un caillot allongé, assez régulièrement cylindrique, creusé en gouttière à sa partie postérieure. Cette gouttière devait encore permettre le passage du sang, ce qui explique l'absence de troubles de la circulation dans les membres inférieurs.

Au niveau de ce caillot, l'artère a notablement augmenté de volume, ce qui démontre bien qu'il s'agit d'une véritable dilatation cylindroïde avec caillot. La dilatation existe principalement à la partie antérieure de l'aorte. La membrane interne seule cesse dans une grande étendue du pourtour ; elle est conservée dans l'endroit correspondant à l'espèce de gouttière que présente le caillot en arrière. Les parois de l'aorte présentent un certain nombre de plaques athéromateuses jaunâtres; il est probable que cette dilatation s'est faite consécutivement à l'altération des parois du vaisseau.

(M. Barth, *Soc. anat.*, 1848, t. XXIII, p. 260.)

N° 306. — Portion inférieure de l'aorte abdominale avec les deux iliaques primitives ; anévrysme par dilatation de la partie inférieure de l'aorte abdominale.

Cette pièce provient d'une femme de 64 ans. Il existe un anévrysme par dilatation de l'aorte abdominale, qui s'est ouvert dans la cavité abdominale. La tumeur anévrysmale occupe la partie antérieure et latérale gauche de l'aorte; elle se termine à deux travers de doigt au-dessus de la naissance des iliaques primitives. Cette poche présente un diamètre antéro-postérieur de 45 millimètres et un diamètre vertical de 4 centimètres.

La tumeur est assez régulière, les parois en sont épaissies et formées par les trois tuniques artérielles. Cette poche contenait un gros caillot mou, noir, et dans ses parties supérieures et inférieures seulement, quelques caillots feuilletés décolorés. La paroi interne latérale gauche de cet anévrysme, présente une déchirure qui avait établi la communication avec la cavité abdominale. L'aorte est fortement athéromateuse.

(M. Vigla, *Soc. anat.*, 1869, 2e série, t. XIV, p. 258.)

N° 307. — Portion de la crosse de l'aorte avec la colonne vertébrale ; anévrysme kysteux de l'aorte abdominale.

L'artère aorte abdominale présente dans sa paroi postérieure un orifice qui a la forme d'un carré oblong, dont la partie supérieure, qui est la plus large, a 3 centimètres, tandis que l'inférieure en a 1. La hauteur de cette ouverture est de 4 centimètres.

Le sac anévrysmal a 3 centimètres de profondeur ; il est adhérent au corps de la troisième et quatrième vertèbre lombaire, dans lesquelles il s'est creusé une cavité après les avoir détruites.

(M. Bouchut.)

N° 308. — Portion de l'aorte et de la colonne vertébrale ; anévrysme latéral et par rupture de l'aorte abdominale.

Sur cette pièce, on observe un anévrysme volumineux de l'aorte abdominale. L'ouverture du sac est située sur la partie latérale gauche et postérieure de l'aorte, elle est ovalaire. Son grand diamètre qui est vertical a 3 centimètres de hauteur.

Le sac est bilobé ; sa portion la plus petite contourne la face antérieure de la colonne vertébrale pour se porter à droite. Cette portion est aplatie, fusiforme, et présente une hauteur de 15 centimètres et un diamètre transversal de 5.

La portion la plus volumineuse de cet anévrysme occupe l'hypocondre gauche, elle s'étend en haut jusque dans la cavité thoracique par refoulement du diaphragme; elle s'arrête en bas, au niveau de l'apophyse transverse de la troisième vertèbre lombaire. Ces diamètres sont de haut en bas de 20 centimètres, d'un côté à l'autre de 14 et d'avant en arrière de 11. Cette partie était remplie par un volumineux caillot décoloré stratifié.

(Professeur Pelletan, 1806, *Bull. de la Fac.*, p. 30.)

N° 309. — Modèle en cire de la pièce précédente ; anévrysme volumineux de l'aorte abdominale.

(Prof. Pelletan, *Bul. de la Fac.*, 1806, p. 30.)

N° 310. — Cœur avec l'aorte ; anévrysme de l'aorte abdominale.

Cet anévrysme de l'aorte abdominale a eu lieu par rupture, et à ce niveau l'aorte est très-athéromateuse. La tumeur est située au-dessus de l'artère mésentérique inférieure : elle est arrondie et a 13 centimètres de diamètre. L'ouverture dans l'aorte est irrégulière ; la poche est complètement remplie par un caillot dense, décoloré et disposé par couches lamellaires nombreuses.

(Prof. Blandin, 1838.)

N° 311. — Portion de l'aorte avec la colonne vertébrale ; anévrysme de l'aorte abdominale.

Cet anévrysme de l'aorte abdominale siége au niveau du tronc cœliaque, et il présente une disposition assez singulière. L'artère aorte dilatée est transformée en un large sac dont la partie antérieure est constituée par l'artère même; en arrière l'aorte est remplacée par les vertèbres dont le corps est érode, les cartilages étant restés intacts. La tumeur occupe principalement la partie droite de l'abdomen : elle a 20 centimètres de haut sur 15 de large.

Les muscles psoas ont, en grande partie, disparu ; les nerfs du plexus lombaire sont atrophiés, réduits à leur névrilème. A la partie supérieure de la tumeur, existe une déchirure qui correspond à une perforation du diaphragme et du poumon. Le malade éprouvait, depuis deux ans avant sa mort, des douleurs lombaires et il était paralysé des membres inférieurs. On croyait à une myélite; il succomba après un vomissement de sang abondant.

(M. Giraud, *Soc. anat.*, 1837, p. 36.)

N° 312. — Portion d'aorte abdominale de cheval; anévrysme par dilatation.

Sur cette pièce, on constate que l'aorte est le siége de nombreux dépôts crétacés. Cette artère a subi une dilatation anévrysmale fusiforme très-considérable.

(M. Bouley.)

Article 11.

ANÉVRYSMES DES ARTÈRES VISCÉRALES DE L'ABDOMEN DU CERVEAU ET DES DIVERS MEMBRES

Les pièces relatives à ces tumeurs anévrysmales étant peu nombreuses, j'ai cru devoir les comprendre dans un même article. Le Musée renferme vingt-sept de ces pièces, du n° 313 au n° 334 inclusivement. La pièce n° 313 est un exemple d'anévrysme de la mésentérique supérieure, ainsi que celle n° 321; le n° 322 est un dessin de la pièce précédente.

La pièce n° 314 est un anévrysme de l'artère gastro-épiploïque droite; les pièces n°s 315 et 316 de l'artère splénique; celle n° 317, du tronc basi aire; n° 318, de l'artère vertébrale, et les pièces n°s 319 et 320, du tronc brachio-céphalique. La pièce n° 322 *a* est un exemple d'anévrysme de l'artère iliaque primitive; celle n° 322 *b*, de l'hypogastrique.

Les pièces n°s 323 et 324 sont des exemples d'anévrysmes de la sous-clavière gauche, la pièce n° 325, d'anévrysme cirsoïde de la radiale et de la cubitale; celle n° 325 *a*, d'anévrysme faux de l'artère radiale. Trois pièces, n°s 326, 327 et

328, sont des exemples d'anévrysmes de l'artère fémorale; sept de l'artère poplitées, nos 329, 330, 331, 332, 333, 335 336, et une, no 334, du tronc tibio-péronier.

No 313. — Artère aorte avec une partie de l'intestin grêle; anévrysme de l'artère mésentérique supérieure.

On constate, sur cette pièce, que l'artère mésentérique supérieure présente une tumeur anévrysmale qui est bilobée. La partie inférieure de cet anévrysme, qui est la plus considérable, est cylindrique : elle a 5 centimètres de hauteur sur 3 de diamètre. Cette tumeur est séparée de la supérieure par un étranglement très-prononcé. Cette dernière est conique; elle a 2 centimètres de diamètre sur 5 de hauteur et se termine en pointe du côté de l'origine de la mésentérique, à 2 centimètres 1/2 de son insertion à l'aorte.

Ces deux tumeurs anévrysmales donnent naissance à un grand nombre de branches intestinales qui étaient restées perméables au sang. L'aorte est, dans toute sa longueur, parsemée de plaques crétacées, et présente sur le côté, de nombreuses dilatations alternes. Il y avait, chez cet individu, une véritable diathèse anévrysmale.

(M. Lenoir.)

No 314. — Portion de l'estomac; anévrysme kysteux de l'artère gastro-épiploïque droite.

Cette pièce provient d'un vieillard de 79 ans. Il existe, au niveau de la grande courbure de l'estomac, à 6 centimètres du pylore, un anévrysme du volume d'une grosse noix. Cette tumeur est située entre les deux feuillets qui composent la lame antérieure du grand épiploon : elle adhère fortement aux tuniques de l'estomac.

Une coupe pratiquée sur le milieu de la tumeur anévrysmale, montre que cette tumeur contient un caillot stratifié, décoloré, qui la remplissait complétement. La consistance du caillot diminue à mesure que l'on se rapproche du côté gauche de la tumeur. Dans ce point, en effet, se voyait un caillot mou, cruorique, qui mesurait environ 1 centimètre 1/2 d'épaisseur.

Deux artérioles, dépendances terminales de l'artère gastro-épiploïque droite, aboutissent à la périphérie de la tumeur. L'une, très-petite, est oblitérée au moment où elle arrive sur les caillots stratifiés; l'autre, un peu plus apparente, et libre, vient tomber dans la poche au niveau du caillot récent signalé plus haut. La relation paraît donc assez évidente entre ce caillot cruorique et cette artère restée libre. C'était le seul point par lequel une certaine quantité de sang pouvait arriver encore dans la poche anévrysmale.

Il est bon de noter que, malgré son âge avancé, le malade ne présentait pas les lésions artérielles qu'on rencontre habituellement chez les vieillards.

(M. Lenglet, *Soc. anat.*, 1867, 2me série, t. XII, p. 7.)

N° 315. — Rate très-hypertrophiée ; anévrysme sacciforme de l'artère splénique.

Cette rate, qui pesait 1,700 grammes, provient d'un homme mort d'une pleurésie tuberculeuse. L'artère splénique présente une dilatation ampullaire considérable, comme variqueuse dans une grande étendue. On constate qu'il existait, sur le trajet de l'artère, une tumeur oblongue, du volume d'un gros œuf, dont les parois sont ostéo-calcaires. Le sang circulait facilement dans cette tumeur anévysmale qui ne contenait point de caillots.

(M. Fredet, *Soc. anat.*, 1867, 2me série, t. XII, p. 304.)

N° 316. — Artère splénique ; tumeur anévrysmale.

La tumeur anévrysmale qui a été trouvée sur le trajet de l'artère splénique, se présente sous la forme d'une coque osseuse. Sa face externe est recouverte d'une enveloppe celluleuse, et à l'intérieur existait un caillot sanguin qui obstruait presque en totalité la cavité, qui ne communiquait que par une petite ouverture avec l'artère. C'est dans cette disposition que quelques auteurs ont cru rencontrer des exemples de guérison spontanée des tumeurs anévrysmales.

(M. Chambert, *Soc. anat.* 1837, p. 228.)

N° 317. — Tumeur anévrysmale du tronc de l'artère basilaire.

Cette pièce provient d'un homme de 68 ans, qui a pendant longtemps présenté des accidents cérébraux qui peuvent se résumer ainsi au moment de sa mort : il existait un affaissement général, avec résolution incomplète des quatre membres, excrétion involontaire des urines et des matières fécales, anorexie, déglutition difficile, surtout des boissons, perte absolue de la voix et de la parole, dyspnée considérable.

On constate que cette tumeur anévrysmale qui est ovoïde,

présente à sa surface 3 tubercules pisiformes; deux, situés à la face supérieure, s'enfonçaient dans le bulbe rachidien. La poche a environ 2 centimètres de long sur 1 centimètre 1/2 de largeur.

Au niveau du point de jonction des artères vertébrales, elles se dilatent latéralement en arrière et en haut, et se continuent en avant avec les parois de l'artère cérébelleuse droite ; elles finissent par s'étendre considérablement en bas, de manière à constituer l'enveloppe de la tumeur anévrysmale. On reconnaît distinctement les trois tuniques de l'artère, excepté dans certains points où l'interne manque. De plus, il existe dans la membrane moyenne quelques plaques athéromateuses.

La poche de l'anévrysme est remplie presque en totalité par un caillot fibrineux dense, décoloré, homogène. Les parois de la poche lui adhèrent faiblement, et s'en trouvent séparées dans la partie correspondante à la gouttière basilaire, par une couche inégale de sang coagulé. Ce sang était distinct de la concrétion par son état demi liquide. Cette tumeur déprimait assez fortement le bulbe. (Voir, pour plus de détails, l'observation qui est très-complète.)

(M. Lebert, *Soc. anat.*, 1838, t. XI, p. 22.)

N° 318. — Cerveau ; anévrysme de l'artère vertébrale gauche.

Cette pièce provient d'une femme de 61 ans. Depuis longtemps elle présentait un affaiblissement de l'intelligence et de la mobilité. Cette femme rendait involontairement ses urines et les matières fécales. La respiration était très-pénible stertoreuse, ce qui aurait pu résulter d'un goître volumineux que portait cette malade ; mais il a été reconnu, pendant la vie et après la mort, que le goître n'avait eu aucune influence sur la difficulté de respirer.

On constate sur cette pièce, qu'il existe sur la partie latérale gauche de la protubérance, à l'endroit où l'artère vertébrale gauche s'unit à la droite pour former le tronc basilaire, une tumeur anévrysmale du volume d'une noisette. Cette tumeur est dure, allongée dans le sens de l'artère vertébrale. La poche anévrysmale a été reconnue par M. Vulpian être constituée par toutes les tuniques de l'artère (anévrysme vrai) ; elle est remplie par un caillot fibrineux adhérent ; l'artere vertébrale gauche est presque oblitérée au point où elle s'abouche dans la tumeur.

(M. Berger, *Soc. anat.*, 1869, 2e sér., t. XIV, p. 188.)

N° 319. — Cœur avec la crosse de l'aorte ; dilatation anévrysmale du tronc brachio-céphalique.

Le tronc brachio-céphalique, dans sa partie antérieure, est le siége d'une tumeur assez considérable : elle a 6 centimètres de haut sur 4 de large. Cette pièce est en mauvais état de conservation.

(Professeur Lœnnec.)

N° 320. — Portion de l'aorte et de la trachée-artère ; anévrysme du tronc brachio-céphalique.

Sur cette pièce, on constate l'existence d'un anévrysme kysteux du tronc brachio-céphalique : l'ouverture de communication du sac est circulaire, elle a 3 centimètres de diamètre. La tumeur fait une saillie qui a à peine 1 centimètre; un caillot dense, décoloré, remplit sa cavité. Le sommet de l'anévrysme repose sur la trachée-artère à laquelle il adhère ; cette dernière a été usée, et la perforation très-petite, de 1 millimètre de diamètre, est située à 7 centimètres au-dessus de la division des bronches.

(M. Barth, 1840.)

N° 321. — Portion inférieure de l'aorte avec les reins; anévrysme de l'artère mésentérique supérieure.

Cette pièce provient d'une femme de 23 ans. Cette femme, très-affaiblie, avait des hémorrhagies intestinales qui se répétaient souvent. Pendant la vie, on a constaté qu'il existait dans la cavité abdominale, une tumeur située à deux travers de doigt au-dessous du rebord des fausses côtes, du côté gauche, et à trois ou quatre travers de doigt de distance de la ligne blanche. Cette tumeur était soulevée en totalité par une pulsation artérielle puissante; il existait un souffle rude, râpeux, ayant nettement son maximum d'intensité au sommet de la tumeur.

On constate sur cette pièce l'existence d'une tumeur ovoïde de la grosseur d'un gros œuf de pigeon : elle est constituée par un sac anévrysmal rempli de caillots sanguins, disposés par couches concentriques, adhérents.

Cette tumeur anévrysmale siége sur l'artère mésentérique supérieur peu après son émergence de l'aorte. L'artère mésentérique supérieure, à 4 centimètres environ de sa naissance, presente une destruction de ses parois sur une étendue de 1 centimètre, et cet orifice établit la communication entre l'artère et le sac. La tumeur anévrysmale a contracté des adhérences avec la troisième portion du duodenum ; au niveau de ces adhérences, la muqueuse est amincie au centre et ulcérée. Un stylet mousse passait sans effort par cette perforation, et c'est par cet orifice que se produisaient les hémorrhagies.

(Professeur Chauffard, *Bull. et Mém. de la Société de médecine des hôpitaux*, 1864, 2ᵉ sér., t. I, p. 50.)

N° 322. — Dessins de l'anévrysme précédent de l'artère mésentérique supérieure.

N° 322 a. — Portion de l'aorte abdominale avec les iliaques; anévrysme de l'iliaque primitive et de l'hypogastrique gauche.

Cette pièce provient d'un homme de 89 ans. On observe sur l'iliaque primitive gauche, une dilatation anévrysmale formée presque exclusivement par la tunique externe; la cavité de l'anévrysme était remplie par une bouillie athéromateuse.

Une seconde tumeur anévrysmale fusiforme, s'observe sur l'iliaque interne, à peu de distance de son origine. Cette tumeur contient un caillot blanc jaunâtre, de consistance gélatineuse ; il obture complétement la lumière du vaisseau. Les veines épaissies, accolées aux artères, contenaient de nombreux caillots, la circulation y était en grande partie interrompue : elles étaient athéromateuses.

La poche anévrysmale de l'hypogastrique, sur un point limité, présente une éraillure obturée par un bouchon calcaire, par laquelle s'était probablement faite une infiltration sanguine qui remplissait la plus grande partie du bassin.

(M. Doléris, *Soc anat.*, 1875, 3e série, t. X, p. 557.)

N° 322 b. — Portion inférieure de l'aorte avec les deux artères iliaques ; anévrysme de l'artère hypogastrique droite.

Cette pièce provient d'un homme de 76 ans, sur lequel on n'avait jamais observé aucun trouble circulatoire. L'aorte et les iliaques primitives étaient déformées et flexueuses, et présentent un grand nombre de plaques athéromateuses.

Le tronc de l'artère hypogastrique droite est remplacé par une tumeur anévrysmale, irrégulièrement ovoïde, longue de 5 centimètres 1/2 et qui présente une circonférence de 12 centimètres. Il s'agit d'un anévrysme sacciforme dont le bord interne à peu près rectiligne, représente la direction de l'artère. Sur une coupe qui a été pratiquée sur la tumeur, on voit que la dilatation s'est formée aux dépens de la demi-circonférence externe. A la partie inférieure de la tumeur naissent trois artères ; l'ombilicale, la honteuse interne et l'ischiatique l'ombilicale ; était seule oblitérée.

Le sac était tapissé intérieurement d'une couche de caillots fibrineux, denses, très-adhérents. Sur le bord interne de la poche il n'existait que des caillots cruoriques, mous, qui rendent compte de la persistance de la circulation dans les artères qui naissent de la partie inférieure du sac.

A gauche, l'hypogastrique ne présente pas de concrétions calcaires dans sa paroi ; elle offre cependant une dilatation fusiforme qui contient un caillot fibrineux, dense, du volume d'une amande, adhérent seulement en arrière, et n'arrêtant point la circulation dans les artères afférentes.

(M. Féré, *Soc anat.*, 1876, 4e série, t. Ier, p. 228.)

N° 323. — Modèle en cire de la moitié latérale gauche du thorax; anévrysme de l'artère sous-clavière gauche.

Cette pièce, qui a été moulée sur nature, est destinée à représenter le relief que fait en avant du thorax, une tumeur anévrysmale de l'artère sous-clavière gauche. Elle s'étend en bas, jusqu'à l'angle inférieur de l'omoplate, en passant sous les muscles pectoraux. Au-dessous du creux de l'aisselle, la peau est bleuâtre et paraît amincie.

(Professeur Pelletan, *Bull. de la Fac.*, an XII, p. 181.)

N° 324. — Modèle en cire de la pièce précédente représentée disséquée ; anévrysme de l'artère sous-clavière gauche.

Sur cette seconde pièce, la tumeur est représentée disséquée. On voit que la tumeur anévrysmale est divisée en deux parties à peu près égales, séparées par une forte dépression que détermine le muscle petit pectoral. La tumeur supérieure soulève le grand pectoral près de son insertion à la clavicule, et l'inférieure soulève le muscle grand dentelé au-dessous duquel elle est située.

(Professeur Pelletan, *Bull. de la Fac.*, an XII, 181.)

N° 325. — Avant-bras et main droite ; anévrysme cirsoïde des artères cubitales et radiales.

Cette pièce a été recueillie sur le cadavre d'une vieille femme. A l'avant-bras, les artères radiales et cubitales sont notablement augmentées de volume, en même temps qu'elles sont allongées; elles décrivent l'une et l'autre, à la partie supérieure de l'avant-bras, une flexuosité très-marquée.

Mais c'est principalement à la partie inférieure de l'avant-bras et à la main, que ces flexuosités sont nombreuses. Celles de l'artère cubitale, déjà très-prononcées au quart inférieur de l'avant-bras, au niveau de l'arcade palmaire superficielle, sont considérables et forment de véritables têtes de Méduse. Ces dilatations flexueuses s'étendent jusqu'aux doigts, dont elles ont atrophié, dévié les phalanges. L'artère radiale, peu flexueuse à l'avant-bras, l'est, au contraire, beaucoup au niveau de l'arcade palmaire profonde.

(M. Bogros, 1825.)

N° 325 a. — Moule en plâtre d'une main gauche ; anévrysme faux consécutif de l'artère radiale dans le premier espace interosseux.

Ce moule en plâtre a été pris sur un homme de 56 ans. On constate, sur ce moule, qu'il existe au niveau de l'espace interosseux, à la partie supérieure, sur le dos de la main, une tumeur du volume d'une grosse châtaigne, qui s'était produite à la suite d'une blessure de cette région par un morceau de verre pointu Par cette blessure le sang jaillit en grande abondance ; l'hémorrhagie fut arrêtée par le malade assez facilement, la plaie se cicatrisa, et, 15 jours après, apparut une tumeur Cette tumeur fit des progrès lents mais persistants, et, en trois mois et demi, elle acquit le volume que nous avons déjà indiqué : celui d'une grosse châtaigne. Elle était animée de battements, de pulsations isochrones avec les pulsations artérielles, sans qu'il fût possible de percevoir de bruit de souffle. Le diagnostic n'était point douteux, il s'agissait, ici, d'un anévrysme faux, consécutif, qui fut opéré avec le plus grand succès par la méthode ancienne

(M. Després, *Soc. de chir.*, 1877, t. III, p. 601.)

N° 326. — Os iliaque gauche avec la moitié supérieure du fémur ; oblitération de l'artère fémorale à la suite d'une ligature pour un anévrysme probable.

Cette pièce présente un grand intérêt, mais elle est sans aucun renseignement. Les artères ont été injectées. L'artère fémorale paraît avoir été liée dans le triangle de scarpa, presque au niveau de l'origine de la fémorale profonde ; elle est oblitérée et transformée en un cordon fibreux, dans une longueur de 7 centimètres 1/2. L'origine de la fémorale profonde est aussi oblitérée dans une longueur de 2 centimètres.

L'artère iliaque externe est oblitérée également dans toute son étendue et transformée en un cordon fibreux. La partie supérieure de la fémorale, dans une étendue de 2 centimètres 1/2, bien diminuée de volume, contient de la matière à injection qui paraît lui être arrivée par les collatérales.

L'artère hypogastrique, très-volumineuse et flexueuse, est au moins un tiers plus volumineuse qu'à l'ordinaire, ainsi que les branches qu'elle fournit. L'obturatrice très-dilatée, donne, après avoir franchi le trou obturateur, de nombreuses branches sinueuses, anastomostiques. Les artères fessière et ischiatique présentent une disposition analogue. La branche du nerf sciatique, très-flexueuse, a presque le volume de l'artère radiale. Il existe une circulation en retour considérable.

N° 327. — Bassin avec la moitié supérieure du fémur droit ; ligature de l'artère fémorale.

Cette pièce provient d'une femme trouvée dans les amphithéâtres de dissection : les artères ont été injectées. L'oblitération de l'artère fémorale, longue de 4 centimètres, s'étend depuis l'épigastrique jusqu'à la fémorale profonde ; un cordon fibreux imperméable remplace l'artère. M. Verneuil a trouvé une cicatrice à 1 centimètre au-dessous de l'arcade, et parallèlement à ce ligament. Sur aucun point du système artériel, il n'a rencontré de traces de tumeur anévrysmale.

L'artère fémorale était partout perméable. à la cuisse, l'artère iliaque externe était perméable jusqu'à l'épigastrique, mais considérablement diminuée de calibre ; elle a environ celui de l'artère radiale. L'iliaque interne est au contraire devenue très-volumineuse ; elle rétablissait la circulation surtout par les branches obturatrice et fessière. Les artères honteuses, internes et ischiatiques sont également dilatées.

A la cuisse, les artères circonflexe interne, honteuses externes, superficielles et profondes, la fémorale profonde, ramenaient le sang dans la crurale par un réseau artériel très-riche, situé dans la région interne et supérieure de la cuisse, au niveau de la fosse obturatrice. Les artères des nerfs crural et sciatique sont très-dilatées. Les vaisseaux, qui établissent les anastomoses, ont un aspect particulier ; ils sont flexueux, contournés en hélice. En certains points, ils sont comme variqueux.

(Professeur Verneuil, *Soc. de chir.*, 1852, t. III, p. 43.)

N° 328. — Artère fémorale avec la moitié inférieure du fémur droit ; anévrysme de l'artère poplitée.

Cette pièce provient d'un homme de 45 ans, qui était atteint d'un anévrysme de l'artère poplitée du côté droit, pour lequel on a pratiqué la ligature de l'artère fémorale. Dix ans après, cet individu est mort d'une bronchite chronique,

On constate, sur cette pièce, que l'artère fémorale, au niveau de la ligature, est oblitérée, convertie en un cordon fibreux, dans l'étendue de 5 à 6 centimètres environ, jusqu'à l'origine de la fémorale profonde. L'anévrysme siégeait derrière l'extrémité supérieure du tibia. La poplitée, à cet endroit, est complétement imperméable, non dilatée, convertie en un tissu fibreux. La poche anévrysmale est encore assez volumineuse, remplie de caillots fibrineux, denses et décolorés.

(Professeur Roux, *Soc. anat.*, 1844, t. XVIII, p. 246.)

N° 329. — Portion inférieure du fémur, supérieure du tibia et du péroné; anévrysme de l'artère poplitée.

Cette pièce a été recueillie sur un militaire âgé de 45 ans, atteint d'un anévrysme de l'artère poplitée, qui a été guéri par l'application de la glace et la méthode débilitante. Le malade a suivi ce traitement pendant six mois consécutifs. Au bout de ce temps, la guérison était complète. Treize années après, il succomba à une maladie du cœur. Les artères de ce membre ont été injectées assez mal.

On constate, sur cette pièce, que l'artère poplitée, revenue sur elle-même, est transformée en cordon fibreux, dans une étendue de 12 centimètres. Ce cordon est un peu élargi à sa partie moyenne, laquelle correspond exactement au niveau de l'articulation. Les artères collatérales, qui partent de ce cordon fibreux, sont également oblitérées dans une partie de leur étendue, puis leur volume augmente notablement et elles sont devenues très flexueuses et communiquent par de larges anastomoses.

(M. Ribes, *Bul. de la Fac.*, t. III, p. 85 et t. V, p. 200.)

N° 330. — Trois dessins destinés à représenter la pièce précédente, d'anévrysme de l'artère poplitée.

Ces trois dessins sont principalement destinés à montrer la disposition serpentine des artères articulaires, qui ont été chargées de rétablir la circulation.

(M. Ribes, *Bul. de la Fac.*, t. III, p. 85 et t. V, p. 200.)

N° 331. — Artère poplitée; anévrysme par rupture.

Cette pièce provient d'un homme qui présentait un anévrysme de l'artère poplitée, pour lequel on a pratiqué la ligature de l'artère fémorale. Au bout de quinze jours survint une gangrène à laquelle succomba le malade. La tumeur anévrysmale a le volume du poing, elle s'est développée sur la face antérieure de l'artère poplitée. La poche, dont les parois sont assez épaisses, contenait de nombreux caillots. L'artère a été incisée verticalement à sa face postérieure, et on voit que l'orifice de communication avec la poche anévrysmale a des bords assez lisses. Cet orifice a 5 centimètres de longueur sur environ 3 de large.

(M. Maisonneuve, *Soc. de chir.*, 1855, t. V, p. 223.)

N° 332. — Portion inférieure du fémur, supérieure du tibia et du péroné ; anévrysme de l'artère poplitée.

Cette pièce, préparée par dessiccation, est en très-mauvais état de conservation. On constate qu'il existe une tumeur anévrysmale de l'artère poplitée, du volume d'un gros œuf de poule, qui a 6 centimètres de hauteur sur 5 de largeur.

(M. Peyrilhe, 1796.)

N° 333. — Portion inférieure du fémur droit avec la partie supérieure des deux os de la jambe ; anévrysme de l'artère poplitée, rupture du sac.

Cette pièce provient d'un homme de 36 ans. La tumeur anévrysmale apparut spontanément dans le creux poplité : elle était alors du volume d'un œuf de poule. Elle fut traitée sans succès par la glace pendant un temps assez long. Le 27 août 1851, cet homme éprouva dans le mollet, une douleur très-violente qui dura environ une heure. Toute la jambe devint immédiatement très-volumineuse, insensible et froide au-dessous du mollet, elle se couvrit même de phlyctène. On ne percevait pas facilement les battements artériels, mais les doigts étaient manifestement soulevés, et il existait un bruit de souffle très-faible.

La tumeur anévrysmale, qui est très-volumineuse, est bridée et limitée par les insertions des muscles jumeaux et soléaires. Une incision longitudinale a été pratiquée sur la face postérieure des deux muscles, et on constate qu'ils sont très-amincis par distension, et qu'au-dessous il existe une grande cavité qui était remplie de caillots sanguins ; les supérieurs étaient les plus denses, décolorés. Cette vaste poche est limitée supérieurement par les insertions des muscles jumeaux, et par l'aponévrose qui unit entre eux ces deux muscles ; elle se prolonge sur la gaîne de l'artère poplitée avec laquelle elle se confond.

En disséquant l'artère, on constate qu'elle est intacte jusqu'au-dessous de l'interligne articulaire, où on la voit s'ouvrir dans la cavité précédemment décrite, par une ouverture arrondie. A la partie inférieure du sac, existe une arrière-cavité qui permet l'introduction du pouce, et qui n'est autre que le bout inférieur de l'artère poplitée, dilatée. La cavité est tapissée, dans la moitié externe de sa circonférence, par une membrane veloutée qui paraît être la tunique interne de l'artère rompue. De cette disposition, on peut conclure que l'anévrysme a commencé par la dilatation de la partie inférieure de l'artère poplitée, dont les tuniques se sont rompues par suite de l'accroissement et de la distension du sac. Ce cas paraît donc avoir été, au début, un exemple d'anévrysme vrai.

(M. Robert, *Soc. de chir.*, 1852, t. II, p. 275.)

No 334. — Jambe gauche ; anévrysme du tronc tibio-péronier.

Cette pièce a été préparée par dessiccation. On constate, à la partie postérieure de la jambe, une tumeur anévrysmale volumineuse qui a 14 centimètres de haut sur 8 de large. Cette tumeur a pour point de départ le tronc artériel tibio-péronier. Les artères poplitée et fémorale étaient profondément altérées dans leur structure, les parois en sont épaissies et contiennent un grand nombre de plaques crétacées.

La tumeur anévrysmale, qui a été mal préparée, a profondément érodé la face postérieure du tibia, un de ses prolongements passe à travers la partie moyenne du ligament interosseux, et vient faire saillie à la face antérieure de la jambe et externe du tibia. La face interne du tibia, au niveau de la tumeur, est recouverte de nouvelles couches osseuses sous-périostiques, qui augmentent l'épaisseur du tibia et produisent une tumeur bombée : l'étendue de cette nouvelle production est de 12 centimètres. Par l'intérieur de la tumeur, vide de ses caillots, on voit que la destruction du tibia est considérable, et l'on reconnaît pour sa solidité, l'utilité de la nouvelle sécrétion osseuse.

(Professeur M. Roux, *Soc. anat.*, 1844.)

No 335. — Portion inférieure du fémur gauche avec la partie supérieure des deux os de la jambe ; anévrysme de l'artère poplitée.

Cette pièce provient d'un homme de 32 ans, cultivateur. Il faisait remonter la date de son anévrysme à environ six semaines avant sa mort. Les deux artères poplitées étaient le siége de tumeurs anévrysmales. Celle de gauche était d'environ six semaines antérieure à la droite, aussi la tumeur est beaucoup plus volumineuse ; elle avait, un mois environ avant la mort de la malade, au niveau du mollet, une circonférence de 39 centimètres, et dans le genou, existait un épanchement sans battement appréciable, mais qui était évidemment du sang. Dans le creux poplité, la tumeur qui était arrondie, assez bien circonscrite, plus volumineuse que le poing, était le siége de battements expansifs, énergiques, isochrones à la diastole artérielle, avec bruit de souffle léger à la partie supérieure. La compression fut longtemps employée sans succès dans ses divers modes, et l'amputation a été pratiquée parce que l'anévrysme menaçait de se rompre.

La tumeur anévrysmale se présente sous l'aspect de poches multiples, à parois celluleuses extrêmement minces. La poche principale, plus grosse que les deux poings, ovoïde, à grand diamètre vertical, a 15 centimètres; le diamètre transversal est de 10 à 12. Cette poche principale communique, à droite et à gauche, avec des poches accessoires. La poche anévrysmale à sa partie postérieure, présente des parois plus épaisses, plus consistantes. Cette portion qui retrace assez bien l'aspect des parois artérielles, se dessine comme un renflement fusiforme à direction verticale. Les extrémités supérieures et inférieures de ce renflement, se continuent avec le tronc de l'artère poplitée. Le nerf et la veine poplitée, contigus en haut du tronçon de l'artère, s'en écartent ensuite pour contourner la poche anévrysmale et rejoignent le tronçon artériel inférieur. La veine poplitée est complétement oblitérée dans sa moitié supérieure, par un caillot ferme, adhérent.

Une incision de la poche, en arrière, permet de voir qu'elle était remplie de caillots noirâtres. L'articulation du genou, qui est en comunication avec la paroi antérieure de la poche par trois orifices arrondis, du diamètre d'une pièce de 50 centimes, renfermait du sang et des caillots rougeâtres.

(Professeur Nélaton, *Gaz. hebdomadaire*, 1856, p. 145.)

N° 336. — Portion inférieure du fémur droit et supérieure des deux os de la jambe ; anévrysme de l'artère poplitée ; même individu que la pièce précédente, n° 335.

Cette pièce appartient au même individu que la précédente. La tumeur anévrysmale, beaucoup moins volumineuse que celle du côté gauche, est ovoïde : elle était d'une dureté qui indiquait l'existence de caillots assez denses. La poche avait 6 centimètres de hauteur sur 4 de largeur et 4 d'épaisseur ; elle siége immédiatement au-dessus de l'interligne articulaire, contenue dans une espèce de coque membraneuse, formée par les fibres musculaire et tendineuse du muscle jumeau interne. La veine poplitée est rejetée un peu en dehors et en arrière de la tumeur anévrysmale.

Les parois de l'anévrysme sont minces et friables, la cavité est remplie de caillots fibrineux, concentriques, stratifiés, au centre desquels existaient quelques caillots mous.

(Professeur Nélaton, *Gaz. hebdomadaire*, 1856, p. 145.)

ARTICLE 12.

ANÉVRYSMES ARTÉRIOSO-VEINEUX.

Cet article ne comprend que sept pièces, du n° 337 au n° 343 inclusivement, encore les deux dernières pièces, n° 342 et 343, n'appartiennent point à cet ordre de lésions.

La pièce n° 337 est un exemple d'anévrysme artérioso-veineux de l'artère auriculaire postérieure ; celles n°s 338 et 339 sont un exemple rare d'anévrysme de la carotide interne avec le sinus caverneux ; ces deuxpièces ne sont malheureusement que des reproductions expérimentales, la pièce primitive ayant été perdue.

Les pièces n° 340 et 341 sont des exemples d'anévrysmes artérioso-veineux de l'artère brachiale avec la veine ; celle n° 341 est remarquable par l'énorme dilatation de l'artère.

N° 337. — Moitié latérale droite de la tête ; anévrysme artérioso-veineux de l'artère auriculaire postérieure.

Cette pièce provient d'un homme qui avait reçu un coup de bâton à la partie postérieure de la tête. A la suite de cette contusion, il s'est produit un anévrysme artérioso-veineux entre l'artère auriculaire postérieure et une veine correspondante qui lui était accolée.

Les renseignements manquent sur cette pièce qui est un peu altérée, mais la communication de l'artère auriculaire avec la veine est directe, et on constate sur cette injection, que les veines de la partie postérieure du crâne ont subi une dilatation considérable, qu'elles sont devenues sinueuses, variqueuses. Ces dilatations veineuses s'étendaient très-loin.

(Professeur Laugier.)

N° 338. — Base du crâne ; anévrysme artérioso-veineux traumatique entre la carotide interne et le sinus caverneux.

La pièce originale a été malheureusement perdue, mais M. Nólaton a pu, sur le cadavre, reproduire exactement sur deux pièces, nos 338 et 339, la disposition anatomique qui existait sur le jeune malade. Comme description des deux pièces expérimentales et vu l'importance de ce fait, je crois devoir reproduire l'observation de M. Nélaton.

Cette lésion a été produite sur un jeune étudiant en droit, âgé de 21 ans. Il fut blessé le 3 janvier 1855 à la paupière supérieure gauche, par l'extrémité d'un parapluie violemment pressé d'avant en arrière et de dehors en dedans. Sur la pièce expérimentale n° 338, on voit en place un bout de bois qui représente l'extrémité du parapluie.

La plaie de la paupière gauche s'est guérie en quelques jours, mais l'œil droit est resté saillant, la paupière correspondante abaissée et le malade voyait les objets doubles. MM. Vauquelin, Sichel, Desmarres, successivement consultés, diagnostiquèrent une paralysie du moteur oculaire commun droit, avec blépharoptose et mydriase, qu'ils traitent sans aucun succès.

Le 3 mars, M. H. vient à la consultation de M. Nélaton qui constate la paralysie du nerf de la troisième paire et diagnostique de plus un anévrysme soit de l'artère ophtalmique, soit plus probablement de la carotide interne.

Les symptômes étaient les suivants : œil gauche sain ; légère cicatrice de la paupière inférieure. Du côté droit, exorbitisme marqué, blépharoptose, œil regardant en dehors et ne pouvant être ramené en dedans ; mydriase prononcée, vue nette mais avec diplopie ; l'œil droit est devenu presbyte, et il offre des battements isochrones à la diastole radiale.

L'auscultation faisait entendre un bruit de souffle fort, isochrone aux battements et offrant un léger prolongement. Le soufle, les battements, cessaient immédiatement par la compression de la carotide droite, et reparaissaient dès qu'on la suspendait. La compression de la carotide gauche était sans effet appréciable. M. Nélaton essaya la compression de la carotide, mais plusieurs appareils sont sans effet.

Dans le courant de mai il se déclara plusieurs épistaxis très-abondantes, et le 28, survint dans les 24 heures, trois épistaxis de chacun trois quarts de verre. Le 2 avril, nouvelle épistaxis qui dura 45 minutes et par suite de laquelle le malade perdit deux grands verres de sang.

Le 10 avril, lendemain de l'entrée de M. H. à l'hôpital, M. Nélaton applique un nouvel appareil à compression de la carotide, qui n'exerce qu'une très-faible pression, et a pour objet de diminuer la quantité de sang qui passe dans la carotide. Au bout de trois heures, vers midi, on enlève l'appareil : le malade est très-bien, se lève et mange ; à quatre heures moins un quart, une épistaxis très-abondante se manifeste, plus d'un litre de sang s'écoule en quelques minutes. Cette hémorrhagie est arrêtée par la compression : un caillot oblitère la narine droite.

Le 11, à 7 heures du matin, le malade, réveillé et causant tranquillement avec son voisin, est pris d'une nouvelle épistaxis, arrêtée au bout de quelques minutes ; mais des caillots de sang sont rejetés par le vomissement. Pendant un effort de vomissement, arrêt subit de la respiration et mort.

Autopsie. — A la partie postéro-interne de l'orbite gauche, existe la cicatrice d'une ancienne fracture ; à l'intérieur du crâne, un point d'encephalite avec ramollissement du cerveau, et adhérence des méninges au niveau de la partie externe du sinus caverneux droit. Le sinus sphénoïdal est ouvert par sa partie supérieure, l'on constate que sa paroi latérale droite manque complétement, ce qui ouvre une large communication entre lui et le sinus caverneux droit. Dans la paroi externe et fibreuse de ce dernier sinus, existe une esquille aplatie, large de près de 1 centimètre et qui semble être la paroi du sinus sphénoïdal repoussée en dehors.

Le nerf moteur oculaire commun est en rapport avec le bord supérieur de l'esquille, et à ce niveau il est rouge, mou et beaucoup moins volumineux que celui du côté gauche. L'artère carotide interne est coupée dans l'intérieur du sinus, et ses deux bouts, distants de plusieurs millimètres. La veine ophtalmique du côté droit est très-volumineuse, l'artère est normale.

En résumé donc il y a eu : 1° lésion du nerf moteur oculaire commun; 2° section de la carotide interne communiquant largement avec le sinus caverneux; 3° développement considérable de la veine ophtalmique. Le sang dans les hémorrhagies découlait du sinus caverneux dans le sinus sphénoïdal, et de celui-ci dans les fosses nasales.

M. Nélaton avait pensé avant la mort du sujet, que le bout du parapluie, pénétrant obliquement de gauche à droite et d'avant en arrière, avait traversé l'orbite gauche, le sinus sphénoïdal et atteint la carotide et le nerf moteur oculaire commun. L'autopsie a démontré la réalité du diagnostic, et une expérience faite sur le cadavre a déterminé, comme sur la pièce naturelle, le détachement d'une esquille osseuse qui a déchiré la carotide.

(Professeur Nélaton, *Soc. anat.*, 1855, p. 178.)

N° 389. — Seconde reproduction expérimentale de l'anévrysme artérioso-veineux entre la carotide et le sinus caverneux.

Cette seconde pièce est destinée à montrer la dilatation de la veine ophtalmique.

(Professeur Nélaton. 1855.)

N° 340. — Portion inférieure de l'artère et de la veine brachiale ; anévrysme artérioso-veineux.

La saignée qui a produit cet anévrysme artérioso-veineux, a été pratiquée six ans avant la mort du malade qui a succombé à une phthisie pulmonaire. La tumeur, est-il dit dans les quelques notes qui m'ont été remises sur cette pièce, a présenté pendant plusieurs années tous les signes de l'anévrysme variqueux, et la plupart de ces signes avaient disparu quelque temps avant que le malade ne mourût.

Il existe entre la veine et l'artère brachiale une poche arrondie, ampullaire, du volume d'une petite noisette, qui communique par chacun de ses côtés avec un des vaisseaux correspondants.

Cette poche à parois assez épaisses, contient à son intérieur quelques caillots; un de ces caillots faisait office de soupape dans l'ouverture de communication, de manière à empêcher le sang de pénétrer de l'artère dans la veine; ce caillot a été détruit pendant l'autopsie. Avant sa rupture l'air insufflé par l'artère ne pénétrait pas dans la veine, et réciproquement par l'insufflation de la veine l'air ne pénétrait point dans l'artère. C'est probablement à la présence de ce caillot qu'était due la disparition des signes de l'anévrysme artérioso-veineux.

(Professeur Laugier.)

N° 341. — Membre supérieur droit ; anévrysme artérioso-veineux du pli du coude, énorme dilatation consécutive des artères humérale, axillaire et sous-clavière,

Cette pièce, qui est des plus intéressantes, provient d'un homme de 63 ans, qui, seize ans auparavant, avait eu l'artère humérale droite blessée dans une saignée malheureuse. Pendant de longues années, il ne se manifesta point d'accidents sérieux, mais pendant les dernières années, qui précédèrent l'opération, la tumeur anévrysmale fit de grands progrès. En même temps, l'artère et les veines superficielles du membre se dilatèrent à un degré extraordinaire. Un nouvel anévrysme tout à fait distinct de l'anévrysme artérioso-veineux du pli du coude, se développa sur l'artère humérale, à la partie moyenne du bras.

La tumeur anévrysmale acquit un volume considérable; le souffle s'étendait depuis le bout des doigts jusqu'à l'épaule, et le *thrill* était perçu dans la moitié de cette étendue. Les veines superficielles de l'avant-bras et du bras, étaient animées de battements assez forts. Aucune compression, si énergique qu'elle fût, au bras ou à l'aisselle, soit avec un ou plusieurs doigts, soit même avec les deux mains, ne pouvait arrêter ni même diminuer d'une manière notable les battements de la tumeur. L'artère axillaire et l'artère humérale étaient tellement dilatées qu'elles échappaient par là à la compression. La dilatation du système artériel remontait jusqu'au niveau du tronc brachio-céphalique, car l'artère carotide primitive droite était beaucoup plus volumineuse que la gauche. Des accidents graves d'hémorrhagies étaient imminents; l'amputation du bras devint indispensable.

On constate sur ce bras que la tumeur anévrysmale du pli du coude se compose de deux poches distinctes: l'une sous-cutanée, très-volumineuse, l'autre, sous-aponévrotique, beaucoup plus petite.

La tumeur sous-aponévrotique appartient à la variété qu'on désigne sous le nom d'*anévrysme variqueux intermédiaire*. Elle communique par deux ouvertures étroites : d'une part, avec l'artère humérale; d'une autre part, avec la veine médiane basilique. Elle est constituée par la dilatation d'un trajet accidentel qui s'étend de la paroi superficielle de l'artère à la paroi profonde de la veine. Cette tumeur est globuleuse: son diamètre transversal est de 20 millimètres; sa longueur mesurée par la distance qui sépare l'ouverture artérielle de l'ouverture veineuse, est de 25 millimètres.

La tumeur superficielle ou sous-cutanée, est beaucoup plus volumineuse. Elle a 9 centimètres dans sa plus grande longueur sur 53 millimètres de large. Elle est située sur le trajet de la veine médiane basilique, vis-à-vis l'ouverture de la tumeur sous-aponévrotique, et se continue exclusivement avec la paroi superficielle de cette veine. Elle a la forme d'un sac elliptique, et communique très-largement avec la veine qu'elle recouvre; toutefois la communication n'a lieu que sur une étendue de 5 centimètres, et la démarcation entre la tumeur sanguine et le vaisseau est parfaitement nette, comme cela s'observe dans les anévrysmes sacciformes. Il est permis de croire, par conséquent, que cette poche sous-cutanée s'est faite aux dépens de la cicatrice de la paroi superficielle de la veine, comme dans la variété décrite par Auguste Bérard. Il est difficile d'admettre qu'il en soit autrement; car, lorsque l'anévrysme artério-veineux est dû à la dilatation pure et simple de la veine, il n'est pas sacciforme, mais fusiforme, et se termine insensiblement en haut et en bas, en se continuant à ses deux extrémités avec la cavité du vaisseau.

Il s'agit donc ici d'une variété d'anévrysme constituée par la réunion des deux variétés connues sous les noms d'*anévrysme artérioso-veineux intermédiaire* et d'anévrysme d'Auguste Bérard. Au moment de la saignée, la lancette a traversé la veine médiane basilique d'outre en outre et pénétré dans l'artère. Elle a donc fait trois ouvertures, deux sur la veine, une sur l'artère. L'anévrysme intermédiaire s'est formé entre l'ouverture artérielle et l'ouverture profonde de la veine. En même temps, l'ouverture superficielle de la veine est devenue le point de départ de l'anévrysme sous-cutané,

Les veines superficielles de l'avant-bras et du bras sont très-dilatées, surtout au voisinage du coude, et leurs parois sont épaissies en proportion. Mais le volume de ces vaisseaux est bien moindre sur la pièce qu'il ne l'était sur le vivant. Leurs parois se sont considérablement rétractées. Ainsi la veine céphalique, examinée au tiers inférieur du bras, offrait avant l'opération le volume du doigt ; on ne pouvait s'y méprendre, car cette veine, située sous la peau et animée de battements assez forts, était très-facile à observer. Sur la pièce anatomique, elle n'a plus au niveau de l'amputation, que 9 millimètres de diamètre ; elle est donc réduite au moins d'un tiers.

Malgré ce retrait général des veines qui, n'étant plus soumises à la pression du sang artériel, sont aussitôt revenues sur elles-mêmes, la veine médiane basilique présente encore, immédiatement au-dessus de la tumeur, 18 millimètres de diamètre et 21 millimètres au-dessous ; les veines radiales, la céphalique, la médiane commune, sont très-volumineuses également. La veine radiale principale a encore 13 millimètres de diamètre, à l'union du tiers supérieur de l'avant-bras avec le tiers moyen. Au-dessous de ce point, le calibre des veines superficielles de l'avant-bras diminue graduellement ; au niveau du poignet, il est à peine supérieur au volume ordinaire, et sur le dos de la main il est tout à fait normal.

L'artère humérale, dans une étendue de plus de 12 centimètres, est parfaitement cylindrique; son calibre est uniforme. Le volume énorme de ce vaisseau est donc la conséquence d'une dilatation générale, et non d'une dilatation anévrysmatique.

La paroi de cette artère humérale est extrêmement mince ; elle a à peine un demi-millimètre d'épaisseur ; elle est demi-transparente, flasque, et s'affaisse comme une paroi veineuse, mais elle est néanmoins assez résistante. Lorsqu'on aplatit complétement le vaisseau, on trouve qu'il a 40 millimètres de large, ce qui donne une circonférence de 80 millimètres. Mais il est clair que cette mensuration ne donne pas une idée suffisante du calibre réel que présentait l'artère, lorsqu'elle était distendue par le sang. Pour déterminer exactement ce calibre, M. Broca a introduit de haut en bas, dans l'ouverture transversale produite par l'amputation, un cône en bois qu'il a enfoncé jusqu'à ce que l'ouverture fût distendue. Puis il a mesuré avec un fil la circonférence de ce cône au niveau de la section. Il a ainsi reconnu que l'artère distendue a 86 millimètres de circonférence. Elle est donc beaucoup plus volumineuse que l'humérus qui, au même niveau, n'a que 68 millimètres de circonférence. Au-dessous de la communication artérioso-veineuse, l'artère se rétrécit brusquement et reprend son calibre normal.

(Professeur Broca, *Soc. de chir.*, 2e série, t, IV, p. 392, 1863.)

N° 342. — Modèle en cire d'une tumeur, probablement cancéreuse, qui entoure l'aorte dans toute son étendue.

Sur cette pièce, on a représenté l'artère aorte enveloppée de toute part et dans toute son étendue, par une tumeur qui a été considérée comme étant de nature cancéreuse.

(M, Lafargue, *Bull. de Fac.*, t. I, an XIII, p. 115 et 144.)

N° 343. — Portion inférieure de l'artère aorte avec les iliaques primitives ; atrophie de la droite, dans un cas d'atrophie musculaire graisseuse.

Cette pièce provient d'une femme de 66 ans, qui est morte avec une atrophie musculaire graisseuse du membre inférieur droit, datant de l'enfance.

L'aorte est parsemée de plaques scléro-athéromateuses. Les branches de sa bifurcation terminale sont extrêmement inégales comme calibre. L'artère iliaque primitive droite, a 1 diamètre moindre de moitié que celui de l'artère homologue du côté gauche. Cette réduction du diamètre est tout aussi accusée, en ce qui concerne l'artère iliaque externe et l'hypogastrique, de même que l'artère fémorale et toutes les branches du côté droit. L'artère fémorale droite a tout au plus le calibre d'une artère humérale, tandis que l'artère fémorale gauche a le calibre ordinaire.

(Professeur M. Vulpian, *Arch. de phys.*, 1870, p. 316.)

CHAPITRE III.

Lésions des veines.

Un très-petit nombre de pièces constituent ce chapitre : vingt et une, du nº 344 au nº 365 inclusivement. Quatorze de ces pièces, du nº 344 au nº 357, sont relatives aux varices, et la plupart ont été préparées par M. le professeur Verneuil. Elles sont toutes relatives au membre inférieur, et le but de M. Verneuil a été de démontrer que, dans la plupart de ces pièces, la veine saphène n'avait subi que peu de dilatation ; que les varices débutaient presque toujours par les veines profondes avant que de devenir superficielles.

Deux pièces, nºs 359 et 360, sont des exemples de phlébite de la veine fémorale consécutive à la compression, pour les amputations du membre inférieur. Les pièces nºs 361, 362, 363 sont des exemples de phlébolithes ; la pièce nº 364 est une lésion de la veine fémorale par une balle ; celle nº 365, un exemple de tumeur probablement cancéreuse qui a envahi la veine cave supérieure.

Nº 344. — Modèle d'après le procédé Thibert; des varices du membre supérieur droit.

Ce membre supérieur est représenté vu par sa face antérieure. Les varices sont très-prononcées, surtout à la face palmaire où elles forment de nombreux renflements, qui sont surtout très-manifestes, dans le système cutané palmaire.

N° 345. — Modèle (d'après le procédé Thibert) des varices du membre supérieur droit.

Ce membre supérieur, qui est le même que le précédent, est vu représenté par sa face dorsale. Les varices y sont également très-prononcées, surtout à la face dorsale de la main, où elles forment des renflements qui sont principalement accusés dans le système cutané.

N° 346. — Veines du membre inférieur injectées; varices.

Sur cette pièce, dont les veines sont injectées, on constate que les veines superficielles et profondes sont dilatées, à l'exception de la veine saphène qui est en grande partie rectiligne, et n'augmente de volume qu'en raison des branches collatérales qu'elle reçoit. Il existe une très-large communication entre les deux ordres de vaisseaux, par les veines jumelles qui sont très-dilatées, et, à la partie inférieure, par les veines tibiales postérieures.

(Professeur M. Verneuil.)

N° 347. — Injection des veines superficielles de la jambe et de la cuisse; varices.

Le veine saphène interne est tout à fait étrangère aux dilatations variqueuses, elle est même peu volumineuse. On constate sur cette pièce, qu'il existe deux groupes de vaisseaux variqueux serpentins : l'un, crural, communique en deux endroits avec la veine saphène interne ; l'autre, fémoro-crural, va se jeter en haut directement dans la veine fémorale.

(Professeur M. Verneuil.)

N° 348. — Injection des veines du membre inférieur; varices.

La veine saphène interne est peu développée, mais les veines de la jambe sont très-dilatées, serpentines et variqueuses jusque dans la peau.

(Professeur M. Verneuil.)

N° 349. Injection des veines du membre inférieur ; même individu que la pièce précédente ; varices.

La veine saphène interne est peu développée jusqu'à ce qu'elle ait reçu les dilatations variqueuses de la jambe. A la partie moyenne de la cuisse, il existe d'énormes flexuosités qui constituent des tumeurs.

(Professeur M. Verneuil.)

N° 350. — Injection des veines du membre inférieur ; varices.

La veine saphène interne est peu développée jusqu'au tiers moyen de la cuisse. Les veines superficielles sont très développées. Il existe de très-larges et de très-nombreuses communications avec les veines profondes, musculaires, tibiales, postérieures et péronières. Ces veines sont aussi variqueuses.

(Professeur M. Verneuil.)

N° 351. — Membre inférieur gauche ; varices.

Sur cette pièce, dont les veines sont injectées, on constate de légères dilatations variqueuses dans les veines superficielles, vers la région du genou, tandis qu'il existe une dilatation variqueuse très-prononcée des veines musculaires de la jambe et de la cuisse.

(Prof. Verneuil.)

N° 352. — Membre inférieur droit ; varices.

Cette pièce provient d'un homme qui avait une oblitération de la veine cave inférieure. Une double injection a été pratiquée sur les veines : les saphènes sont injectées en vert et la veine fémorale en bleu.

On constate que le tronc de la veine saphène interne est à peine augmenté de volume à la cuisse ; à la jambe, il est bien légèrement flexueux, mais ce sont principalement les veines collatérales qui viennent s'aboucher dans son tronc, qui sont dilatées.

La dilatation est surtout très-prononcée dans les veines musculaires de la jambe et de la cuisse, qui se rendent dans la veine fémorale qui est notablement augmentée de volume, mais sans être très-flexueuse.

(Prof. Verneuil. 1864.)

N° 353. — Injection des veines du membre inférieur; varices.

Les diverses veines de ce membre, afin de les faire bien distinguer, ont été colorées différemment : les veines superficielles sont colorées en bleu foncé, les veines musculaires des jumeaux du soléaire en vert, les veines tibiales postérieures et péronières en bleu clair.

On peut constater que les varices des veines superficielles sont presque nulles, tandis que la dilatation des veines des muscles jumeaux et soléaires sont assez prononcées.

(Prof. Verneuil. 1861.)

N° 354. — Injection des veines du membre inférieur; varices.

Sur cette pièce, on constate que la veine saphène interne est peu développée, tandis que les veines collatérales sont très-dilatées, très-flexueuses et, par conséquent, variqueuses.

(Prof. Verneuil. 1864.)

N° 355. — Injection des veines du membre inférieur; varices.

Sur cette pièce, on voit le début des varices, et l'on constate que la veine saphène interne est plutôt diminuée de volume qu'augmentée. Les veines collatérales variqueuses ont déjà subi une dilatation notable avec élongation : elles sont flexueuses.

(Prof. Verneuil. 1861.)

N° 356. — Tibia et péroné gauche; varices profondes.

Sur cette pièce, on a coloré en bleu les veines profondes, et en rouge les veines superficielles. On peut constater que les veines tibiales postérieures et péronières sont seules dilatées, et déjà notablement. Les veines superficielles n'ont point subi de dilatation variqueuses.

(Prof. Verneuil. 1861.)

N° 357. — Injection des veines du membre inférieur ; varices.

La peau a été conservée, et l'on constate sur cette pièce, que les veines, à la surface interne de la peau, sont très-dilatées et même jusque dans son épaisseur. La veine saphène interne est presque normale comme volume. Il existe de nombreuses dilatations variqueuses des veines superficielles de la jambe et de la cuisse. Les veines ont un volume notable et une disposition serpentine des plus accusées.

(Prof. Verneuil, 1861.)

N° 358. — Manque.

N° 359. — Artère et veine fémorale ; phlébite de la veine fémorale après une amputation.

Cette pièce provient d'un homme qui fut amputé de la cuisse pour une fracture de jambe, compliquée de plaie et de nombreuses hémorrhagies. L'amputé succomba à tous les signes de la pyoémie, vingt-quatre jours après l'amputation.

Le tissu cellulaire de la gaîne des vaisseaux, au niveau du point où avait été faite la compression, était atteint de periphlébite, et il était tellement condensé qu'il a fallu pour ainsi dire le sculpter. La veine fémorale, à ce niveau, formait un cordon plein, à peine dilaté. Cet état a été attribué, par M. Verneuil, à la compression qui, dans ce cas particulier, a dû être prolongée à cause des hémorrhagies.

On peut, sur cette veine, distinguer trois segments : le supérieur, qui a environ 11 centimètres de long, reposait par son milieu sur l'arcade du pubis ; le segment moyen a 4 centimètres environ ; le segment inférieur confinait à la plaie. Le segment supérieur contenait une bouillie purulente, limitée en bas par un caillot plus récent, d'un rouge foncé, évidemment dû à une coagulation postérieure. Plus bas on trouve un caillot noirâtre très-dense, analogue à ceux que l'on rencontre dans le voisinage des plaies par amputation.

(Prof. Verneuil, *Soc. anat.*, 1870, 2me série, t. XV, p. 312.)

N° 360. — Artère et veine fémorale ; phlébite de la veine fémorale après une amputation.

Cette pièce provient d'un homme sur lequel on a pratiqué

l'amputation de la cuisse pour une ostéo-artrithe chronique du genou. Le malade succomba à une infection purulente, onze jours après l'opération.

Dans la veine fémorale on trouve, à peu de chose près, les mêmes dispositions que sur la pièce précédente. On y distingue trois zones de caillots : la zone supérieure, peu adhérente à la paroi, avait subi un commencement de métamorphose puriforme; la zone intermédiaire est constituée par une trombose véritable, et la zone inférieure par le caillot de la plaie. M. Verneuil attribua ces lésions à la compression qui a été exercée sur la veine, pour pratiquer l'amputation.

(Prof. Verneuil, *Soc. anat.*, 1870, 2me série, t. XV, p. 314.)

N° 361. — Veines du ligament large ; phlébolithe.

Cette pièce provient d'une femme de 62 ans. Il existe plusieurs phlébolithes dans les veines du ligament large : deux d'entre eux ont le volume d'un gros pois, les autres sont moins volumineux; tous sont arrondis et isolés les uns des autres.

(Prof. J. Cloquet, 1814.)

N° 362. — Phlébolithe des veines de la prostate.

Cette concrétion qui est très-volumineuse égale environ un œuf de pigeon, elle est indiquée comme ayant été trouvée dans les veines de la prostate.

(Prof. Thillaye.)

N° 363. — Phlébolithe.

Cette concrétion qui a le volume d'un gros pois, est lisse, arrondie ; elle est indiquée comme ayant été trouvée dans les veines du bassin, chez une femme de 60 ans.

N° 364.— Veine fémorale; plaie par une balle.

On constate, sur cette pièce, que la veine fémorale présente une plaie latérale qui était située au niveau de la partie moyenne de la cuisse : elle a été produite par une balle. Il en est résulté une thrombose étendue au-dessus et au-dessous de la blessure. Le même blessé avait une plaie par arme à feu du gros orteil du même côté. Il est mort de pyoémie.

(Prof. Verneuil.)

N° 365. — Modèle en cire d'un cœur, avec l'origine des gros vaisseaux et des poumons ; tumeur polypiforme de la veine cave supérieure.

On constate dans la veine cave supérieure, qui est dilatée, une masse volumineuse qui présente, à sa partie moyenne, un gros renflement considérable. Cette masse, dont il est impossible aujourd'hui de déterminer la nature, se prolonge jusque dans la veine sous-clavière gauche. La tumeur a 3 centimètres 1/2 de diamètre dans sa partie moyenne. A la région thyroïdienne existe une autre tumeur avec laquelle semble se continuer la tumeur intra-veineuse, ce qui fait que l'on peut se demander, s'il ne s'agit point ici d'un cancer qui aurait défoncé la paroi veineuse.

(Prof. Dupuytren, *Bul. de la Fac.*, 1807, p. 32.)

CHAPITRE IV.

Lésions des vaisseaux lymphatiques.

Treize pièces seulement sont relatives à ce chapitre, du n° 366 au n° 378 inclusivement. Une pièce, n° 366, se rapporte à la compression du canal thoracique, celle n° 367 à une hypertrophie ganglionnaire simple, le n° 368 est un exemple de bubon pestilentiel. Les pièces n°s 369 et 370, sont des exemples d'altération graisseuse des ganglions.

La pièce n° 371 est un exemple d'injection du canal thoracique par du suc cancéreux, le n° 372 est un cancer ganglionnaire chez le cheval. Le n° 373 un exemple de cancer mélanique des ganglions. Les pièces n°s 375, 376, 377 et 378, sont des dilatations variqueuses des ganglions et des vaisseaux lymphatiques.

N° 366. — Reins avec une portion de l'aorte et de la veine cave inférieure ; compression de l'aorte de la veine cave inférieure et du canal thoracique par une tumeur ganglionnaire.

La femme sur laquelle a été prise cette pièce était âgée de 35 ans ; elle est morte à l'hôpital des Cliniques après un séjour d'environ cinq mois. Au moment de son entrée à l'hôpital, elle avait les apparences de la plus belle santé : fortement constituée, d'un tempérament sanguin, elle attirait l'attention par sa fraicheur. Elle était venue à l'hôpital pour une tuméfaction très-douloureuse qu'elle éprouvait dans l'aisselle droite. M. Nélaton reconnut dans cette région l'existence d'un ganglion lymphatique engorgé, au sein duquel il présuma qu'il se faisait une collection purulente. L'intensité des douleurs était telle que, malgré que la fluctuation ne fût point évidente, le chirurgien n'hésita point à plonger un bistouri dans la tumeur, et il trouva, en effet, au centre de l'engorgement, une petite collection purulente qui fut évacuée : la malade se trouva d'abord bien soulagée. Les douleurs se manifestèrent de nouveau, avec une nouvelle intensité. Un traitement énergique fut employé avec succès : il consista en : caustique solide, pâte de canquoin, qui fut introduite dans le centre de la masse ganglionnaire.

Au bout de trois mois environ de séjour à l'hôpital, sans cause appréciable, au milieu de la santé la plus parfaite et d'une nutrition suffisante, la malade mangeait d'un bon appétit, il se manifesta quelques symptômes de phthisie et surtout un dépérissement très-considérable, qui amena rapidement la mort.

A l'autopsie, on trouva bien, dans les sommets des deux poumons, des tubercules nombreux, à différentes périodes d'évolution, mais leur nombre et leur état ne pouvaient expliquer les symptômes rapides d'amaigrissement observés, ce qui engagea à prolonger l'examen cadavérique. On constata alors, dans la cavité abdominale, comme cela s'observe sur la pièce, une hypertrophie très-considérable des ganglions méseutériques et, en particulier, de ceux qui entourent l'aorte, la veine cave et le canal thoracique au niveau du réservoir de Pecquet. Ces ganglions comprimaient ces vaisseaux et, en particulier, le canal thoracique contre les corps vertébraux, ils devaient diminuer notablement si même ils n'interceptaient point le canal. M. Nélaton a pensé que, malgré l'alimentation plus que suffisante que prenait la malade, le dépérissement devait être en grande partie attribué à l'obstacle au cours du chyle.

(Professeur Nélaton, 1866.)

N° 367. — Ganglion lymphatique sous-maxillaire ; hypertrophie.

Cette pièce provient d'une jeune femme de 30 ans qui, portait depuis dix ans ce ganglion très-hypertrophié, et qui était situé sous la mâchoire inférieure. La tumeur est oblongue, du volume d'un petit œuf de poule ; l'examen microscopique a montré qu'elle était formée par une hypertrophie des éléments normaux des ganglions lymphatiques.

(Professeur Verneuil, 1869.)

N° 368. — Ganglions lymphatiques ; bubons pestilentiels.

On constate, sur cette pièce, l'existence d'un certain nombre de ganglions lymphatiques du pli de l'aine, des aisselles et de l'abdomen, dont quelques-uns sont volumineux, égalent un œuf de poule. Ces ganglions ont été pris sur des cadavres de pestiférés en Egypte, pendant les années 1834 et 1835.

(Clot. Bey, 1835.)

N° 369. Ganglions lymphatiques ; altérations graisseuses.

On a réuni, dans un même bocal, un certain nombre de ganglions lymphatiques appartenant tous au même individu, et qui ont subi une altération graisseuse assez prononcée.

(Professeur Verneuil.)

N° 370. — Portion de mésentère ; altération cireuse des ganglions.

Cette pièce provient d'un homme de 43 ans qui, dans son enfance, avait présenté des symptômes évidents de constitution scrofuleuse. Depuis cette époque, les ganglions lymphatiques de toutes les régions du corps s'étaient hypertrophiés ; quelques-uns ont même suppuré. Ils présentaient tous le même aspect.

On constate sur les ganglions du mésentère, qu'ils sont notablement augmentés de volume : la plupart ont le volume d'une noix ou d'une noisette. A la coupe, ils ont un aspect homogène, leur tissu est compacte, ils sont uniformément jaunâtres avec une légère nuance rosée, lisse et peu brillants.

A l'examen microscopique, qui a été fait par M. Robin, le tissu des ganglions prenait une demi-transparence qui, sous certaines incidences de la lumière, au lieu de la teinte gris jaunâtre indiquée, prenait l'aspect de la gélatine non desséchée. Les coupes minces de tissu étaient d'une transparence remarquable. Ces ganglions présentaient une trame de fibres de tissu cellulaire très-lâche ; çà et là se voyaient des épithéliums nucléaires, sphériques des ganglions lymphatiques, tantôt isolés et épars, tantôt réunis en amas plus volumineux. Ces divers éléments ne formaient pas le dixième de la masse du produit morbide. Le reste du tissu était constitué par des corpuscules spéciaux, qui remplissaient les intervalles laissés par les fibres précédentes. Ces corpuscules avaient, par leur multiplication considérable, écarté et déterminé l'atrophie des éléments normaux ganglionnaires.

Les corpuscules, dont il s'agit, se présentaient sous la forme de masses polyédriques. quelquefois ovoïdes. Ces masses ou concrétions, avaient 1 diamètre variant de 1 à 0,08 centièmes de millimètres. Ils étaient remarquables par leur transparence, leur teinte incolore ou légèrement bleuâtre. Leur pouvoir refringeant était assez fort. Ces corps étaient insolubles dans l'eau, l'alcool et l'éther; l'acide acétique et la potasse, surtout cette dernière, les rendaient transparents et les gonflaient beaucoup.

(Professeur Guyon, *Soc. de Biol*, 2me série, 1856, t. III, p. 1.)

N° 371. — Colonne vertébrale avec l'aorte ; injection du canal thoracique par du suc cancéreux.

Cette pièce provient d'une femme morte à l'hospice de la Salpêtrière, des suites d'un cancer ulcéré de l'utérus, avec destruction à peu près complète de l'organe et de ses dépendances. Les origines du canal thoracique, principalement celles qui suivent les veines ovariques et le canal lui-même, sont injectés par du suc cancéreux.

(M. Hourmann.)

N° 372. — Portion de mésentère de cheval ; cancer des ganglions.

Les ganglions lymphatiques, très-hypertrophiés, très-volumineux, sont complétement cancéreux;

(M. Pigné.)

N° 373. — Ganglions de l'aisselle et du coude ; sarcome mélanique.

Cette pièce provient d'un homme de 35 ans, forgeron. Cette tumeur, qui avait débuté environ huit ans avant son extirpation, resta longtemps stationnaire, puis vers la fin elle augmenta rapidement : elle présente environ le volume du poing. La tumeur inférieure qui siégeait dans le ganglion situé au-dessus de l'épitrochlée, beaucoup plus petite, du volume d'une châtaigne, ne datait au dire du malade que de quatre ans.

M. Robin, qui a examiné ces tumeurs, a reconnu qu'elles contenaient un suc aqueux avec des cellules ganglionnaires, un certain nombre d'éléments fibreux et fusiformes avec une grande quantité de granulations pigmentaires libres. La lésion a récidivé sur place, dans un espace de deux ans, et, le malade étant mort à la suite d'une seconde opération, on a trouvé une généralisation de la tumeur dans plusieurs organes.

Une expérience assez curieuse a été faite avec cette tumeur : une petite quantité de la matière noire a été injectée par M. Goujon sous la peau d'un chien; douze jours après, l'animal étant mort, on constata au niveau de l'insertion de la matière noire, une tumeur mélanique, et tous les ganglions lymphatiques de l'animal furent trouvés hypertrophiés, dégénérés. Le fait de la généralisation chez ce chien est donc hors de doute.

(M. Houel, *Soc. anat.*, 1867, 2e série, t. XII, p. 433 et *Soc. de biologie*, 1867.)

N° 374. — Tumeur erectile probable du bassin.

Cette tumeur sur laquelle on ne possède que peu de renseignements, a acquis un volume considérable: elle est plus grosse qu'une tête d'adulte. Cette tumeur s'est lentement développée dans le bassin d'une femme de 45 ans; elle a peu à peu détruit et complétement perforé même les os iliaques et le sacrum. Breschet l'a considérée comme formée par un lassis des vaisseaux artériels et veineux; son examen anatomique est aujourd'hui impossible.

(Professeur Breschet.)

N° 375. Dilatation variqueuse des ganglions lymphatiques de l'aine injectés au mercure.

Le malade sur lequel a été pris cette pièce portait à la partie supérieure gauche de l'aine une tumeur qui était douloureuse à la pression qui était difficilement supportée; cette manœuvre faisait sensiblement diminuer la masse morbide de volume.

Les douleurs et la gêne qu'éprouvait le malade, décidèrent M. Nélaton à proposer l'ablation de cette tumeur, persuadé qu'il était que les suites de cette opération ne pouvaient qu'être bénignes. L'opération fut commencée par une incision de la peau qui recouvrait la masse morbide; mais aussitôt il s'écoula par cette plaie un liquide en tout semblable à du lait. La quantité qui s'échappa ainsi fut considérable; on put en recueillir un demi-verre environ : la couleur en était légèrement teinte en rose par le sang.

La tumeur qui était assez volumineuse fut enlevée entière, du sang s'écoula en abondance : plusieurs ligatures furent faites, mais l'hémorrhagie continua encore; on dut avoir recours à l'emploi du perchlorure de fer. Dans la journée une nouvelle hémorrhagie se manifesta : elle fut difficilement arrêtée. Le lendemain, M. Nélaton constata l'existence du début d'un phlegmon diffus de la paroi abdominale et de la cuisse, qui amena au bout de quatre jours la mort du malade.

Dans l'aine, du côté opposé, existait une petite tumeur en tout analogue à celle qui avait été enlevée, seulement elle était quatre à cinq fois moins volumineuse. Dans le but d'étudier la nature de cette tumeur, M. Nélaton l'enleva avec soin, et il pria

M. Sappey de la préparer: elle fut injectée au mercure. On peut constater qu'elle était formée, comme cela se voit sur la pièce, par deux ganglions lymphatiques dont les vaisseaux sont très-dilatés, variqueux, en même temps que le tissu propre du ganglion était hypertrophié.

(Professeur Nélaton, 1860.)

N° 376. Dessin de la pièce précédente, de dilatation variqueuse des ganglions lymphatiques.

(Professeur Nélaton, 1860.)

N° 377. — Tumeur formée par la dilatation des ganglions et des vaisseaux lymphatiques.

Cette pièce provient d'un jeune homme de 21 ans, qui est né et a toujours habité l'île Bourbon. Cette tumeur aurait débuté vers l'âge de 15 ans, en même temps qu'une hernie inguinale que portait ce jeune malade. Il existait de chaque côté, dans le triangle de Scarpa, une tumeur allongée, de haut en bas. Celle de droite, avait 12 centimètres de hauteur sur 7 de large, elle descendait plus bas que celle de gauche, qui avait 13 centimètres sur 8. Ce jeune homme portait en même temps à l'anus, une petite fistule peu importante: Elle fut opérée par M. Trélat, et c'est des suites de cette opération que succomba ce jeune malade : l'inflammation de la région anale s'était propagée aux tumeurs ganglionnaires de l'aine.

M. Trélat put obtenir de la famille d'enlever la tumeur de droite, qu'il a déposée dans le Musée. La dissection de cette tumeur montra qu'elle était située, en majeure partie, sous le fascia cribriformis, en avant des aponévroses du psoas et des adducteurs ; qu'elle laissait échapper, dès que le scalpel intéressait sa surface, un liquide opaque, épais et d'un rose jaunâtre ; qu'elle était constituée par des lobes rapprochés les uns des autres, ainsi qu'on peut le voir encore sur la pièce disséquée. Cette tumeur était exactement limitée en haut, en bas et sur les côtés ; mais en arrière, elle communiquait manifestement avec les vaisseaux lymphatiques profonds. Au moment où on la sépara en ce point, un liquide rose s'écoula assez abondamment. A sa surface, la tumeur présente un grand nombre de bosselures, d'un volume variable.

En ouvrant la cavité abdominale, on constata qu'il n'y avait aucune altération intestinale. Bien plus, malgré une recherche attentive, il fut impossible de retrouver la hernie inguinale, qui avait été positivement reconnue par les médecins de l'île Maurice, par M. Nélaton, par M. Trélat, par tous ceux qui avaient vu le malade. *Cette hernie n'existait pas.* Tous avaient commis la même erreur, difficile à éviter. C'étaient des vaisseaux lymphatiques variqueux qui occupaient le canal inguinal et la partie supérieure du cordon. Cela explique pourquoi cette prétendue hernie était si difficile à maintenir réduite, pourquoi, malgré toutes les précautions, le bandage en laissait toujours filer une partie.

En décollant le péritoine de la paroi abdominale postérieure, on apercevait, le long des vaisseaux iliaques, une masse plus grosse que le pouce, formée de conduits pelotonnés, enroulés les uns avec les autres, se dirigeant généralement de bas en haut. La même disposition existait des deux côtés. Vers les piliers du diaphragme, ces deux masses se rapprochaient l'une de l'autre et confinaient par leurs bords. Elles remontaient plus haut et s'engageaient très-probablement sous le diaphragme; mais on n'a pu, faute de temps, vérifier ce dernier point.

(*Voir, pour les détails, l'observation qui est très-complète.*)

(Professeur Trélat, *Soc. de chir.*, 2e série, t. V, p. 306 et 433, 1864.)

N° 378. — Peau de la paroi abdominale ; dérivation de la lymphe par les réseaux sous-épidermiques.

Cette pièce provient d'une malade qui avait un fibro-sarcome de l'ovaire, d'un énorme volume, il pesait 20 kilogrammes. Cette tumeur, reposant sur les cuisses, oblitérait les ganglions inguinaux qu'elle comprimait. Les vaisseaux lymphatiques qui s'y rendaient communiquaient alors par les réseaux avec les lymphatiques du péritoine.

On voit, sur cette pièce, des capillaires lymphatiques sous-épidermiques qui ont été injectés en vert : ils sont très-développés, quelques-uns ont le volume d'une plume de corbeau. Ils communiquent d'une part, avec les troncs lymphatiques sous-cutanés, dilatés, et avec les vaisseaux lymphatiques profonds du péritoine à travers l'ombilic.

(M. Derprès, *Gaz. des hôpitaux*, 1872, p. 1123.)

LÉSIONS

DE

L'APPAREIL DE LA DIGESTION

ET DES GLANDES ANNEXES

Les pièces qui constituent cet appareil sont très-nombreuses, et pour faciliter les recherches, j'établirai un certain nombre de chapitres qui seront basés sur les subdivisions admises dans l'anatomie descriptive.

Chapitre 1er. Lésions de la bouche et du pharynx.
2e. Lésions de l'œsophage ;
3e. Lésions de l'estomac ;
4e. Lésions de l'intestin ;
5e. Lésions du foie ;
6e. Lésions de la rate.

CHAPITRE PREMIER

Lésions de la bouche et du pharynx.

Les pièces relatives aux lésions de la bouche et du pharynx sont au nombre de 74, du n° 1 au n° 73. Sous ce titre sont comprises les lésions des lèvres, de la voûte palatine, des glandes salivaires et des dents. Toutes ces lésions peuvent se rapporter à trois groupes principaux; je les décrirai en trois articles distincts. Le premier article comprendra : les divisions de la lèvre supérieure, de la voûte palatine et du voile du palais. Le second article : les tumeurs diverses des lèvres, des amygdales, du voile du palais, de la parotide, de la glande sous-maxillaire et de la langue. Le troisième article comprendra les affections des dents, du rebord alvéolaire qui les supporte, ainsi que de quelques lésions du maxillaire inférieur.

Article premier.

DIVISIONS DE LA LÈVRE SUPÉRIEURE, DE LA VOUTE PALATINE ET DU VOILE DU PALAIS.

Vingt-six pièces, du n° 1 au n° 25 inclusivement, se rapportent à cette lésion. Pour toutes ces pièces, le bec-de-lièvre n'est point simple; il s'étend plus ou moins loin à la voûte palatine et au voile du palais ; il n'existe donc point dans le Musée de division simple de la lèvre supérieure, c'est une lacune à combler, ce qui sera facile, car les faits sont relativement fréquents.

La collection des pièces du Musée qui se rapportent au bec-de-lièvre compliqué, tant naturelles que pièces en cire, présente un exemple de presque toutes les variétés décrites dans les auteurs. Quelques-unes de ces pièces, reproduites en cire, montrent la lésion et le résultat de l'opération nos 5, 6, 7, 8, 10 et 11. Aucune de ces bifidités qui sont congénitales ne portent sur la lèvre inférieure; quand la bifidité s'observe sur cette dernière, elle est toujours le résultat d'une lésion traumatique survenue après la naissance.

Le Musée renferme six pièces, nos 1, 2, 3, 3 *a*. 4 et 5, de bec-de-lièvre unilatéral, compliqué de division du bord alvéolaire et de la voûte palatine; sur ces cinq pièces la division siége à gauche. Il existe douze pièces de bec-de-lièvre double avec division du bord alvéolaire et de la voûte palatine, nos 7, 9, 10, 12, 13, 14, 15, 16, 17, 18, 19 et 20; sur les pièces nos 16, 17 et 18 la division s'étend à tout le voile du palais.

La pièce no 21 est un exemple de division congénitale limitée à la partie postérieure du voile du palais; les pièces nos 22 et 24 présentent une division du voile du palais et de la partie postérieure de la voûte palatine, sans division de la lèvre ni du bord alvéolaire. La pièce no 23 est une portion de tête d'adulte, sur laquelle on constate une division considérable de la voûte palatine avec conservation du bord alvéolaire et sans bec-de-lièvre cutané. Enfin la pièce no 24 est un exemple de perforation de la voûte palatine, suite d'une affection vénérienne. La perforation qui est considérable avait été fermée pendant la vie comme cela se voit sur la pièce, par un bouchon en liége qui servait d'obturateur.

No 1. — Modèle en cire d'une tête et d'un cou d'enfant ; bec-de-lièvre gauche, s'étendant à la voûte palatine.

Sur cette représentation en cire, on constate que la division de la lèvre est située à gauche, qu'elle s'étend au rebord alvéolaire et à la partie antérieure de la voûte palatine. En haut elle se prolonge jusque dans la narine.

N° 2. — Modèle en cire de la face d'un individu adulte ; absence de la moitié gauche de la lèvre supérieure.

Sur cette représentation en cire, sur laquelle je manque absolument de renseignements, on constate que la moitié gauche de la lèvre supérieure n'existe pas. Le maxillaire paraît moins développé qu'à droite, ce qui semble établir la congénialité de cette lésion. On constate qu'il existe deux larges ouvertures, l'une qui communique dans la fosse nasale gauche, l'autre dans le sinus maxillaire. Le bord alvéolaire supérieur, mal conformé, semble dépourvu de dents.

(Professeur Roux.)

N° 3. — Squelette de fœtus; division latérale du rebord alvéolaire avec division de la voûte palatine.

Sur ce squelette de fœtus, on constate que le bord alvéolaire gauche et la voûte palatine, sont divisés dans toute leur étendue. L'écartement qui en résulte a la forme d'un V, dont la partie la plus évasée correspond au bord alvéolaire. Il existe une large communication entre la cavité buccale et la narine gauche. Le vomer et la lame perpendiculaire de l'ethmoïde sont fortement déjetés à droite, et s'articulent avec la voûte palatine sur la limite de la division. A ce niveau, les deux os semblent s'avancer à la rencontre les uns des autres.

(Professeur Breschet.)

N° 3 *a*. — Portion de squelette de la tête; bec-de-lièvre unilatéral, avec division de la voûte palatine.

Cette pièce a été recueillie sur un enfant à terme, qui présentait un bec-de-lièvre simple, situé du côté droit avec division de la voûte palatine et du voile du palais.

Sur ce squelette, on constate que le maxillaire supérieur droit est atrophié, en hauteur et en largeur ; il existe une division du rebord alvéolaire et de la voûte palatine. Le vomer est dévié à gauche, ce qui accentue encore l'écartement résultant de la perte de substance.

(Professeur Trélat, 1865.)

N° 4.— Squelette de la tête d'un adulte ; division du bord alvéolaire gauche et de la voûte palatine.

Squelette de tête d'un adulte qui est affecté de bec-de-lièvre latéral gauche. La division osseuse occupe toute l'étendue de la voûte palatine. Les os de la face présentent de profondes modifications; les deux maxillaires supérieurs sont moins volumineux que pour une tête de cet âge, mais c'est principalement sur le maxillaire gauche que porte l'atrophie. La division occupe toute la longueur de la voûte palatine, et la fente a plus d'étendue en arrière, ce qui est l'inverse de ce qui existe chez les fœtus. L'écartement en arrière est de 2 centimètres et d'un seul en avant près du bord alvéolaire, ce qui tient à ce qu'au niveau de ce point, les deux os semblent s'être avancés à la rencontre l'un de l'autre.

Les deux portions horizontales des os maxillaires paraissent avoir concouru à produire cet écartement, car elles n'ont chacune qu'un diamètre transversal de 1 centimètre ; de plus, elles sont très-minces ; c'est à peine si elles ont 1 millimètre d'épaisseur. La portion palatine de l'os maxillaire supérieur gauche est libre, mais celle de droite adhère au vomer qui, au lieu d'être perpendiculaire, est très-obliquement dirigé d'abord dans sa partie postérieure de haut en bas et de gauche à droite. Dans sa partie antérieure, il s'articule avec la lame de l'ethmoïde; mais, dans ce point, il se dévie avec cette lame fortement à gauche, pour venir au contact avec le cornet inférieur. Il semble donc qu'il se soit tordu sur son pédicule, de façon que sa face droite regarde un peu en haut et en avant et le bord antérieur à gauche. Il résulte de cette disposition, qu'en avant, la communication de la bouche avec les fosses nasales se trouve limitée de ce côté, au bord supérieur du cornet inférieur, et sur la pièce fraîche, au niveau de ce point, l'occlusion devait être complète.

Les deux maxillaires n'ont pas subi le même développement en hauteur. Celui qui est situé sur le côté où siège la division, a une hauteur moindre. Le nez a subi une déviation en rapport avec celle de la lame perpendiculaire; il se trouve projeté à droite et un peu dévié sur son axe.

N° 5. — Modèle en cire de la face d'un enfant; bec-de-lièvre situé sur le côté gauche.

Sur cette répresentation en cire de la face d'un enfant, on constate qu'il existe sur le côté gauche, un bec-de-lièvre avec écartement considérable des bords de la solution de continuité ; l'écartement est de 2 centimètres 1/2. La division s'étend jusque dans la narine correspondante. Le nez est dévié à droite et aplati. La voûte palatine ne paraît divisée que dans sa moitié antérieure seulement; les deux incisives et la canine gauche manquent.

(Professeur Ant. Dubois, 1799.)

N° 6. — Modèle en cire de la face d'un enfant ; bec-de-lièvre précédent, après opération.

Ce modèle en cire représente le bec-de-lièvre opéré, et l'on voit sur cette pièce que le résultat est des plus satisfaisants.

N° 7. — Modèle en cire de la face d'un enfant ; bec-de-lièvre double.

Sur cette pièce en cire, on a représenté la face d'un enfant qui présente un bec-de-lièvre double avec tubercule médian osseux et cutané. La bifidité de la lèvre de chaque côté s'étend jusque dans la narine correspondante. La pointe du nez est affaissée. Le tubercule médian osseux donne insertion aux deux incisives médianes.

(Professeur Ant. Dubois, 1800.)

N° 8. Modèle en cire du bec-de-lièvre précédent avec tubercule médian, résultat après opération.

Sur cette représentation en cire, on voit que le résultat est aussi heureux que possible. Le nez est remonté, le tubercule médian a été enlevé, et il n'existe plus, qu'une cicatrice linéaire située sur la ligne médiane.

(Professeur Ant. Dubois, 1800.)

N° 9. — Modèle en cire de la face d'un enfant ; bec-de-lièvre double avec tubercule médian.

Sur cette représentation en cire, on constate que la double division cutanée du bec-de-lièvre, se prolonge jusque dans la narine correspondante ; elle circonscrit un petit tubercule cutané ratatiné, aplati et relevé de bas en haut. Il est venu contracter des adhérences avec la pointe du nez.

De chaque côté, la division s'étend à la voûte palatine ; elle circonscrit et détache une portion osseuse qui a environ 2 centimètres de large et porte quatre dents incisives. Cette portion osseuse, projetée en avant, vient faire saillie entre les deux bords de la division cutanée. Le nez, dont les narines sont projetées en dehors, est considérablement élargi.

N° 10. — Modèle en cire de la face d'un enfant; bec-de-lièvre double avec tubercule médian osseux et cutané.

Sur cette représentation en cire d'un bec-de-lièvre double, les deux bords de la lèvre sont assez écartés, et le tubercule osseux médian supporte quatre incisives. Mais, au lieu d'être régulièrement disposées, ces dents sont écartées l'une de l'autre et présentent chacune un mouvement de rotation sur l'axe d'un quart de cercle, de manière à présenter un de leurs bords en avant. La division palatine est assez mal représentée.
(Professeur Ant. Dubois, *Bull. de la Fac.*, t. IV, p. 29.)

N° 11. — Représentation en cire du bec-de-lièvre précédent, après l'opération.

Sur cette représentation, on constate que le résultat est aussi satisfaisant que possible ; le tubercule osseux paraît avoir été enlevé, et les deux narines sont rapprochées.
(Professeur Ant. Dubois, *Bull. de la Fac.*, t. IV, p. 29.)

N° 12. — Modèle en plâtre d'une portion de la face d'un adulte, bec-de-lièvre double avec tubercule médian cutané et osseux.

Sur ce modèle en plâtre, on constate qu'il existe une double division de la lèvre supérieure, avec tubercule médian cutané et osseux. De chaque côté la division se prolonge jusque dans la narine. Le tubercule cutané adhère à la pointe du nez, et le tubercule osseux donne insertion aux deux incisives moyennes.
(Professeur Dupuytren, 1834.)

N° 13. — Squelette de fœtus à terme ; bec-de-lièvre double avec tubercule médian osseux.

Ce squelette est bien conformé ; il existe un bec-de-lièvre double avec tubercule osseux médian. Sur la ligne médiane, en avant, au-dessous du nez, on observe un petit tubercule qui donne insertion à la cloison des fosses nasales qui le supporte. En arrière, la cloison, dans toute son étendue, est libre et renflée à son bord inférieur. De chaque côté existe une perte de substance de l'apophyse palatine d'environ 1 centimère d'étendue; elle établit, entre la bouche et les fosses nasales, une large communication. Il existe donc sur cette pièce une destruction presque complète de la voûte palatine, avec intégrité de la cloison des fosses nasales.

(Professeur Breschet.)

N° 14. — Tête d'enfant à terme, avec bec-de-lièvre double et tubercule médian cutané et osseux.

Sur cette tête d'enfant à terme, on constate qu'il existe un bec-de-lièvre double avec tubercule médian, cutané et osseux. La division qui est avec un plus grand écartement du côté droit que du gauche, s'étend à toute la voûte palatine ainsi qu'au voile du palais. La cloison des fosses nasales est complète.

(M. Houel, 1848.)

N° 15. — Tête d'enfant à terme ; bec-de-lièvre double avec tubercule médian cutané et osseux; de chaque côté de la ligne médiane, la lèvre inférieure présente un pertuis.

Cette pièce provient d'un enfant à terme. La lèvre supérieure présente à décrire trois portions : une médiane, qui recouvre les os intermaxillaires, et deux latérales parfaitement semblables.

Les os inter-maxillaires font une saillie très-considérable en avant ; à leur partie supérieure, on voit la sous-cloison bifurquée embrasser leurs sommets.

La partie médiane de la lèvre supérieure, qui recouvre la tumeur formée par les os inter-maxillaires, se termine inférieurement par un bord arrondi assez large, tandis que supérieurement elle se rétrécit et se continue avec la peau du lobule du nez, qui, par suite de l'aplatissement de cet organe, ne fait qu'une saillie peu considérable.

Cette partie médiane de la lèvre supérieure est fixée aux os intermaxillaires par un pli de la muqueuse, semblable au frein de la lèvre supérieure normale, mais qui en occupe toute la hauteur.

Les deux portions latérales de la lèvre, sont sur un plan beaucoup plus postérieur que la portion médiane. Leurs extrémités internes commencent un peu en dedans de l'aile du nez ; en ce point, les lèvres ne présentent qu'une hauteur très-peu considérable, et sont réunies aux os maxillaires par un petit frein. Cette extrémité interne étant beaucoup plus élevée que la commissure, le bord inférieur suit une direction oblique en bas et en dehors; et à mesure qu'on s'approche de la commissure, la hauteur de la lèvre devient plus considérable.

Entre la partie médiane et les parties latérales, il reste de chaque côté une ouverture toujours considérable, comblée en partie par la tumeur des os inter-maxillaires.

Lèvre inférieure. — La forme et le volume de la lèvre inférieure, considérée dans son ensemble, ne présentent rien d'anormal. Mais on y rencontre vers la partie moyenne une disposition singulière, qui mérite, à cause de sa nouveauté, une description détaillée.

Deux petits disques circulaires, d'une coloration plus foncée que celle de la muqueuse voisine, se voient de chaque côté de la ligne médiane.

Leur surface est légèrement déprimée ; à son centre se voit un petit tubercule ; ce tubercule, dont la couleur est analogue à celle du disque, pendant la vie était quelquefois très-saillant ; d'autres fois il semblait rentrer en lui-même. Mais quand on y regarde de plus près, on voit qu'il bouche alors une ouverture demi-circulaire, qui en arrière circonscrit son pédicule.

Un stylet, introduit dans cet orifice, permet d'évaluer à 6 ou 8 millimètres la profondeur du cul-de-sac.

Un tissu contractile préside aux mouvements de ce petit tubercule, car parfois on le voit rentrer brusquement dans sa cavité. A ce moment on s'aperçoit qu'un liquide analogue à de la salive est projeté à quelques millimètres.

(Professeur Depaul, *Soc. de chir.*, 2me série, t. II, p. 350.)

N° 16. — Portion de tête de fœtus à terme : bec-de-lièvre double avec tubercule médian, division de la voûte palatine et du voile du palais.

La mâchoire inférieure a été enlevée, et on constate qu'il existe sur cette pièce un bec-de-lièvre double avec tubercule médian, cutané et osseux. Le tubercule osseux comprend les quatre incisives. La bifidité s'étend à toute la voûte palatine et au voile du palais ; la cloison médiane des fosses nasales est intacte. Il est manifeste, sur cette pièce, que les deux moitiés palatines du maxillaire supérieur sont notablement atrophiées, d'où résulte entre elles un écartement très-considérable.

(Professeur Béclard, 1823.)

N° 17. — Squelette de la tête ; bec-de-lièvre double avec tubercule médian, division de la voûte palatine et du voile du palais.

Sur cette tête, la division de la voûte palatine présente un écartement considérable, plus d'un centimètre 1/2; les deux apophyses palatines sont rudimentaires, notablement atrophiées. Le tubercule médian qui porte les quatre incisives, est fortement projeté en avant, ce qui résulte de la saillie que fait dans cette direction la cloison médiane des fosses nasales, dont le bord inférieur est très épais, hypertrophié, et présente une ossification plus avancée que dans l'état ordinaire.

(Professeur Béclard, 1823.)

N° 18. — Portion de la tête; bec-de-lièvre double avec tubercule médian, division de la voûte palatine et du voile du palais.

Sur cette portion de tête, dont la mâchoire inférieure a été enlevée, on constate qu'il existe un bec-de-lièvre double, avec tubercule médian, osseux et cutané, qui est fortement projeté en avant, renversé de bas en haut et adhère à la pointe du nez. Le tubercule osseux ne renferme que les deux incisives médianes.

Il existe en outre une division de la voûte palatine avec écartement considérable, ainsi que du voile du palais. La cloison médiane des fosses nasales est complète et même hypertrophiée.

(M. Vallée, *Bull. de la Fac.*, t. I. p. 54.)

N° 19. — Portion antérieure du crâne et de la face; bec-de-lièvre double avec division médiane du nez et de la voûte palatine.

Cette pièce sans renseignements, est malheureusement en assez mauvais état de conservation On constate qu'il existe un large écartement des deux maxillaires, près de 2 centimètres, avec absence presque complète de voûte palatine. Il n'existait point de tubercule médian, et la division du rebord alvéolaire se prolonge dans toute la hauteur de la partie médiane du nez. Les apophyses montantes des maxillaires, très-écartées, sont renversées en dehors, et il semble, sur cette pièce, ne point avoir existé d'os propre du nez; du moins je ne puis en retrouver de trace.

N° 20. — Moule en plâtre des deux machoires d'un enfant de 5 ans, bec-de-lièvre double.

Sur ce moule, qui a été pris sur un enfant de 5 ans, on constate qu'il existe un bec-de-lièvre double. Il existe à la mâchoire supérieure une saillie considérable du tubercule incisif, saillie qui atteint 2 centimètres et 1/2. Ce tubercule, qui a 2 centimètres et 1/2 de largeur, porte quatre incisives. Deux incisives supplémentaires sont situées en dedans des canines, et séparées seulement par un intervalle de 1 centimètre 1/2.

(M. Magitot, *Thèse* de M. Hamy, 1868, p. 60, pl. II, fig. 3.)

N° 21. — Maxillaires supérieurs avec le sphénoïde; division de la partie postérieure de la voûte palatine.

Cette pièce provient d'un homme de 22 ans, qui avait un bec-de-lièvre simple. On constate sur cette pièce, qu'il existe à la partie antérieure, une réunion incomplète de la voûte palatine. En arrière, il existe une division médiane de la voûte palatine, qui avait très-probablement déterminé une bifidité du voile du palais.

La partie horizontale des os palatins et la partie postérieure de l'apophyse palatine des maxillaires supérieurs, est très-mince. Elles présentent sur la ligne médiane un écartement qui est en forme de V, dont la base est dirigée en arrière et à 1 centimètre d'écartement. Le sommet correspond à l'union du tiers postérieur, avec les deux tiers antérieurs de la voûte pala ine.

(M. Pigné, *Soc. anat.*, 1841, t. XVI., p. 209.)

N° 22. — Portion de la tête d'un fœtus; division du voile du palais et de la partie postérieure de la voûte palatine.

Sur cette tête de fœtus, on observe une division complète du voile du palais et des deux tiers postérieurs de la voûte palatine, le tiers antérieur ainsi que le bord alvéolaire et les lèvres étant intacts. L'écartement, qui est considérable, a près de 2 centimètres; il a la forme d'un sablier rétréci à sa partie moyenne, par deux petites languettes qui semblent marcher à la rencontre l'une de l'autre, mais ne se rejoignent pas néanmoins : elles laissent entre-elles un espace d'environ 3 millimètres. La perte de substance qui est considérable pour la voûte palatine, forme un ovale, tandis que pour le voile du palais, elle n'est représentée que par la petite languette que j'ai signalée, en arrière de laquelle se trouve le pharynx.

(M. Pigné.)

N° 23. — Portion de tête de fœtus; division de la voûte palatine, sans bec-de-lièvre et avec conservation du bord alvéolaire.

Sur cette tête de fœtus, on observe une absence presque complète de la voûte palatine, avec conservation du rebord alvéolaire qui est intact ainsi que la lèvre supérieure. La langue présente sur sa partie médiane une rainure profonde, antéro-postérieure, qui, résulte probablement de la pression exercée par le vomer.

(Professeur Verneuil.)

N° 24. — Maxillaires supérieurs d'adulte ; division de la voûte palatine et du voile du palais, avec conservation du rebord alvéolaire.

Cette pièce est un exemple assez rare de division médiane du voile du palais et de la totalité de la voûte palatine, moins le bord alvéolaire qui est intact. Cette pièce a été trouvée sur un adulte. Les deux incisives médianes manquent, leur place n'existe pas. La lèvre supérieure non bifide ne portait aucune trace d'opération. Il semble que toute la portion horizontale de la voûte palatine manque.

(M. Pigné. *Soc. anat.*, 1841, t. XVI, p. 332.)

N° 25. — Base du crâne avec le maxillaire inférieur ; perforation de la voûte palatine, suite d'affection vénérienne.

Cette base du crâne a été recueillie sur un homme qui portait des traces de lésions syphilitiques tertiaires. Il existe à la voûte palatine une perforation circulaire de deux centimètres et demi de diamètre, la cloison des fosses nasales est complétement détruite. Les bords de la perforation sont cicatrisés.

Pendant la vie, ce malade s'était fait un obturateur avec un bouchon que l'on voit encore en place, et qui fermait exactement le trou de la voûte palatine. La voix et la déglutition n'étaient point gênées.

(M. Martin-Solon, 1838.)

Article 2.

TUMEURS DIVERSES DES LÈVRES, DES AMYGDALES, DU VOILE DU PALAIS, DE LA PAROTIDE, DE LA GLANDE SOUS-MAXILLAIRE ET DE LA LANGUE.

Cet article contient un grand nombre de tumeurs diverses qui, la plupart, n'ont de commun entre elles que le siége. Ces pièces sont au nombre de 23, du n° 26 au n° 45 inclusivement. Le n° 26 est une série d'amygdales qui sont hypertrophiées. Les pièces n°s 27, 27 *a*, 27 *b*, sont des exemples de calculs salivaires qui étaient situés dans le canal de Warthon; la pièce n° 28 est un exemple d'hypertrophie des papilles de la langue, type de langue noire; le n° 28 *a*, de tumeur enkystée de la pointe de la langue; le n° 29 de kyste dermoïde du plancher de la bouche.

Les pièces n°s 30 et 31 sont des exemples de cancroïde de la lèvre inférieure. Déjà des pièces de cet ordre ont été décrites dans les affections des os à l'article Cancer; mais il m'a paru utile d'en rapporter quelques exemples à l'occasion des lésions de l'appareil de la digestion. Le lecteur, pour se faire une idée complète des pièces de cette lésion dans le Musée, devra donc les rechercher dans ces deux articles distincts.

Les pièces n° 32, 33, 34, 36, 37, 38, 39, 40 et 41 sont des exemples d'enchondrome de la parotide. La pièce n° 35 est un enchondrome relativement rare de la glande sous-maxillaire. Les pièces n°s 42, 43 et 44, sont des exemples de tumeurs du voile du palais, et celle n° 45 de ces petits kystes fistuleux rebelles de la partie antérieure du cou, dont le trajet et la cavité du kyste est tapissée par un épithelium cylindrique à cils vibratils.

N° 26. — Amygdales hypertrophiées.

Série de dix amygdales à divers degrés d'hypertrophie, qui ont été excisées.
(M. Guersant.)

N° 27. — Calcul du canal de Warthon.

Ce calcul, qui est sans renseignements, a un volume considérable; il est oblong, il a trois centimètres de long sur quatre de circonférence dans sa partie la plus renflée. Sa surface est irrégulière, chagrinée, rugueuse, avec des saillies et de nombreuses dépressions.

N° 27 *a*. — Calcul salivaire.

Cette pièce est en assez mauvais état de conservation et sans renseignements. Elle a été donnée au Musée comme un exemple de calcul salivaire, ce qui est douteux.

N° 27 *b*. — Calcul du canal de Warthon.

Ce calcul, qui est assez volumineux, a été extrait du canal de Warthon. Il présente sur une de ses faces une gouttière par laquelle s'écoulait la salive qui, lorsqu'on irritait l'orifice buccal du canal, s'écoulait en bavant et non pas en jet.

(MM. Desprès et Lelong, *Soc. anat.*, 1866, p. 45.)

N° 28. — Hypertrophie des papilles de la langue; type d'hypertrophie de langue noire.

Cette pièce provient d'un homme agé de 75 ans qui était hémiplégique. La langue présente une hypertrophie papillaire très-accusée, en même temps que les papilles sont recouvertes d'une couche d'un aspect noirâtre. Cette couche noire qui siége dans l'épithélium peut disparaître par des grattages ou des lavages répétés.

(M. Lebec, *Soc. anat.* 1878, p. 203.)

N° 28 *a*. — Tumeur enkystée de la pointe de la langue.

Sur cette pièce qui est constituée par la pointe de la langue qui a été enlevée par deux coups de ciseaux, on constate qu'il existe dans la pointe de la langue une tumeur du volume d'une petite noisette, lisse, arrondie, dense et enkystée. Cette tumeur, dont l'examen microscopique n'a point été fait, et qui ressemble à un sarcome fibreux, a été regardée par le professeur Nélaton comme étant de nature cancéreuse.

(Professeur Nélaton, 1861.)

N° 29. Kyste dermoïde du plancher de la bouche.

Cette pièce provient d'une jeune fille de 18 ans et la tumeur était située sous la langue. L'époque du début de ce kyste est incertaine, mais il a été constaté trois ans avant l'opération.

Le kyste, du volume d'un œuf de poule, indolent, sans transparence, ne gênant ni la parole ni la mastication, faisait saillie à la région sus-hyoïdienne. La ponction capillaire ne donna aucun résultat. L'emploi d'un trocart volumineux donna issue à 30 grammes environ d'un liquide écumeux, grisâtre, caillebotté.

Du côté de la cavité buccale, le kyste était situé au-dessous de la langue, sur la ligne médiane. Il a été énuclé en partie avec le doigt, ensuite pour le reste extirpé, par arrachement, après une incision du plancher buccal, sur la ligne médiane. Une adhérence assez résistante, le rattachait à la partie antérieure de l'os hyoïde.

Sa cavité contenait la bouillie du stéatome des anciens chirurgiens. C'est un mélange de cellules pavimenteuses et d'épithélium sébacé.

Il reste à chercher, s'il existe dans la paroi des glandes sébacées, comme cela est probable. Ces kystes, de l'ordre des kystes dermoïdes, assez rares, peuvent suppurer. M. Verneuil en a observé un exemple.

Ils proéminent, soit du côté de la bouche, soit du côté de la région sus-hyoïdienne.

Le mécanisme de leur développement est semblable à celui des kystes dermoïdes des sourcils. Ils se forment au niveau du niveau des points de soudure des arcs viscéraux, et offrent des adhérences sur la ligne médiane,

(Professeur Verneuil. *Soc. anat.*, 1872, 2e série, t. XVII, p. 140.)

N° 30. — Modèle, procédé Baretta, de la face d'un homme qui présente un cancroïde végétant des lèvres.

Cette pièce est la représentation, d'après le procédé Baretta, de la face d'un homme agé qui, présentait un cancroïde végétant de la presque totalité des deux lèvres. Cet homme avait l'habitude de fumer une pipe à tuyau très-court.

Il existe sur les deux lèvres une couronne très-étendue d'hypertrophie des papilles, recouvertes de végétations épithéliales, très-étendues en surface et en saillie. Cette couronne est presque complète : on constate qu'il existe encore à la lèvre supérieure, sur le côté gauche, un petit point très-circonscrit qui n'a point été envahi par le tissu morbide. On voit sur le côté droit de la lèvre, près de son angle, une petite dépression infundibuliforme qui correspond à la plaie où cet homme mettait le plus souvent le tuyau de sa pipe.

(Professeur Dolbeau, 1859)

N° 31. — Modèle procédé Baretta, de la récidive d'un cancer épithélial de la lèvre inférieure.

Sur cette représentation de la partie inférieure de la face, on constate qu'il existe pour la moitié droite de la lèvre inférieure, une récidive assez étendue d'une tumeur épithéliale qui a été opérée. Cette pièce a été prise sur un vieux fumeur, et l'on constate qu'il existe un engorgement notable des ganglions qui adhèrent au maxillaire inférieur.

(Professeur Dolbeau.)

N° 32. — Enchondrome de la glande parotide.

Cet enchondrome, qui a le volume d'une petite noix, a été enlevé dans la glande parotide; il a été divisé en deux moitiés: son tissu est dense, résistant.

(Professeur Nélaton, 1854.)

N° 33. — Enchondrome volumineux de la parotide.

La tumeur est double, elles siégeaient toutes les deux dans la parotide. La supérieure a le volume d'un gros œuf de poule, elle était dense, d'un aspect blanc bleuâtre dans certains points, au milieu desquels on constatait l'existence de nombreuses capsules de cartilage. Dans d'autres points, il existait manifestement des dépôts sanguins.

(Professeur Nélaton, 1862.)

N° 34. — Dessin de l'enchondrome précédent.

Sur ce dessin on constate d'une façon très-évidente, le double aspect sous lequel se présentent ces deux tumeurs, principalement la supérieure.

(Professeur Nélaton, 1862.)

N° 35. — Enchondrome de la glande sous-maxillaire.

Cette tumeur, qui est du volume d'une noix, est relativement volumineuse, si on la compare à celui que présente normalement la glande.

(Professeur Nélaton, 1866.)

N° 36. — Enchondrome volumineux de la région parotidienne.

Cette tumeur, d'un volume considérable, bosselée à sa surface, oblongue, a 10 centimètres dans son plus grand diamètre et 6 dans son plus petit. Elle est cloisonnée dans sa partie moyenne, et contient un grand nombre de cavités, dans lesquelles existe

du tissu cartilagineux à divers degrés d'altération. Ces loges ou cavités, sont circonscrites par une trame fibreuse.
(Professeur Nélaton, 1866.)

N° 37. — Dessin à l'aquarelle de l'enchondrome précédent.

Ce dessin, très-bien exécuté, est destiné à montrer l'aspect de la pièce n° 36 à l'état frais.
(Professeur Nélaton, 1866.)

N° 38. — Enchondrome volumineux de la parotide.

Cette pièce provient d'un homme de 45 ans. La tumeur datait de quatorze ans quand elle a été enlevée, et était située dans la parotide gauche Pendant les deux dernières années, elle avait doublé de volume.. Cette tumeur qui est dure, donnait à la main la sensation d'une masse cartilagineuse : elle présente 12 centimètres de long et 7 de large. Le nerf facial était englobé dans la tumeur : il y a eu section de l'une de ses branches
La tumeur, qui est ovoïde, pesait au moment de son ablation 240 grammes. Sur la coupe qui a été pratiquée, on constate l'existence d'un tissu grisâtre, et çà et là quelques noyaux de cartilages plus ou moins grands. En d'autres points, il existe des cavités kystiques qui renfermaient un liquide filant. Au microscope, la substance cartilagineuse a présenté des cellules ramifiées. La substance grise était formée de tissu conjonctif et de culs-de-sacs glandulaires qui ont proliféré.
(M. Demarquay. *Soc. de chir.*, 1874, 2e série, t. VI.)

N° 39. — Modèle en cire de la moitié latérale droite de la face et du cou ; enchondrome.

Sur cette représentation en cire de la moitié latérale droite de la face et du cou, on constate dans la région parotidienne, l'existence d'une tumeur qui est figurée après dissection. Cette tumeur qui fait une saillie volumineuse, présente 8 centimètres dans son grand diamètre qui est oblique de haut en bas, d'avant en arrière ; cinq dans son petit et quatre de saillie.
Sur cette préparation, on a figuré le nerf facial dont la branche supérieure est refoulée au-dessus du pédicule de la tumeur qu'elle contourne avec l'artère transversale de la face, tandis que la branche inférieure est située au-dessous. Quant à la nature de la masse morbide, il est difficile de se prononcer maintenant, mais il est probable qu'il s'agit d'un enchondrome.

N° 40. — Modèle en cire d'une tête qui présente à droite, dans la région parotidienne, une tumeur volumineuse.

Sur cette représentation en cire, on a figuré à droite, une tumeur volumineuse qui s'étend transversalement depuis l'oreille jusqu'à la bouche, et verticalement depuis l'apophyse zygomatique jusqu'au bord inférieur de la mâchoire inférieure. Cette tumeur fait sur la joue une saillie de 10 centimètres, le sommet est ulcéré. Il est aujourd'hui impossible de se prononcer sur la nature de cette lésion.

(M. Ruffin, 1798.)

N° 41. — Modèle en cire d'une tête et du cou; tumeur volumineuse de la région parotidienne.

Sur cette représentation en cire, on constate qu'il existe dans la région parotidienne droite une tumeur très-volumineuse, ulcérée, qui forme un vaste champignon. Cette tumeur est représentée bosselée, irrégulière à sa surface; elle s'étend verticalement depuis l'oreille jusque dans la région sus-claviculaire, et d'avant en arrière depuis la joue jusqu à la bosse occipitale externe. Aujourd'hui il est impossible de pouvoir déterminer sa nature.

(Professeur Sabatier, 1800.)

N° 42. — Tumeur du voile du palais formée par une masse glandulaire.

Cette pièce provient d'un jeune homme de 25 ans. Trois mois et demi environ avant l'ablation de cette tumeur, il sentit dans l'arrière-gorge un petit bouton dont il ne précisa point exactement le siège. Un mois après ce bouton, ce jeune homme vit apparaître dans l'isthme du gosier une tumeur qui s'accrut rapidement et prit pour la région des proportions considérables. La gêne qu'elle apportait à la respiration, et surtout à la déglutition, obligea le malade à demander les secours de la chirurgie.

A l'entrée de ce malade à l'hôpital des cliniques, M. Nélaton constata que la voix était très-altérée, la tumeur commençait au niveau du bord postérieur de la voûte palatine et occupait toute la partie gauche du voile du palais; elle refoulait la luette à droite. Le doigt ne pouvait atteindre les limites inférieures du mal, la tumeur descendait dans le pharynx. La partie inférieure et profonde de la tumeur, n'offrait pas au toucher et à la vue la même sensation ni le même aspect que la portion contenue dans le voile du palais. Tandis que cette dernière était bien régulière, lisse, bombée et présentait une surface uniforme, la partie profonde, au contraire, était inegale, rugueuse, déchiquetée et donnait l'impression de mamelons durs, de végétations.

La marche rapide de la tumeur, la gêne considérable qu'elle apportait alors à la respiration, démontraient suffisamment la nécessité d'une intervention assez prompte, car, pendant les quelques jours que le malade était resté dans les salles, elle s'était notablement accrue. M. Nélaton, après avoir songé tout d'abord à l'existence d'une tumeur hypertrophique du voile du palais, variété dont il a pour la première fois constaté l'existence en 1847 à l'hôpital Saint-Antoine, hésita cependant un peu. La tumeur présentait une dureté plus considérable que celle des hypertrophies glanduleuses, sa consistance rappelait celle des fibromes; l'irrégularité de la partie inférieure de cette masse morbide et sa marche rapide, n'étaient point en rapport avec ce que l'on connaît des hypertrophies glandulaires de cette région. Malgré ces faits, le professeur de l'hôpital des cliniques supposa qu'il avait affaire ici à une hypertrophie glandulaire dont la marche avait été plus rapide ; ce qui le fit pencher encore vers cette opinion, c'est que le médecin qui avait été consulté en ville a vu sortir de la tumeur, après une ponction exploratrice, un liquide filant, visqueux, comparable à du blanc d'œuf. La masse morbide put, après une incision, être assez facilement enuclée.

La tumeur rappelle assez bien par sa forme, ce que le toucher avait indiqué: on voit à sa partie inférieure un certain nombre de granulations de volumes divers et qui sont isolées. Examinée par M. Bobin, la masse morbide, qui est d'un aspect blanchâtre, est reconnue pour être une hypertrophie glandulaire, de la nature, dit-il, des glandes amygdales.

On y trouve des culs-de-sacs hypertrophiés et d'autres de nouvelle formation, de l'épithélium nucléaire et du tissu fibro-plastique. Certains culs-de-sacs glandulaires étaient assez développés pour, après l'opération, avoir été reconnus à l'œil nu. La densité de la tumeur tenait à ce qu'il existe une quantité assez notable de tissu fibreux, mais sans suc appréciable.

(Professeur Nélaton, 1862, *Gaz. des hôpitaux.*)

N° 43. — Myxôme lipomateux du voile du palais.

Cette pièce provient d'une femme de 58 ans ; six ans avant son opération, cette femme, en regardant sa bouche, à l'occasion d'une névralgie dentaire, s'aperçut qu'elle portait, dans le voile du palais, près de la ligne médiane, une tumeur du volume d'une noisette. Cette tumeur a pris, depuis, un développement régulier, mais lent.

Au moment de l'opération, M. Verneuil a constaté que la tumeur, du volume d'une noix, avait son grand diamètre antéro-postérieur, qu'elle était située sur le côté droit du voile du palais. Ses limites étaient, en dedans, la ligne médiane, en dehors, les limites même de la voûte palatine. Cette tumeur présentait la coloration normale de la muqueuse, avec quelques veinules un peu prononcées, elle était lisse partout, elle avait une consistance ferme, uniforme. La muqueuse glissait au-dessus d'elle, et profondément la grosseur jouissait d'une assez grande mobilité d'avant en arrière. La luette était légèrement déviée à gauche.

On constate, sur cette pièce, que la tumeur est bien circonscrite de toute part, elle est lisse avec quelques bosselures. A la coupe, elle a un aspect granulé : grisâtre à la périphérie, elle est jaunâtre dans la plus grande partie de son étendue.

Au raclage, on n'obtient pas de suc, mais de tous petits fragments de la tumeur. Après une dissociation et coloration par le picro-carminate, on y voit apparaître des cellules étoilées avec un beau noyau muni d'un nucléole. En même temps, on aperçoit des cellules arrondies, un peu granuleuses, et d'autres polygonales.

Après durcissement dans l'acide chromique, on pratique des coupes qui sont colorées par le picro-carminate et montées dans la glycérine. On voit ainsi que les couches périphériques grises de la tumeur sont formées par des glandules salivaires qui ne présentent pas d'altération, sinon du gonflement de l'épithélium. La totalité de la tumeur est constituée par un stroma, composé de vésicules adipeuses d'assez grande dimension, contenant un noyau appliqué sur leur paroi ; ces vésicules, groupées au nombre de trois, quatre, dix, sont logées dans un tissu muqueux formé de cellules étoilées, et d'une substance inter-cellulaire qui a tous les caractères de la mucine. Dans le stroma ainsi disposé, courent de toutes parts les lobules des glandes salivaires palatines hypertrophiées, bourrées d'épithélium. Cet épithélium, sur beaucoup de points, passe à l'état de dégénérescence muqueuse.

(Professeur Verneuil, *Soc. anat.*, 1872, 2e série, t. XVII, p. 353.)

N° 44. — Sarcome glandulaire de la voûte palatine.

Cette pièce provient d'une femme de 53 ans. La date de l'apparition de cette tumeur qui siégeait dans la moitié gauche du voile du palais, était de dix ans environ. Elle avait donné lieu à plusieurs erreurs de diagnostic.

Cette tumeur, qui a le volume d'un œuf de poule, est ovoïde

lobulée; extérieurement elle présente des bosselures de dimension variable. Au niveau des bosselures les plus volumineuses elle est fluctuante. Cette tumeur est limitée dans toute sa périphérie, par une capsule fibreuse, qui envoie de sa surface interne une trame également fibreuse transversale, qui divise cette tumeur en deux parties à peu près égales.

La portion de cette tumeur, qui est située au-dessus de cette cloison, forme une cavité kystique du volume d'une noix. Elle était remplie par un magma jaunâtre, couleur chocolat, formé de leucocytes granuleux, de fibrine en voie de destruction granulo-graisseuse, d'hématies à différents stades de destruction, et de corpuscules de Gluge contenant des granulations pigmentaires d'origine hématique.

Les autres points de la périphérie de cette poche sont recouverts de saillies arrondies. Quelques-unes de ces végétations sont en voie de destruction, tant elles sont ramollies ; et elles commencent à former le magna qui remplissait la cavité kystique. La partie de la coupe située au-dessous de la travée transversale, est formée par de nombreuses cavités kystiques, de volume variable et remplies par des végétations arrondies. Ces végétations sont, les plus grosses, du volume d'une noisette, les plus petites, d'un grain de blé. Leur consistance est plus dense et plus ferme que celle des végétations de la grande cavité kystique.

Au microscope, on a constaté que la capsule d'enveloppe était formée de tissu fibreux, et le contenu de tissu embryonnaire. Il ne s'agit donc point ici d'un adenome, malgré que cette tumeur ait pris naissance dans une région glandulaire, mais elle mérite le nom de sarcome glandulaire. Elle paraît avoir débuté par un fibrome qui, plus tard, a pris le caractère sarcomateux.

(M. Desprès, *Soc. anat.*, 1874, 3e série, t. IX, p. 577.)

N° 45. — Kyste du cou, région sous-hyoïdienne; épithelium à cils vibratils.

Cette petite tumeur a été extraite de la partie antérieure du cou, chez une jeune fille de 16 ans qui a guéri. Elle était située au-dessous de l'os hyoïde, sous lequel elle s'enfonçait profondément, sous sa face inférieure. Son trajet et son fond, qui contenait un liquide filant, était tapissé par un épithélium cylindrique avec des cils vibratils très-développés.

L'extirpation complète de ces petites tumeurs sans récidive, est des plus difficiles à obtenir.

(Professeur Nélaton, 1863.)

Article 3.

AFFECTIONS DES DENTS, DU REBORD ALVÉOLAIRE QUI LES SUPPORTE, AINSI QUE DE QUELQUES LÉSIONS DU MAXILLAIRE INFÉRIEUR.

Quoique les pièces de lésions des dents soient peu nombreuses dans le Musée, et que cet article laisse beaucoup à désirer, j'ai cru, néanmoins, devoir l'établir, certain qu'un jour il prendra une grande extension et qu'il sera peut-être un des plus intéressants. J'en ai déjà l'assurance par les pièces qui m'ont été promises, bien persuadé, du reste, que la plupart des petits musées particuliers, assurément fort intéressants, sont destinés à périr par la détérioration des pièces, qui ont besoin, même pour les os, d'un entretien continuel.

La plupart des pièces qui constituent cet article sont déjà anciennes, elles datent de la fin du siècle dernier et du commencement de ce siècle : elles ont été données par M. Duval. J'ai conservé la description qu'il en a faite et qui ne manque point d'une certaine originalité. Ces pièces sont au nombre de vingt-huit, du n° 46 au n° 73 inclusivement.

Les vingt premières pièces, du n° 46 au n° 65 inclusivement, sont des exemples d'altérations diverses, ou d'anomalies de position des dents. Les huit dernières, du n° 66 au n° 73, sont des exemples de carie des dents, ou d'exostoses du maxillaire inférieur.

N° 46. — Deux séries de dents ; atrophie des dents.

Deux séries de dents humaines, l'une composée de 11 dents, l'autre de 12. Cette collection de dents de diverses espèces, incisives, canines et molaires, ont été conservées, les unes dans leur intégrité, les autres ont été sciées, ou limées, pour rendre sensible à l'œil l'irrégularité avec laquelle, dans ces différents cas, l'émail est réparti à la surface. M. Duval rapporte ces altérations des dents à une affection grave, vers l'âge de 6 à 17 ans, ou que la mère a été malade pendant sa gestation. On remarque en effet, dans ces deux cas, sur les couronnes des dents, tantôt des lignes saillantes ondulées et transverses, tantôt des rainures rugueuses, ou des enfoncements pointillés, que M. Duval considère comme des marques d'atrophie.

(M. Duval, *Bul. de la Fac.*, t. III, 1812, p. 7.)

N° 47. — Série de six dents ; ossification du périoste alvéolo-dentaire.

Série de 6 dents diverses. Sur 4 de ces dents, on voit distinctement les racines de ces dents entourées d'une couche osseuse dure, et qui fait corps avec elles, quoique l'on puisse distinguer dans les coupes la nature des deux tissus.

(M. Duval, *Bul. de la Fac.*, 1811, t. II, p. 204.)

N° 48. — Série de quatre dents ; aspérités de l'extrémité de la racine.

Ces quatre pièces ont été déposées à la Faculté, comme des exemples d'altération de l'extrémité de la racine des dents. Il existe une déperdition de substance si légère, qu'il faut beaucop d'attention pour la distinguer, surtout lorsque la dent est arrachée depuis quelque temps et qu'elle est desséchée. Cette lésion est considérée par M. Duval, comme suffisante pour occasionner des douleurs très-vives, et rendre nécessaire l'extraction de la dent.

(M. Duval, *Bul. de la Fac.*, 1811, t. II, p. 205.)

N° 49. — Série de neuf dents; usure de l'extrémité de la racine, avec formation de kystes.

Dans cette série de pièces, on constate une perte de substance assez sensible, pour quelques-unes, de l'extrémité de la racine de la dent. Vers le centre de l'usure, est un point noir qui est l'ouverture du canal dentaire. La partie saine de la dent forme souvent autour de la partie affectée, un léger bourrelet analogue aux bords calleux des ulcères. On pourrait croire qu'une portion en forme de calotte, aurait été enlevée de l'extrémité de la racine de la dent.

Souvent l'extrémité de la racine de la dent, baigne dans un liquide renfermé dans une espèce de kyste qui circonscrit la surface malade. Ce kyste suit ordinairement la dent lorsqu'on l'extrait.

(M. Duval, *Bul. de la Fac.*, 1811, t. II, p. 205.)

N° 50. — Série de cinq dents diverses, destinées à montrer des taches brunes à la superficie de l'émail.

Sur ces dents, il existe des taches brunes à la superficie de l'émail, qui est un peu obscure. La couche cornée est moins blanche, moins diaphane, et un peu plus épaisse sous la tache. Un petit trait de couleur de corne traverse la substance osseuse, depuis la tache jusqu'au canal dentaire, des incisives canines et petites molaires, et jusqu'à la cavité des grosses molaires; de sorte que dans les premières il est très-oblique.

(M. Duval, *Bul. de la Fac.*, 1809, t. II, p. 104.)

N° 51. — Série de cinq dents diverses; destinées à montrer des taches noires à la superficie de l'émail.

Sur ces dents, il existe des taches noires à la superficie de l'émail, avec stries blanches et jaunes dans son épaisseur. La couche cornée plus large et convexe du côté de la substance osseuse est encore moins transparente.

(M. Duval, *Bul. de la Fac.*, 1809, p. 105.)

N° 52. — Série de cinq dents; taches noires, rudiments de la destruction de l'émail à sa superficie.

Série de cinq dents, taches noires plus épaisses et premier rudiment de la destruction de l'émail à sa superficie. Il existe des stries jaunâtres qui pénètrent jusqu'à la face interne de l'émail qui est encore intact, il est seulement plus friable. Petite cavité elliptique entre l'émail et la substance cornée, l'intérieur de cette cavité est d'un brun jaunâtre et quelquefois même noir.

(M. Duval, *Bul. de la Fac.*, 1809, t. II, p. 105.)

N° 53. — Série de six dents; destruction de l'émail dans une plus ou moins grande étendue.

Série de six dents, sur lesquelles on constate que l'émail est détruit dans une plus ou moins grande étendue; il existe le plus souvent une cavité noirâtre, d'autres fois d'un jaune brun avec des rebords inégaux, dont le fond est à la substance cornée, et quelquefois à la substance osseuse. Ces substances, quand la cavité est noire, sont, dans une dent fraîche, comme charbonnées et friables à leur superficie ; ensuite, jaunes et d'une mollesse cartilagineuse, et enfin plus dures, sans que leur dureté soit cependant comme à l'état sain. Si, au contraire, la cavité formée par la carie est jaune, ces substances sont de la même couleur, mais leur tissu est plus mou et moins élastique dans une plus grande épaisseur ; le rayon corné a plus de dimension en largeur et moins en longueur, en raison de la carie dont la cavité finit par se confondre avec la cavité dentaire proprement dite, ou avec son canal.

(M. Duval, *Bul. de la Fac.*, 1809, t. II, p. 105.)

N° 54. — Série de sept dents, tache jaune du collet de la dent carie.

Série de sept dents, sur lesquelles on observe une tache jaunâtre située au collet, avec plus ou moins grande destruction de la substance osseuse, et perte de couleur, de transparence et de dureté de cette substance. Le rayon corné est très prononcé, dans toutes les dents, il s'étend toujours obliquement de la tache au canal dentaire. Cette espèce de carie devient très rarement noire, et est plus rapide dans ses progrès, que celle qui se manifeste à la couronne. Elle fait une excavation entre la racine et la couronne qui reste et se conserve saine, et finit par se séparer de la racine quand la carie est à son comble.

(M. Duval, *Bul. de la Fac.*, 1809, t. II, p. 106.)

N° 55. — Série de huit dents de lait, cariées à la couronne ou au collet.

Sur cette série de huit dents de lait, qui sont cariées à la couronne ou au collet on observe les mêmes résultats que dans les séries précédentes.

(M. Duval, *Bul. de la Fac.*, 1809, t. II, p. 107.)

N° 56. — Série de sept dents dont la couronne est plus ou moins usée, avec ou sans ossification du canal dentaire.

(M. Duval, *Bul. de la Fac.*, 1810, t. II, p. 6.

N° 57. — Série de neuf dents dont la couronne est plus ou moins usée, avec ou sans ossification du canal dentaire.

(M. Duval, *Bull. de la Fac.*, 1810, t. II, p. 6.

N° 58. — Série de huit dents de première dentition, qui sont tombées d'elles-mêmes ou étaient prêtes à tomber sans aucune trace de carie.

(M. Duval, *Bull. de la Fac.*, 1813, t. II, p. 381.)

N° 59. — Série de six dents, qui sont tombées d'elles-mêmes; ou étaient prêtes à tomber sans trace de carie.

M. Duval, *Bull. de la Fac.*, 1813, t. III, p. 381.)

N° 60. — Série de sept grosses dents molaires, dans la cavité desquelles se sont développées de petites productions osseuses.

(M. Duval, *Bull. de la Fac.*. 1812, t. III, p. 7.)

N° 61. — Modèle en plomb d'une exostose développée sur la racine d'une dent de sagesse.

Ce moulage en plomb, de dent, provient d'une femme d'environ 60 ans qui, depuis plusieurs années, souffrait de douleurs toujours croissantes à la troisième grosse molaire gauche de la mâchoire inférieure. La dent n'était point cariée ; elle n'était point sensible à la mastication, mais la douleur était cependant telle, que la malade insista pour qu'on en fît l'ablation.

La dent extraite ne présentait aucune lésion à la couronne, mais il existait, comme on le voit sur ce moulage, à la racine, une tumeur volumineuse ovoïde, longue de 18 millimètres et large de 12. La tumeur embrasse la racine postérieure de la dent; elle se dirige en bas et en arrière, de sorte qu'elle se trouvait incluse dans l'épaisseur de la base de l'apophyse coronoïde. Il s'agit ici d'une exostose.

(M. Oudet, *Bull, de la Fac.*, t. VII, p. 369.)

N° 62. — Tableau contenant des anomalies et des lésions pathologiques diverses des dents.

Ce tableau contient une série de trente-six dents humaines reproduites par le moulage qui sont, les unes des reproductions d'anomalies diverses, les autres sont des exemples de lésions pathologiques. La plupart de ces dents, trente, sont relatives à des molaires, six seulement à des incisives.

N° 63. — Maxillaires supérieurs ; dent canine qui siége dans la moitié gauche de la voûte palatine.

Cette pièce provient d'un jeune sujet de 20 ans. Les seize dents existent au rebord alvéolaire de la mâchoire supérieure. On constate à la voûte palatine, à gauche, près de la ligne médiane et du rebord alvéolaire, une dent canine qui a percé la voûte et venait faire saillie sous la muqueuse.

(Professeurs Marjolin et Rullier, *Bull. de la Fac.*, 1807. p. 140.)

N° 64. — Moitié latérale gauche du maxillaire inférieur; petite molaire développée dans le maxillaire.

Sur cette moitié de maxillaire, la lame externe de tissu compacte a été enlevée, et on constate qu'il existe dans l'épaisseur de maxillaire, une petite dent molaire qui est complètement incluse et a une direction verticale.

(Professeur Marjolin et M. Rullier, *Bull. de la Fac.*, 1807, t. Ier, p. 440.)

N° 65. — Portion latérale droite du maxillaire inférieur ; dent molaire développée parallèlement au bord alvéolaire.

Sur cette portion de maxillaire inférieur droit, on constate qu'il existe dans le bord âlvéolaire, parallèlement à ce bord, une dent molaire qui s'est développée dans ce bord, au-dessus du canal dentaire. La couronne de la dent touche à la racine de la dent voisine.

(Professeur Marjolin et M. Rullier, *Bull. de la Fac.*, 1807, t. Ier p. 140.)

N° 66. — Maxillaire inférieur ; excavation, suite de carie au niveau de la symphyse : elle contient une petite molaire.

Sur ce maxillaire, qui appartient à un adulte, on constate qu'il existe, au niveau de la symphyse, une excavation suite de carie, qui a 2 centimètres de haut sur 2 de large. Dans cette excavation plonge une petite molaire, obliquement dirigée de gauche à droite, et qui a très-probablement déterminé la lésion osseuse.

(M. Oudet.)

N° 67. — Maxillaire inférieur ; carie de l'apophyse coronoïde droite.

Ce maxillaire inférieur, qui a été pris sur un adulte, et qui est pourvu de presque toutes ses dents, présente une carie profonde de l'apophyse coronoïde droite, qui est en grande partie détruite.
(Ancienne Acad. de chir.)

N° 68. — Maxillaire inférieur ; carie du bord inférieur.

Ce maxillaire inférieur, qui est dépourvu de toutes ses dents, appartient à un vieillard ; car le bord alvéolaire a en grande partie disparu, et les deux condyles sont fortement inclinés en arrière. On constate au bord inférieur, sur le côté gauche, près de la ligne médiane, une érosion profonde de ce bord, qui est due à la carie.
(Ancienne Acad. roy. de chir.)

N° 69. — Maxillaire inférieur ; carie située sur la moitié gauche.

Ce maxillaire, qui est peu développé, est en grande partie dépourvu de dents. On observe, sur la moitié gauche, une carie profonde, qui s'étend plus du côté de la face interne, et qui a été très probablement produite par une mauvaise dent.

N° 70. — Maxillaire inférieur ; carie située à gauche à la base de l'apophyse coronoïde.

Ce maxillaire appartenait probablement à un vieillard, car i est complètement dépourvu de dents et le bord alvéolaire est en grande partie détruit. On constate sur la moitié gauche de ce maxillaire, à la base de l'apophyse coronoïde, une excavation peu profonde, qui résulte d'une carie peu étendue du bord alvéolaire.

N° 71. — Maxillaire inférieur ; altération profonde du condyle gauche et qui me paraît devoir se rapporter à l'arthrite sèche.

Ce maxillaire a très-probablement été pris sur un individu âgé, car le bord alvéolaire manque à peu près complètement, ainsi que les dents; le reste de l'os paraît au contraire hypertrophié.

Le condyle gauche, déformé, est rugueux, inégal; au lieu d'avoir son grand diamètre transversal, il est dirigé d'avant en arrière; l'os est donné comme étant atteint de carie. Sur le côté externe du condyle, existe une végétation osseuse qui pourrait faire supposer qu'il a existé une fracture.

Le condyle droit est aussi profondément déformé : il est aplati d'avant en arrière.

(Professeur Lassus.)

N° 72. — Maxillaire inférieur; carie profonde de la moitié gauche.

Ce maxillaire inférieur présente une destruction presque complète de la moitié gauche, qui est réduite à son bord inférieur; il n'existe plus d'apophyse montante. La carie s'étend même un peu à droite, jusqu'à la dent canine; sur la ligne médiane, la carie est si profonde que les deux moitiés de l'os sont séparées. Je me demande, à l'aspect poreux que présente cet os, si la lésion n'a point été la conséquence d'une production pathologique du périoste, d'un sarcome : je serais tenté de le supposer.

(*Anc. Acad. roy. de chirurgie.*)

N° 73. — Maxillaire inférieur; exostose volumineuse, située à droite.

Sur ce maxillaire, qui provient d'un adulte, on constate, sur la branche montante droite, entre l'apophyse coronoïde et le condyle, une exostose du volume d'une noisette, qui semble sortir entre les deux lames de tissu compacte. Cette exostose n'est point pédiculée.

(Professeur Lassus.)

CHAPITRE II

Lésions de l'œsophage.

Les pièces relatives aux lésions de l'œsophage sont au nombre de 27, du n° 74 au n° 101 inclusivement. L'œsophage est un conduit musculo-membraneux, destiné à donner passage aux aliments. Par la nature même de ses fonctions, il est exposé à deux ordres de lésions principales : à la présence de corps étrangers venus du dehors qui peuvent l'oblitérer plus ou moins complètement, et à des tumeurs qui prennent naissance dans l'épaisseur de ses parois, ou dans le voisinage, qui peuvent l'aplatir ou le perforer.

Les deux premières pièces, nos 74 et 75, sont deux exemples de lésions congénitales relativement rares, dans lesquelles l'œsophage est interrompu et oblitéré à sa partie moyenne, au niveau de la bifurcation de la trachée-artère. Dans ces deux pièces, le bout inférieur de l'œsophage qui se rend à l'estomac, prend naissance dans la bifurcation de la bronche gauche, et, chez ces deux fœtus, le développement de tous les autres organes était régulier. Ces fœtus n'étaient point monstrueux comme le pensait Velpeau. La pièce n° 76 est un exemple rare de fausse membrane de l'œsophage.

Certains liquides, plus ou moins caustiques, ingérés dans l'estomac, peuvent déterminer des altérations de l'œsophage. Cinq pièces se rapportent à ce genre de lésions. Les pièces nos 77 et 79 sont des exemples d'empoisonnement par l'acide nitrique; la pièce n° 78, par de l'eau de javelle; celle n° 80, par une solution de potasse ; pour le n° 81, la nature du liquide est inconnue.

Neuf pièces sont relatives à des rétrécissements ou oblitérations de l'œsophage par des corps étrangers. Pour 3 pièces, n°s 82, 83 et 87, le corps étranger qui est volumineux, s'est arrêté à la partie supérieure de l'œsophage, et, pour deux spécialement, il a oblitéré à la fois, l'œsophage et le larynx : aussi, la mort par asphyxie a été immédiate. Pour six pièces, n° 84, 85, 86, 88, 89 et 90, le corps étranger s'est arrêté au niveau de la partie moyenne de l'œsophage.

Les pièces n°s 92, 94, 95, 96, 97, 98, 99, 100 et 101 sont des exemples de cancer de l'œsophage, et, pour un certain nombre, il s'est établi une communication entre l'œsophage et la trachée. La pièce n° 94 me paraît devoir être mentionnée particulièrement : il s'agit d'une tumeur cancéreuse qui, naissant loin du pharynx, a fini, néanmoins, par le perforer et pénétrer dans sa cavité. Le sommet de cette tumeur, s'est appliquée sur l'ouverture supérieure du larynx et a déterminé par sa présence dans ce point, l'asphyxie du malade.

N° 74. — Interruption complète de l'œsophage au niveau de sa partie moyenne.

Cette pièce a été prise sur une enfant du sexe féminin, âgée d'un jour, qui fut apportée le 6 août 1835, à l'hospice des Enfants Trouvés. Aussitôt après son entrée, cette enfant fut prise de vomissements fréquents ; elle rendait par la bouche des mucosités assez chargées de sang, pour faire dire aux sœurs qu'elle vomissait le sang. Le 7 août, jour où M. Padieu vit la petite malade, ces vomissements existaient encore : les mucosités rendues étaient spumeuses et teintes en rouge par du sang, la peau avait une teinte ictérique très-prononcée.

Le 8, mêmes vomissements, les téguments étaient froids, le pouls petit, la respiration gênée, la face légèrement bleuâtre. Les boissons avalées, le plus souvent étaient rejetées aussitôt, ou fort peu de temps après l'ingestion ; la mort a eu lieu dans la journée.

Autopsie. — L'enfant était bien conformée extérieurement. Le larynx et le pharynx étaient normaux ; l'œsophage, à environ 3 centimètres au-dessous du larynx, se termine en cul-de-sac et adhère à ce niveau, à la partie membraneuse de la trachée-artère, par un tissu cellulaire plus dense qu'à l'état normal. En examinant avec soin la fin de la trachée-artère, M. Padieu constata, au niveau de la bifurcation des bronches, une très petite ouverture oblongue facile à dilater, fermée par un grand nombre de plis dus aux différents tissus qui la circonscrivaient. Cette ouverture est l'orifice d'un conduit musculo-membraneux, qui n'est autre chose que le bout inférieur de l'œsophage qui naît comme une troisième bronche, de la bifurcation de la trachée-artère. Les fibres longitudinales de la trachée-artère, un peu plus saillantes qu'à l'état normal, se continuent avec celles de la partie inférieure de l'œsophage.

L'estomac était fort petit ; les parois étaient en contact ; il n'existait dans la cavité que des mucosités en médiocre quantité. L'intestin grêle avait un calibre peu considérable, le gros intestin aussi, était peu volumineux dans sa partie supérieure. Le colon descendant, l's iliaque et le rectum, étaient plus dilatés ; ils contenaient encore une certaine quantité de méconium. La longueur du canal intestinal était d'un peu plus de 2 mètres.

(M. Padieu, *Soc. anat.*, 1835, t. X, p. 95.)

N° 75. — Larynx, trachée et œsophage ; oblitération de l'œsophage à sa partie moyenne, ouverture du bout inférieur dans la trachée au niveau de sa bifurcation.

Cette pièce a été trouvée sur un enfant du sexe masculin, qui pesait 3 kilog. 500 et était en apparence bien constitué. Dès la première fois que l'enfant prit le sein, il eut, après quelques efforts de succion, un accès de suffocation accompagné du rejet de ce qu'il avait ingéré de lait. A chaque tentative d'allaitement les mêmes phénomènes se reproduisaient. Parfois, la suffocation était si accusée et la cyanose si intense, que les assistants pensaient que le petit malade allait succomber. L'enfant mourut au bout de six jours.

L'œsophage se termine en cul-de-sac à 0m04 en dessous de l'orifice supérieur du larynx, et à 0m02 au-dessus de la bifurcation de la trachée.

Le fond du cul-de-sac œsophagien est à 0m105 de la pointe de la langue ; mais, en exerçant une pression avec la sonde, comme pour l'enfoncer davantage, cette distance peut être portée à 0m12. C'est cette dernière longueur que l'on avait obtenue par le cathétérisme pendant la vie. Cette portion de l'œsophage est remarquable par le développement de la couche musculaire ; la paroi a une épaisseur de 0m002. La cessation de ce conduit est brusque, il se perd dans un tissu cellulaire assez condensé, et paraît rattaché à la paroi postérieure de la trachée par quelques faisceaux aplatis, et renfermant très-vraisemblablement des fibres musculaires.

L'orifice du larynx est normal.

La trachée a l'apparence normale sous le rapport de son calibre, et de sa composition par des anneaux cartilagineux interrompus en arrière. Mais de son point de bifurcation, où elle émet les deux grosses bronches qui sont normales, on voit partir un conduit à parois minces, complétement membraneuses, qui suit la ligne médiane au-devant de l'aorte, et traverse le diaphragme pour s'ouvrir dans l'estomac au niveau du cardia. En introduisant une sonde par le larynx, on peut à volonté la conduire dans l'une ou l'autre bronche ou bien directement dans l'estomac.

L'insufflation par le larynx, distendait à la fois les poumons et l'estomac. Ce tube membraneux, étendu de la trachée au cardia, représente la partie inférieure de l'œsophage; la couche musculaire en est fort peu développée ; aussi les parois sont-elles beaucoup plus minces que celles du bout supérieur.

(M. Périer, *Soc. de chir.*, 3e série, t. II, p. 587.)

N° 76. — Fausse membrane de l'œsophage.

Cette fausse membrane provient d'une jeune fille de cinq ans; elle occupait la plus grande partie de l'œsophage. Cette fausse membrane a une longueur de 12 centimètres, son épaisseur est considérable, et elle présente des stries longitidunales parallèles à l'axe de ce canal.

(M. Guersant.)

N° 77. — Œsophage avec une portion de l'estomac; rétrécissement consécutif à un empoisonnement par l'acide nitrique.

Sur cette pièce, qui est sans renseignements, on constate qu'il existe un rétrécissement très-notable, surtout de la moitié inférieure de l'œsophage. (Ce rétrécissement a été produit par un empoisonnement par l'acide nitrique, empoisonnement qui datait de plusieurs mois au moment de la mort du malade.)

La muqueuse de l'œsophage a été en grande partie détruite, et à sa place, existent de grandes érosions recouvertes d'un tissu cicatriciel qui a rétréci surtout le tiers inférieur de l'œsophage. A ce niveau, les parois du canal sont très dures, denses ; elles ont notablement augmenté d'épaisseur, tandis que la cavité qui n'est point dilatable admet à peine le passage d'une plume d'oie.

La muqueuse de l'estomac, sur certains points de cet organe, est détruite, et, à sa place, existe une cicatrice plissée; il semble que cet organe, dont il n'existe qu'une partie, se soit contracturé.

(Professeur Jobert de Lamballe.)

N° 78. — Œsophage avec l'estomac; rétrécissement considérable de l'œsophage, consécutif à l'ingestion d'une certaine quantité d'eau de javelle.

Cette pièce provient d'une petite fille de huit ans, qui avala, tandis que ses parents ne la surveillaient pas, une quantité assez considérable d'eau de javelle. Elle fut prise de vomissements muqueux, puis alimentaires, mêlés de quelques stries de sang; pendant quinze jours elle ne vécut que de lait. Un peu plus tard, les aliments, quelque bien mâchés qu'ils fussent, ne passaient jamais sans peine, et étaient en grande partie rejetés aussitôt après leur déglutition. Cet état se continua un certain temps et elle mourut trois mois et demi après l'ingestion du liquide corrosif. L'enfant était réduit à l'état de squelette.

L'estomac a un très-petit volume, les parois en sont hypertrophiées et il existe des plis de la muqueuse qui sont parallèles au grand axe; ils sont très-accusés, saillants.

C'est dans l'œsophage que sont, en grande partie limitées les lésions. On constate que cet organe se rétrécit à 2 centimètres au-dessous du cartilage cricoïde. Le rétrécissement en ce point est déjà considérable, car la circonférence extérieure n'était plus que de 2 centimètres 1/2. Ce rétrécissement existe sur une longueur de 7 centimètres, et ne cesse qu'à 2 centimètres de l'orifice cardiaque. Dans toute cette étendue, le conduit œsophagien a une dureté considérable qui est due à l'épaississement des parois, qui mesurent 5 millimètres et ont une consistance fibreuse.

Le calibre du rétrécissement, dans toute cette étendue, pouvait à peine admettre un stylet de trousse.

La muqueuse a été en grande partie détruite, et, dans toute l'étendue du rétrécissement, on constate la présence de brides cicatricielles, presque annulaires, rappelant par leur disposition celles des anneaux de la trachée et des bronches. Ces brides sont d'une couleur blanche, et d'une grande consistance.

(M. Martineau, *Soc. anat.*, 1863, 2e série, t. VIII, p. 483.)

N° 79. — Larynx, œsophage et estomac ; ulcération et rétrécissement de l'œsophage, par suite d'un empoisonnement par l'acide nitrique.

Cette pièce est sans renseignements, la nature du liquide qui a servi à l'empoisonnement seule est connue. On constate sur cet œsophage que la muqueuse ne commence à s'altérer qu'au niveau de la partie moyenne du cartilage cricoïde ; à partir de ce point jusqu'au niveau de l'orifice cardiaque, elle est profondément altérée, mais la destruction est surtout profonde dans les deux tiers inférieurs de l'œsophage. Dans ce point on ne trouve plus que de petits débris de muqueuse isolés, et, dans les parties où elle est détruite, on constate l'existence à nu des fibres musculaires de l'œsophage qui est rétréci, moins extensible. La cicatrisation ne s'est point encore opérée, ce qui explique pourquoi le rétrécissement n'est pas plus considérable. L'estomac paraît normal.

(M. Follin, 1865.)

N° 80. — Larynx, œsophage et poumon ; rétrécissement de l'œsophage par injection d'une solution de potasse.

Cette pièce provient d'un enfant de 15 ans qui avait bu, par mégarde, un verre de solution de potasse, qu'il avait vomi ensuite en grande partie.

Par suite, il se manifesta une dysphagie qui était arrivée à un tel degré, que ce jeune malade ne pouvait plus boire.

M. Demarquay vit le petit malade trois mois après, il passa une sonde ordinaire du n° 10, à l'aide de laquelle il put donner des aliments liquides à l'enfant; il procéda ensuite à la dilatation, ce qui permit au petit malade de s'alimenter assez facilement. Mais au bout d'un temps assez court, l'enfant ne pouvait plus avaler de nouveau, et il était impossible de passer les olives dilatatrices. Pendant le passage de l'olive la plus petite, l'enfant se plaignit de souffrir, il but néammoins, et déclara qu'il sentait que les boissons passaient dans l'estomac. Il eut le soir de la fièvre et une pleurésie à droite.

On constate sur cette pièce qu'il existe un rétrécissement très considérable de l'œsophage, dont la muqueuse est en grande partie détruite. A droite se voit une perforation de l'œsophage qui communique avec le foyer d'une vaste pleurésie purulente. La communication est large, et peut recevoir une grosse sonde. M. Demarquay pense que dans ce cas il y avait un ramollissement de l'œsophage.

(M. Demarquay, *Bul. Soc. de chir.*, 1872, 2e série, t. VIII.)

N° 81. — Œsophage avec l'estomac ; rétrécissement de l'œsophage.

Cette pièce est sans renseignements, mais, on constate qu'il existe un rétrécissement considérable de l'orifice cardiaque, qui a déterminé une dilatation très-accusée de la portion de l'œsophage située au-dessus. Cette dilatation remonte dans toute l'étendue de ce canal.

(M. Follin, 1865.)

N° 82. — Larynx avec la langue, la partie inférieure du pharynx; corps étranger du pharynx.

Cette pièce provient d'un homme qui était entré à l'hôpital pour une hémorrhagie cérébrale, dont il était convalescent. Il mangeait la demi-portion.

On constate sur cette pièce qu'il existe un énorme morceau de bœuf bouilli, qui est arrêté à l'orifice supérieur de l'œsophage et ferme en même temps l'orifice supérieur du larynx. L'asphyxie a été très-rapide. Le morceau de bœuf a environ neuf centimètres de hauteur sur cinq d'épaisseur. Il fait une saillie assez considérable dans le pharynx, de sorte que si l'on était arrivé à temps, il eût été facile de l'extraire.

(M. Fleury, *Soc. anat.*, 1836. t. XI, p. 140.)

N° 83. — Langue, larynx, pharynx et œsophage; corps étranger arrêté à la partie supérieure de l'œsophage.

Cette pièce provient d'un idiot de Bicêtre, âgé de 27 ans. Il était d'une gloutonnerie remarquable, il ne mâchait pas le plus souvent les aliments qu'il mangeait. Un certain dimanche, pendant son repas, on s'aperçut que ce malheureux étouffait. L'interne de garde fut appelé; mais six hommes vigoureux ne suffisaient pas à le maintenir, il serrait les mâchoires et empêchait toute exploration. Pendant ces efforts, ou pour mieux dire, cette lutte, il suffoquait davantage. On remarqua, au moment où M. Broca fut appelé, qu'il existait de l'emphysème dans le tissu cellulaire sous-cutané de la région cervicale. On ne sentait rien au niveau de la trachée et de l'œsophage; le larynx n'était pas soulevé en avant, et l'exploration de ses parties latérales ne faisait reconnaître aucun corps étranger. Pourtant le malade avait de temps en temps des signes d'asphyxie.

On avait essayé de pratiquer le cathétérisme de l'œsophage par le nez, mais on pénétrait toujours dans la trachée. On en était immédiatement prévenu par l'issue de l'air de la sonde, et tous les signes qui accompagnent cette pénétration dans les voies aériennes. M. Broca eut alors l'idée de passer une sonde dans chaque narine. La première entra dans la trachée, la seconde dans l'œsophage; il ne sentit rien dans l'œsophage.

L'asphyxie allait en augmentant, et M. Broca n'avait aucune indication pour aller ouvrir l'œsophage dans la région cervicale;

il espérait que l'insensibilité déterminée par l'asphyxie, materait cette nature bestiale, et il se proposait d'ouvrir la trachée *in extremis*.

A onze heures du soir on vint prévenir en toute hâte M. Broca qui accourut : il était trop tard. Il ouvrit la trachée, mais le pauvre idiot ne put être rappelé à la vie.

L'estomac renfermait une masse énorme de pommes de terre tout entières, et, parmi elles, il y en avait du volume au moins d'un œuf.

On constate sur cette pièce, que le corps étranger est formé de deux morceaux de côtes (probablement de veau) réunis par l'espace intercostal. Le corps étranger est enclavé entre les deux lames du cartilage thyroïde, et occupe en partie l'ouverture de l'œsophage, en partie le pharynx ; il est plat, peu épais, circonstances qui expliquent pourquoi il ne refoulait pas la trachée en avant, et pourquoi on ne le sentait pas sur les parties latérales.

Le larynx est énorme, ce qui étonne peu, quand on songe que depuis plusieurs années, Auguste ne cessait de crier, et les muscles sont très-développés.

Enfin, il est une circonstance qu'il importe de signaler : contrairement à ce qui arrive ordinairement dans de semblables circonstances, l'inspiration était plus facile que l'expiration. Auguste a toujours refusé de rien avaler, depuis le moment de son accident jusqu'à sa mort.

(Professeur Broca, *Soc. de chir.*, 1861, 2e série, t. II p. 698.)

N° 84. Larynx, trachée et œsophage ; corps étranger osseux de l'œsophage.

Cette pièce provient d'un homme de 62 ans, qui disait avoir avalé, la veille de son entrée à l'hôpital, un os de bœuf en buvant du bouillon à la cuiller. Le malade se plaint d'une douleur derrière le sternum, qui s'irradie vers le dos. La déglutition des aliments solides était impossible, mais le malade pouvait boire facilement. La sonde œsophagienne et le panier de Graëfe rencontraient le corps étranger, mais le franchissaient facilement. Ce malheureux vécut onze jours avec des alternatives de déglutition plus ou moins prononcées, même des liquides. Ce corps étranger déterminait si peu d'accidents que l'on crut par moments qu'il avait été rendu. Cette erreur de diagnostic pouvait s'expliquer par l'absence de tout signe physique permettant d'affirmer la présence du corps étranger. Les signes rationnels étaient quelquefois aussi presque nuls. Cet individu est mort de pleuro-pneumonie.

Sur cette pièce l'œsophage a été incisé verticalement ; à sa face postérieure, on constate qu'il existe à cinq centimètres de l'ouverture supérieure de l'œsophage, un fragment osseux placé verticalement et accolé à la face antérieure du conduit. Ce fragment osseux présente une face lisse appliquée contre la paroi, et une face rugueuse regardant vers la cavité. Sa forme est triangulaire, un des angles est dirigé en haut, les deux autres regardent à gauche et à droite. L'angle droit extrêmement aigu, a perforé l'œsophage, et cette perforation, qui a la largeur d'une pièce de 20 centimes, est limitée par des bords ramollis, grisâtres, sphacélés. L'extrémité anguleuse de l'os répond à ce niveau, à un petit foyer bien limité, doublé d'un détritus gangréneux, et situe au niveau de la troisième vertèbre dorsale. Il n'y avait aucune infiltration des parties voisines, et la complication thoracique qui a amené la mort du malade, n'a pas été produite directement par les lésions du côté de l'œsophage

Il est une particularité importante à noter, c'est que la pointe anguleuse qui a amené la perforation de l'œsophage n'est séparée de la crosse de l'aorte que par une faible épaisseur de tissu cellullaire. Notons encore les dimensions relativement considérables de ce fragment osseux qui, mesure 32 millimètres de haut en bas et 30 millimètres transversalement.

(M. Duplay, *Soc. de chir.*, 1874, 3e série, t. III, p. 509.)

N° 85. — Portion inférieure des bronches avec l'œsophage et l'aorte corps étranger de l'œsophage, ulcération de l'aorte.

Cette pièce provient d'un soldat qui était entré à l'hôpital du Gros-Caillou, pour une pleuro-bronchite. Tout-à-coup il est pris de vomissements de sang ; des caillots furent d'abord expulsés, puis du sang pur. Il y eut quelques évacuations de même nature par l'anus, et le malade est mort avec tous les signes d'une hémorrhagie interne incoercible.

On constate sur cette pièce, au niveau de la bifurcation des bronches, au commencement de la portion descendante de l'aorte, qu'il existe dans l'œsophage un os plat, à bords irréguliers et tranchants. La forme de cet os se rapproche de celle d'un carré, qui mesure 0m025 de côté ; les bords de cet os se sont creusé une ulcération dans la muqueuse de l'œsophage, ses bords présentent plusieurs arêtes. Cet os paraît avoir appartenu à la poitrine d'un dindon, ou d'un animal semblable. Une sonde cannelée introduite par ce pertuis conduit au niveau des parties ulcérées de l'œsophage C'est par là qu'a eu lieu l'hémorrhagie.

(M. Bousquet, *Soc. anat.*, 1877 4e série, t. II, p. 317.)

N° 86. — Œsophage et aorte ; corps étranger de l'œsophage ; pièce de cinq francs, ulcération de l'aorte ; hémorrhagie.

Cette pièce provient d'un homme qui, après s'être livré à des excès de boisson, en voulant plaisanter, avala une pièce de cinq francs Ce corps étranger s'arrêta dans l'œsophage, au niveau de la partie moyenne. Par son séjour prolongé, il ulcéra ce conduit, et perfora l'aorte dans le point où ce vaisseau est en rapport avec l'œsophage. Le sujet succomba rapidement à un vomissement de sang.

On constate sur la pièce, que le corps étranger est encore, en grande partie, dans l'œsophage qu'il a ulcéré, mais que, par sa circonférence, il touche l'aorte, qui est rompue au niveau de ce point, et cela dans près de la moitié de son diamètre. Des caillots volumineux entouraient la double perforation.

(Professeur Denonvilliers, *Soc. de chir.*, t. VI, p. 319.)

N° 87. — Larynx avec le pharynx ; corps étranger arrêté à la partie inférieure du pharynx et qui a déterminé la carie des cartilages arytenoïde et crocoïde.

Cette pièce des plus intéressantes, a été trouvée sur un cuirassier. Cet homme était atteint d'un catarrhe bronchique, dont l'invasion remontait à cinq mois. Le malade était très incommodé pendant la nuit, moins dans la journée. Le 23 janvier, en mangeant la soupe, il éprouva tout à coup, à la région pharyngienne, une vive douleur accompagnée d'un sentiment violent de strangulation; il a la conscience d'avoir avalé un os. Amené de suite à l'hôpital, la respiration était difficile, la face violacée, l'anxiété extrême, et la suffocation imminente; les mouvements de la déglutition sont douloureux et presque impossibles. Le malade indique du doigt le point douloureux, l'endroit du pharynx ou de l'œsophage, où il suit le corps étranger Celui-ci paraissait libre, puisqu'il se faisait sentir tantôt dans un point, tantôt dans un autre, à des hauteurs qui variaient entre elles de 3 centimètres.

M. Denonvilliers, dans son rapport, observe avec raison que ce corps étranger devait être immobile, qu'il suivait seulement les mouvements du pharynx dans les efforts convulsifs de vomissement. On fit plusieurs tentatives infructueuses pour l'extraction de ce corps. Au bout de quelques jours, la douleur locale étant devenue moins vive et moins circonscrite, le malade ne pouvait préciser où il sentait le corps étranger arrêté. Le malade reste dans cet état pendant un mois. Le chirurgien en chef de l'hospice militaire, se croyant en droit de nier l'existence d'un corps étranger, et croyant avoir affaire à une phthysie laryngée, évacue le malade sur un autre hôpital, et, le 26 mars, après avoir mangé quelques pruneaux, le malade ressent une douleur violente qui semble descendre le long de l'œsophage. Après quelques efforts, il rend au milieu d'aliments non encore digérés, un os triangulaire, à angles rugueux et chagrinés, présentant à une de ses faces une saillie de deux lignes, mince, rugueuse, et occupant toute sa largeur. Les dimensions de cet os sont telles que, deux de ses côtés offrent chacun un pouce d'étendue, et le troisième huit lignes.

Pendant les quinze jours qui suivirent, l'état du malade paraissait de plus en plus satisfaisant ; mais les douleurs se réveillèrent, et le 4 avril, il mourut dans un état voisin du marasme.

A l'autopsie on reconnut que le corps étranger s'était logé à la partie inférieure du pharynx et un peu à droite. Aujourd'hui sur la pièce il se trouve replacé dans le lieu qu'il occupait pendant la vie. Les cartilages arythénoïdes et la partie postérieure du cricoïde sont cariés; ils forment le fond d'une vaste ulcération ouverte dans le pharynx. Du côté du larynx, la muqueuse s'est épaissie. Une ulcération analogue occupait la paroi postérieure du pharynx, et avait mis le corps étranger en rapport avec la colonne vertébrale. Il avait détruit les ligaments vertébraux correspondants, et s'était creusé une fossette de deux lignes de profondeur aux dépens des deux vertèbres voisines et du fibro-cartilage intermédiaire.)

(M. Grellois, *Soc. anat.*, 1835 p. 121)

N° 88. — Langue, larynx, trachée et œsophage; corps étranger de l'œsophage sans obstruction de ce conduit.

Cette pièce provient d'un homme de 27 ans, qui, très probablement, n'avait point eu connaissance d'avoir avalé un corps étranger. Dans les premiers jours d'avril 1872, il fut pris d'une toux légère. La toux augmenta, la voix devint rauque; en même temps que s'accroissait la gène de la respiration, ce malade se voyait menacé de suffocation. La déglutition ne paraissait point gênée.

Le malade faisait entendre un véritable cornage, l'inspiration était extrêmement difficile, tandis que l'expiration était facile.

On constate dans l'œsophage, au-dessous du cartilage cricoïde, une excavation dans laquelle est un corps étranger, qui offre, pour la forme et le volume, une grossière ressemblance avec un os palatin. Cet os est maintenu en place par les irrégularités de sa surface. La cavité ainsi constituée, laisse libre le canal œsophagien, et repousse en avant la paroi postérieure de la trachée. Cette perméabilité de l'œsophage, jointe à l'absence de commémoratif, devait faire méconnaître la lésion initiale, point de départ des accidents asphyxiques.

La portion cervicale de la trachée décrit une légère courbe à concavité tournée à droite; sa paroi postérieure, fait à ce niveau, dans le canal aérien, une saillie notable du volume d'une noiselle, oblongue longitudinalement, et qui arrive presque au contact de la paroi antérieure. Cette saillie provient du refoulement de l'œsophage par le corps étranger, et a dû presque obstruer la lumière de la trachée à ce niveau.

(M. Cauchois, *Soc. anat.*, 1872, 2e série, t. XVII, p. 447.)

No 89. — Larynx avec l'œsophage et le corps thyroïde; corps étranger de l'œsophage, perforation d'une branche de l'artère thyroïdienne inférieure.

Cette pièce provient d'une femme de 70 ans. Elle racontait que, huit jours avant son entrée à l'hôpital, en mangeant, elle avala un os dont elle ne pouvait déterminer la grosseur. A son entrée, elle se plaignait seulement d'un peu de gêne quand elle faisait des mouvements de déglutition, mais sans préciser de siége à cette gêne.

En explorant avec la main la région du cou, et pressant sur l'œsophage de chaque côté, on ne déterminait aucune douleur. On supposa donc que, s'il y avait un corps étranger, il devait se trouver dans la portion thoracique de l'œsophage. En l'absence de symptômes graves, on remit à plus tard l'exploration avec la sonde; mais bientôt la malade est prise d'une hematemèse et de selles sanguines qui l'emportèrent au bout de peu de temps.

On trouve dans l'œsophage qui a été verticalement divisé, un fragment d'*os*, long de 3 centimètres et épais de 3 millimètres environ, placé en travers, au niveau du bord inférieur du cartilage cricoïde. Cet os a perforé par ses deux extrémités les parois latérales de l'œsophage de chaque côté, et se trouve de cette façon horizontalement placé, divisant le calibre de l'œsophage en deux portions, l'une antérieure, l'autre postérieure. L'une des extrémites de l'os se termine par une pointe aiguë; l'autre est épaisse de 3 millimètres, mais dentelée. Elles sont engagées à une profondeur de 4 à 5 millimètres dans les ulcérations qu'elles ont produites.

En disséquant les parties voisines, on trouve que les lobes latéraux du corps thyroïde sont tous les deux adhérents par leur face interne aux parois latérales de l'œsophage, à l'endroit des ulcérations. Elles y sont réunies par un tissu épaissi, induré, qui a été le siége d'inflammation pendant la vie. On voit aussi que le corps thyroïde lui-même, forme le fond des ulcérations de l'œsophage, et touche les extrémités du fragment osseux. De plus, en disséquant les artères thyroïdiennes, on voit qu'une des branches de la thyroïdienne inférieure du côté droit, se rend au tissu cellulaire enflammé qui joint le corps thyroïde à l'œsophage, à l'endroit de la perforation. A partir de ce point, on ne peut plus la suivre; mais en y introduisant un stylet, il a été facile de voir que, sans effort aucun, le stylet pénétrait pour ainsi dire de lui-même dans la perforation de l'œsophage. C'est ce qui rend compte de l'hémorrhagie, due à l'ulcération de cette branche artérielle.

(MM. Houel et Pilate, *Soc. anat.*, 1867, 2e série, t. XII, p. 648.)

N° 90. — Petite croix qui a été extraite de l'œsophage; à l'aide du panier de Grœfe.

Cette petite croix a été enlevée de l'œsophage d'un enfant de 7 ans, à l'aide du panier de Grœfe. L'enfant, en jouant, étant poursuivi par ses camarades et voulant pousser un cri, avait avalé la croix qu'il avait eu l'imprudence de mettre dans sa bouche.

(M. Léon Calvo, *Union méd.*, 1867, p. 531.)

N° 91. — Modèle en cire de l'œsophage et de l'estomac ; perforation de l'œsophage.

Sur cette représentation en cire, on constate que la partie inférieure de l'œsophage a subi une dilatation assez considérable, et qu'il existe plusieurs perforations qui font communiquer ce canal avec une poche kystique qui est située sur le côté, à deux centimètres environ de l'orifice cardiaque.

(Prof. Hallé, *Bul. Fac.*, 1808, p. 41, 42 et 61.)

N° 92. — Larynx avec la trachée et l'œsophage ; rétrécissement de la partie supérieure de l'œsophage par un sarcome.

Cette pièce provient d'un médecin âgé de 59 ans, qui tenta, à deux reprises différentes, de se suicider, avec du laudanum de Rousseau et avec des pilules de morphine. Cinq mois après, en août 1861, il s'aperçut qu'il avait de la difficulté à avaler, et était souvent obligé de se lever de table pour cracher les aliments qu'il avait avalés. A la fin de février 1862, le rétrécissement et le spasme étaient tels, qu'il ne pouvait avaler une goutte d'eau: il entre à la maison de santé et succombe quelques jours après, le 3 mars. L'œsophage enlevé avec la trachée, on constate qu'aucune tumeur ne venait comprimer leur calibre. L'œsophage a été fendu sur sa ligne médiane postérieure, et on voit que, depuis l'anneau cricoïdien jusqu'à son entrée dans l'estomac, la muqueuse ainsi que les parois du canal sont saines, si ce n'est quelques arborisations vasculaires, traces légères d'une subinflammation occasionnée par le cathétérisme. Le calibre du canal, régulier dans toute sa longueur, paraît un peu diminué par suite de l'abstention de tout passage des aliments.

Au niveau du cartilage cricoïde, c'est-à-dire à la partie où commence l'œsophage, s'observe un rétrécissement circulaire, d'une hauteur de 3 centimètres 1/2, si considérable, qu'un tuyau de porte-plume a du mal à le franchir. Les parois, au niveau de cet étranglement, sont fortement épaissies ; au toucher, elles donnent la sensation du tissu squirrheux ou cartilagineux. C'est sur les parties latérales qu'elles revêtent surtout leur plus grande épaisseur. La muqueuse sous-jacente est blanchâtre : elle a l'apparence du tissu cicatriciel, et offre des plis longitudinaux analogues et fort comparables à ceux qu'on observe au rectum, au niveau du sphincter anal.

Immédiatement au-dessous de ce rétrécissement et en dehors du canal œsophagien, entre lui et la trachée, à gauche, et dans le tissu cellulaire qui les sépare, existait une vaste traînée purulente qui s'étendait jusqu'au médiastin antérieur. Le nerf récurrent, compris dans les parois de ce kyste purulent, paraissait avoir été comprimé. Son névrilème était fortement injecté. Enfin il n'y a aucune trace de communication de cette cavité purulente soit avec la trachée, soit avec l'œsophage.

L'examen microscopique du rétrécissement, pratiqué par M. Luys, a montré ce qui suit :

« Le tissu morbide se présente sous l'aspect d'une plaque lardacée, de coloration blanc jaunâtre. La muqueuse du larynx, au niveau des bords de cette plaque, présente un aspect sanieux foncé, quelques bourgeonnements et une vascularisation médiocre.

« Une incision verticale, intéressant toute l'épaisseur du produit morbide, révèle qu'il est constitué par un tissu blanc grisâtre, consistant, peu vasculaire.

« Au niveau de la portion médiane, le tissu est presque complètement fibroïde, et rappelle l'aspect du tissu squirrheux proprement dit. Les éléments histologiques que l'on y a rencontrés consistent en une forte proportion de cellules de tissu conjonctif en voie de prolifération. Les unes contiennent des noyaux doubles, triples ; d'autres offrent dans leurs parois un développement insolite d'éléments fusiformes qui sont disposés en couches concentriques, et qui, çà et là, passent à l'état de fibres libres et indépendantes. Dans les régions qui sont relativement les plus anciennes comme date, les éléments conjonctifs sont pressés les uns à côté des autres, et complètement condensés en tissu fibroïde.

(M. Demarquay, *Soc. de chir.*, 1862, 2e série, t. III, p. 151.)

N° 98. — Larynx avec la trachée et l'œsophage ; rétrécissement fibreux de la partie supérieure de l'œsophage.

Sur cette pièce qui est sans renseignements, on constate que la partie supérieure de l'œsophage est le siége d'un rétrécissement très-notable. Ce rétrécissement, qui paraît être de nature fibreuse, occupe une hauteur de 3 centimètres 1/2 environ. L'œsophage, à ce niveau, a 4 à 5 millimètres de diamètre; les parois en sont denses et épaisses, et ce canal se dévie assez fortement à gauche. Le reste de l'œsophage est normal, son calibre en général est diminué, et la muqueuse présente des plis longitudinaux.

(M. Follin, 1865.)

N° 94. — Langue, larynx, pharynx et œsophage; tumeur cancéreuse du cou, qui est venue faire saillie à la partie inférieure du pharynx qu'elle a perforé.

Cette pièce provient d'un homme de 45 ans, qui, un an avant sa mort, s'était aperçu de l'existence d'une tumeur qui siégeait sur le côté droit du cou. Elle était indolente, ce qui a fait que le malade s'en est peu préoccupé. Au moment où il est entré dans le service de M. Velpeau, cette tumeur avait près de 1 centimètre dans son diamètre transversal, et 6 dans le vertical; elle occupait tout le côté gauche du cou et faisait une saillie très-considérable sous la peau, qui n'était point altérée.

Cette masse morbide était mollasse, comme fongueuse plutôt que fluctuante; elle avait refoulé le larynx à gauche, et cet organe se trouve sur la pièce, un peu situé en dehors de l'axe du corps. L'artère carotide primitive était refoulée à droite. En abaissant fortement la langue, on apercevait, outre plusieurs petites tumeurs irrégulières, une masse assez volumineuse, globuleuse, mamelonnée et qui occupait la partie antérieure du côté gauche du pharynx et paraissait tenir à l'épiglotte. La couleur de cette tumeur était d'un gris violacé. Enfin, on sentait une troisième tumeur qui était située plus bas et qui présentait les mêmes caractères que les précédentes. Quand on pressait avec un doigt les tumeurs du gosier, et avec la main celles du cou, on reconnaissait qu'elles étaient dans une dépendance mutuelle.

Ces masses que l'on soupçonna être de nature encéphaloïde, ne faisaient point souffrir le malade, mais compromettaient immédiatement ses jours par la gêne toute mécanique qu'elles apportaient dans l'accomplissement des fonctions de la respiration. La compression qu'elles exerçaient sur la trachée et l'œsophage, mettait incessamment le malade dans le danger de mourir par inanition ou par suffocation. Il y avait trois semaines environ que les accidents avaient commencé à paraître, et depuis ce moment ils ont sans cesse augmenté d'intensité. Le malade ne pouvait plus avaler, ne respirait qu'avec peine et d'une manière bruyante.

Pour prolonger le plus possible la vie du malade, M. Velpeau fait injecter tous les jours du bouillon dans l'estomac au moyen d'une sonde œsophagienne.

L'état du malade continuant à s'aggraver, la gêne de la respiration devint extrême et il succomba.

On constate sur la pièce, qu'il n'existait qu'une seule tumeur à plusieurs bosselures, formée de tissu encéphaloïde. ramolli. Cette tumeur est placée sur le côté du pharynx, dans le tissu cellulaire lâche qui sépare cet organe de la colonne vertébrale; elle a perforé la paroi droite du pharynx, et a envoyé dans son intérieur un prolongement considérable. Cette prolongation est à peu près du volume et de la forme d'un petit œuf, elle constitue la tumeur que l'on sentait avec le doigt, dans le fond de la cavité buccale. Elle est placée immédiatement au-dessus de l'épiglotte, de manière à fermer complètement l'ouverture du larynx. De plus, par sa position dans le pharynx, elle oblitère le passage des aliments de la bouche dans l'œsophage.; cette tumeur ne tient presque plus avec le reste de la masse, et est sur le point de s'en détacher. Elle n'adhère nullement par sa base à l'ouverture pharyngienne qu'elle a pratiquée. Cette ouverture est faite comme par un emporte-pièce, les bords et les parties voisines, ne présentent pas la moindre trace de dégénérescence. Les autres organes étaient sains.

(Professeur Jarjavay, *Soc. anat.*, 1846, t. XXI, p. 44.)

N° 95. — Larynx, trachée et œsophage: ulcération cancéreuse de la partie supérieure de l'œsophage.

Sur cette pièce, qui est sans renseignements, on constate qu'il existe à la partie supérieure antérieure et un peu latérale gauche de l'œsophage, une vaste ulcération profonde, longue de 4 centimètres, large de 1 centimètre 1/2, et qui était très-probablement de nature épithéliale.

(M. Follin, 1865.)

N° 96. — Œsophage; cancer épithélial de la partie moyenne de l'œsophage.

Cette pièce est sans renseignements. Il existe au niveau de la partie moyenne de l'œsophage, une tumeur épithéliale qui s'est développée dans l'épaisseur de cet organe. La masse cancéreuse ulcérée, forme à l'intérieur du canal qu'elle rétrécit, un champignon considérable, au niveau duquel la muqueuse est en grande partie détruite. La tumeur n'occupe point toute la circonférence de l'œsophage, elle laisse intact environ 1 centimètre 1/2 de

largeur ; il est probable que c'est à cette cause qu'est due l'absence de dilatation de la partie supérieure de ce canal.
(M. Thibault, 1842.)

N° 97. — Larynx avec la partie supérieure de l'œsophage ; ulcération épithéliale de l'œsophage, communication avec la trachée-artère.

Cette pièce provient d'un homme de 63 ans. Huit jours avant sa mort il fut pris de dysphagie très-prononcée : lorsqu'il voulait avaler la moindre parcelle d'aliments solides ou liquides, il était pris d'une toux convulsive qui l'obligeait à rejeter tout ce qu'il cherchait à avaler.

On constate sur cette pièce qu'il existe à la partie supérieure de l'œsophage un rétrécissement assez considérable, causé par une altération, très-probablement épithéliale, de la muqueuse des parois de ce canal. Cette ulcération présente environ 4 centimètres de diamètre en tous sens. A son centre existe une perforation de la portion membraneuse de la trachée-artère, perforation assez régulièrement circulaire et large de 1 centimètre environ ; elle établit à ce niveau une communication entre l'œsophage et la trachée.
(Professeur Gosselin, *Soc. anat.*, 1838, p. 164.)

N° 98. — Larynx avec la partie supérieure de l'œsophage et de la trachée-artère ; cancer épithélial de l'œsophage, perforation de la trachée.

Cette pièce provient d'un homme de 65 ans, qui a présenté comme symptômes : l'impossibilité d'avaler les aliments, des régurgitations constantes, avec une douleur vive au niveau de la fourchette du sternum. La mort est survenue à la suite d'une bronchite généralisée.

On constate sur cette pièce, que la portion de l'œsophage qui correspond au larynx et à l'origine de la trachée est détruite dans toute sa circonférence ; il existe une vaste ulcération. La tumeur première a disparu ; il existe à ce niveau, une cavité dont la paroi antérieure est formée par la face postérieure du larynx, et la postérieure par la région musculo-aponévrotique prévertébrale. La trachée est ulcérée ; elle présente deux perforations séparées par une petite bandelette de parties molles. Cette lésion résulte d'un épithélioma qui, selon toute probabilité, a débuté par l'œsophage.
(M. Coyne, *Soc. anat.*, 1871, 2me série, t. XVI, p. 134.)

N° 99. — Larynx avec la trachée et l'œsophahe ; cancer épithélial de l'œsophage, perforation de la trachée-artère.

Sur cette pièce, on constate à l'union du tiers supérieur avec le tiers moyen de l'œsophage, une vaste ulcération épithéliale de la muqueuse œsophagienne ; cette ulcération, qui occupe toute la circonférence de l'œsophage, a cinq centimètres de hauteur. Dans certains points, la tumeur produit des végétations exubérantes, dans d'autres elle a creusé des excavations, au sein desquelles s'observent deux petites perforations, dont l'une communique dans la trachée un peu au-dessus de la bifurcation. La seconde perforation communique avec la partie supérieure de la bronche gauche; elle est la plus étendue, quoiqu'elle n'ait environ que deux ou trois millimètres de diamètre.

(M. Follin, 1865.)

N° 100. — Larynx, trachée-artère et œsophage ; vaste ulcération épithéliale qui communique dans la trachée.

Sur cette pièce qui est sans renseignements, on observe à la partie inférieure du tiers supérieur de l'œsophage, une vaste ulcération qui occupe toute la circonférence de ce canal; elle a 6 centimètres de hauteur, et, à son fond, existe une large perforation de la partie membraneuse de la trachée qui a 3 centimètres 1/2 de haut sur deux de large. On se demande comment la vie a été possible avec une pareille altération.

(M. Saussier, 1853.)

N° 101. — Œsophage ; cancer épithélial qui s'étend jusque dans la bronche gauche.

Cette pièce provient d'un homme de 70 ans, qui présentait tous les signes rationnels d'un rétrécissement par un cancer de l'œsophage. Le rétrécissement permettait difficilement le passage d'une olive de 8 à 10 millimètres de diamètre. On éprouvait, en pratiquant le cathétérisme, deux résistances: la première au niveau du larynx; la seconde trois centimètres plus bas. Ce malade mourut dans un accès de dyspnée.

On constate sur cette pièce une vaste ulcération épithéliale circulaire de 10 centimètres de diamètre, qui siège vers la partie moyenne de l'œsophage, dans le point où ce canal est coupé par la bronche gauche, qui est envahie par la production morbide qui forme une végétation à son intérieur. Les ganglions bronchiques étaient sains.

(M. Verette, *Soc. anat.*, 1875, 3e série, t. X, p. 559.)

CHAPITRE III

Lésions de l'estomac

Les pièces relatives aux lésions de l'estomac sont au nombre de quatre-vingt-une, du n° 102 au n° 181 inclusivement. Mais il est nécessaire, pour leur classement, d'établir un certain nombre de subdivisions ou d'articles, qui répondront chacun à un ordre de faits distincts, et faciliteront ainsi les recherches au milieu de ces lésions si multiples. Je classerai donc ces diverses lésions en sept articles, à savoir :

Art. 1er. Anomalies de forme et perforations traumatiques de l'estomac.

Art. 2. Ulcères simples, chroniques de l'estomac.

Art. 3. Polypes de l'estomac.

Art. 4. Lésions de l'estomac, suite d'inflammation.

Art. 5. Lésions de l'estomac, suite d'empoisonnement.

Art. 6. Corps étrangers de l'estomac.

Art. 7. Lésions cancéreuses de l'estomac.

ARTICLE PREMIER.

ANOMALIES DE FORME ET LÉSIONS TRAUMATIQUES DE L'ESTOMAC.

Les anomalies de forme de l'estomac, sans autre lésion de cet organe, ne sont point très-rares : elles consistent presque toujours dans un étranglement au niveau de la partie moyenne, ce qui donne à l'estomac une forme en bissac. Le Musée ne renferme cependant de cet ordre de lésions, que deux pièces en cire n°s 102 et 103. Il sera facile de compléter cette lacune.

Trois pièces, n°s 104, 105 et 106, se rapportent à une perforation traumatique de l'estomac : la première est la pièce naturelle, les deux autres sont des représentations en cire de cette intéressante lésion. Cette pièce, aujourd'hui légendaire, est très intéressante par suite des observations physiologique, qu'à cette époque elle a permis de faire.

Deux autres pièces, n°s 107 et 108, sont très-remarquables au point de vue de la spécifité de la lésion. Il s'agit de taches noires et d'ulcération de la muqueuse de l'estomac, observées chez des individus atteints de pustules malignes. Quelle relation existe-t-il entre l'affection spécifique et ces taches? C'est ce qu'il est encore difficile de déterminer. La pièce en cire n° 107 déposée par le professeur Chaussier, a été considérée par lui comme un exemple de pustule maligne de la muqueuse de l'estomac. Quant à la pièce n° 108 du professeur Verneuil j'ai cru devoir en rapporter l'observation avec d'assez grands détails, en renvoyant à l'observation qui est très-complète et publiée dans la *Gazette hebdomadaire.*

N° 102. — Modèle en cire d'un estomac bilobé.

On constate, sur ce modèle en cire, un vice de conformation de l'estomac. Cet organe, fortement rétréci circulairement au niveau de sa partie moyenne, est bilobé comme un bissac, et les deux parties ont une capacité à peu près égale. L'œsophage s'abouche dans l'estomac sur le rétrécissement même, de manière qu'il n'y a ni grande ni petite courbure. Chacun des lobes de cet organe étant sphérique, un des lobes se trouve situé entre l'œsophage et le pylore, et l'autre à droite de l'ouverture œsophagienne. Cette disposition n'est pas celle que l'on observe ordinairement dans les rétrécissements de l'estomac.

(Professeur Chaussier, 1805.)

N° 103. — Modèle en cire d'un estomac bilobé.

Sur cette représentation en cire, on a figuré que l'estomac était divisé en deux lobes par une dépression très-considérable, perpendiculaire à son axe. Ce rétrécissement siège à l'union du grand cul-de-sac avec le petit. A la face externe du grand cul-de-sac, existent les traces d'une inflammation qui a déterminé une érosion à laquelle participent les deux séreuses correspondantes, à savoir: celle de l'estomac et la séreuse qui recouvre le diaphragme. Dans ce dernier point les fibres diaphragmatiques sont à nu.

(Professeur Chaussier, *Bul. de la Fac.*, t. I. p. 182.)

N° 104. — Portion latérale gauche du thorax avec l'estomac. Fistule de l'estomac.

Cette pièce provient d'une femme de 40 ans, la nommée Gorée, qui a été observée à l'hôpital de la Charité, dans la salle de clinique du professeur Corvisart, où elle est morte le 9 nivôse an x, après six mois de séjour.

Il existait une ouverture fistuleuse ovalaire, longue de plus de 45 millimètres, et large de plus de 30. Cette fistule est située au bas de la poitrine, à la partie supérieure et gauche de la région épigastrique. Cette ouverture permettait de voir l'intérieur de l'estomac, qui, vide d'aliments, paraissait d'un rouge vermeil, enduit de mucosités, hérissé de rides ou de replis élevés de 5 à 6 lignes, et de distinguer les ondulations vermiculaires qui agitaient ces replis et toutes les parties de l'organe accessibles à la vue.

Dix-huit ans auparavant, cette malade était tombée sur le seuil d'une porte; le coup avait porté sur l'épigastre: l'endroit frappé resta douloureux, et la malade dès lors ne put se tenir ni marcher que courbée en avant et sur le côté gauche. A la fin de ce long intervalle, une tumeur phlegmoneuse, oblongue, se manifesta sur le point lésé: au milieu des nausées et des vomissements qui survinrent, cette tumeur s'abcéda, et, par la plaie qui résulta de sa rupture, s'échappèrent deux pintes d'un liquide que la malade venait de boire pour se procurer quelque soulagement.

Depuis lors, la fistule qui d'abord eût à peine admis le bout du petit doigt, s'élargit chaque jour: elle donnait seulement issue aux boissons; mais au huitième mois, les aliments commencèrent à passer et continuèrent ainsi jusqu'à la mort.

A son entrée dans l'hospice, la femme Gorée mangeait autant que trois femmes du même âge, rendait par jour une pinte d'urine, et n'allait à la selle qu'une seule fois tous les trois jours. Trois ou quatre heures après le repas, un besoin irrésistible forçait cette malheureuse femme d'enlever la charpie et les compresses dont elle couvrait sa fistule, et de donner issue aux aliments que l'estomac pouvait contenir. Ils sortaient promptement, et l'on voyait en même temps des gaz s'échapper avec bruit et en quantité variable. (Je renvoie pour la partie physiologique de cette observation, au *Traité de physiologie* de Richerand et Bérard, t. I, p. 284, 10e édition.)

La fistule s'étend du cartillage de la septième côte gauche, jusqu'à la hauteur de l'extrémité osseuse de la sixième. Les bords en sont arrondis, épais de 8 millimètres; l'ouverture cutanée présente dans son pourtour une dépression blanche, un peu irrégulière, qui est la cicatrice de l'abcès phlegmoneux. Le centre de l'ouverture offre des plis rayonnés et nombreux, produits par la muqueuse stomacale qui s'infléchit de dedans en dehors pour venir adhérer à la peau, ce qui fait que tout le trajet fistuleux est tapissé d'une véritable muqueuse. La muqueuse de l'estomac est hérissée de rides ou de plis élevés de 4 à 5 millimètres qui convergent pour la plupart vers la fistule.

(Professeur Corvisart, *Dictionnaire des Sciences médicales*, t. XXXV, p. 37, 1802.)

N° 105. — Modèle en cire du tronc de la jeune fille précédente ; fistule de l'estomac.

Ce modèle en cire représente la plus grande partie du tronc de la nommée Gorée, avec l'orifice fistuleux de l'estomac, à travers lequel on voit cet organe qui est d'un rouge vermeil avec de nombreux replis.

(Professeur Corvisart, *Dict. des sciences médicales*, t. XXXV, p. 37, 1802.)

N° 106. — Modèle en cire de l'estomac et de la partie du tronc qui l'avoisine, pièce n° 104; fistule de l'estomac.

Cette représentation en cire de la pièce n° 104 est destinée à montrer l'adhérence de l'estomac aux parois abdominales. Cette adhérence qui est circulaire, a 6 centimètres de diamètre. Elle commence à 5 centimètres au-dessus et un peu à gauche de l'appendice xyphoïde.

(Professeur Corvisart, *Dict. des Sciences médicales*, t. XXXV, p. 37, 1802.)

N° 107. — Modèle en cire d'un estomac; pustule maligne.

Sur cette représentation en cire de l'estomac, on a figuré, à sa face antérieure près du pylore, du côté de la muqueuse, une ulcération inégalement arrondie. de 15 à 18 millimètres: les bords en sont dentelés : la muqueuse est détruite dans un espace de près de 2 centimètres. Il existait dans l'estomac des mucosités noirâtres; l'ulcération, qui était recouverte d'une couenne noire, était circonscrite par une auréole légèrement saillante, et l'on reconnaissait, par un examen attentif que, dans toute cette étendue, il ne restait plus que la membrane péritonéale, qui était elle-même perforée au centre. L'étiquette de cette pièce porte que Chaussier avait considéré cette lésion comme une pustule maligne. M. Morin, dans les renseignements publiés dans sa thèse, se contente de dire qu'il semblait que cette ulcération fût le résultat d'une affection gangréneuse escarotique.

(Professeur Chaussier, thèse de M. Morin, 1806, n° 108.)

N° 108. — Estomac d'un individu affecté de pustule maligne; taches gangreneuses de la face interne de l'estomac.

Cette pièce me paraît mériter un grand intérêt; aussi je me propose de rapporter ici la plus grande partie de l'observation. Il s'agit d'une femme de 64 ans qui avait été piquée à la main gauche par une mouche. Une petite douleur révéla la présence de l'insecte, qui s'envola aussitôt. Il survint bientôt une petite ampoule entourée de rougeur et de gonflement, qui firent des progrès incessants. Au bout de 24 heures le bras gauche avait doublé de volume, et le gonflement arrivait jusqu'au cou.

La rougeur s'arrêtait vers le coude, mais elle était d'autant plus intense que l'on s'approchait de la région carpienne. De nombreuses phlyctènes occupaient la face postérieure de l'avant-bras. La pustule maligne était située au point ou la piqûre avait été faite par la mouche, au niveau de l'angle de rencontre du premier et du deuxième métacarpien; elle se reconnaissait aux caractères suivants : tache d'un brun foncé, circulaire, large de 12 millimètres environ, entourée d'un liseré plus pâle qui tranchait à son tour sur la rougeur vive qui l'environnait. L'escharre était insensible. Jusqu'à quelques millimètres de profondeur, toute la surface de la main avait perdu également beaucoup de sa sensibilité : il n'y avait aucun doute sur la nature du mal; il s'agissait d'une pustule maligne qui fut vivement cautérisée avec le fer rouge. Vers le troisième jour, l'état général qui était déjà mauvais au bout de 48 heures, ne s'améliora point. A la suite de la cautérisation le soir même, il y avait de l'assoupissement, les mains étaient froides, le pouls radial petit, avec des douleurs assez vives dans le ventre ; l'état du membre s'était peut-être au contraire amélioré.

Le lendemain qui était le début du quatrième jour, le pouls radial était à peine sensible: il y avait de l'oppression, de la dyspnée, la malade se plaignait de douleurs abdominales qui étaient intenses autour de l'ombilic, la tuméfaction du bras avait diminué, l'état local paraissait encore meilleur. La malade mourut dans la journée, c'est-à-dire cinq jours après la piqûre.

La cavité abdominale qui pendant la vie avait été le siége de douleurs vives, fut examinée avec soin ; elle ne renfermait point de liquide, il n'y avait point de trace de péritonite. Les intestins présentaient par place une coloration livide; à leur intérieur existait une matière brunâtre, poisseuse, d'assez mauvaise odeur; cette matière recouvrait presque complètement la surface de la muqueuse, elle ressemblait à du sang altéré. Le lavage l'entraînait assez facilement en certains points, mais ailleurs elle paraissait combinée avec la couche épithéliale.

L'estomac était sain à l'extérieur, mais à la face interne dans une étendue grande comme la paume de la main, existe une coloration noirâtre, sans tuméfaction, sans saillie, qui résiste au lavage et à l'action de gratter; elle occupe toute l'épaisseur de la muqueuse. Cette coloration affecte l'aspect réticulaire, c'est-à-dire que des portions de muqueuse saine, apparaissent dans les intervalles des bandes noires, qui sont larges de près de 1 centimètre, et anastamotées entre elles. Sur le bord de plusieurs de ces bandes, se voit un petit sillon blanchâtre qui semble révéler un travail d'élimination commençant. A une certaine distance de ce réseau gangréniforme, on observe une petite élevure de 7 à 8 centimètres de diamètre, convexe, très-noire et qui mesure environ 4 millimètres d'épaisseur. La cavité stomacale renfermait un peu de liquide muqueux, sale et visqueux, mais non livide et brunâtre comme l'intestin.

(Professeur Verneuil, *Gazette hebdomadaire*, 1857, t. XL, p. 368.)

Article 2.

ULCÈRES SIMPLES OU CHRONIQUES DE L'ESTOMAC

Les perforations dites spontanées de l'estomac, sont le plus généralement occasionnées par des ulcères simples chroniques ou aigus. Cette lésion a surtout été bien décrite par le professeur Cruveilhier dans une excellente monographie publiée dans son *Traité d'Anatomie pathologique*, 10e livraison, pl. 5 et 6.

Le Musée renferme vingt et une pièces d'ulcères simples de l'estomac, du n° 109 au n° 129 inclusivement. Le siège de l'ulcération est des plus variables : sept siègent à la petite courbure de l'estomac, nos 109, 118, 122, 123, 124, 125 et 126 ; quatre à la face postérieure, nos 111, 112, 119 et 120; cinq au niveau du grand cul-de-sac, nos 114, 115, 116, 117 et 121 ; un à la face supérieure ou antérieure de l'estomac, n° 128.

Sur neuf pièces, nos 109, 110, 111, 112, 113, 114, 115, 116 et 117, l'ulcère est en voie de progression. Sur cinq pièces, nos 118, 119, 124, 135 et 126, l'ulcère est en voie de cicatrisation. Sur sept pièces, nos 120, 121, 122, 123, 127, 128 et 129, les ulcères simples de l'estomac sont cicatrisés.

Pour trois de ces pièces, il est indiqué que l'individu est mort d'hémorrhagie : une fois par ulcération de l'artère splénique, n° 112, deux fois par ulcération de l'artère coronaire stomachique, nos 124, 125.

Malgré la perforation complète de l'estomac, dans l'ulcère chronique, l'épanchement des liquides ne se fait point toujours dans la cavité de l'abdomen, c'est même un fait exceptionnel. Le plus souvent l'estomac contracte des adhérences avec les organes voisins qui bouchent la perforation. Sur les deux pièces nos 114 et 115, c'est la rate qui bouche l'orifice; sur la pièce n° 115, c'est le diaphragme ; sur la pièce n° 116, c'est à la fois le diaphragme et le foie ; sur les pièces nos 122, 123, 127, 128, c'est le foie seul ; sur les deux pièces nos 120 et 126, c'est le pancréas, enfin sur la pièce n° 117, c'est le sternum. Sur cette dernière pièce, l'ulcère étant encore en progression au moment de la mort, on remarque que le caractère ulcéreux de la lésion s'est propagé jusqu'au sternum, dont la surface interne est devenue rugueuse, inégale. Sur la pièce n° 116 par suite d'adhérence du foie et du diaphragme, et de l'ulcération progressive de ces organes, il s'est établi des trajets fistuleux, qui conduisaient les matières contenues dans l'estomac jusque dans la cavité thoracique.

N° 109. — Estomac ; ulcère simple chronique de l'estomac.

Cette pièce provient d'une femme de 31 ans. Aucun symptôme n'avait fait prévoir cette lésion qui a été trouvée à l'autopsie.

L'estomac présente à sa face supérieure, près de la petite courbure une perforation à peu près circulaire, sans induration des bords de l'ouverture. La destruction est un peu plus étendue du côté de la muqueuse que de la séreuse. Il n'existe aucuns renseignements sur cette pièce.

(Professeur Rostan. 1835.)

N° 110. — Modèle, d'après le procédé Thibert, d'un ulcère simple de l'estomac.

Cette pièce paraît avoir été assez mal exécutée.

N° 111. — Estomac ; ulcère simple chronique de l'estomac.

Cet estomac présente à sa face inférieure une perforation à bords un peu irréguliers, d'un diamètre d'environ 1 centimètre. Cette lésion, sur laquelle on n'a aucun renseignement, ne présente aucune trace d'induration sur les bords de la perforation, qui sont perpendiculaires, sans obliquité sur l'une ou l'autre des deux faces de l'estomac.

(Professeur Cruveilhier, 1839.)

N° 112. — Estomac ; ulcère simple chronique; hémorrhagie mortelle résultant de l'ulcération de l'artère splénique.

Cet estomac provient d'un jeune homme de 18 ans, étudiant

en médecine, qui était tombé sans connaissance dans la rue. M. Verneuil, témoin de cet accident, le fit immédiatement transporter à l'hôpital de la Charité, mais il était mort lorsqu'il y arriva. Les seuls renseignements que l'on put obtenir, c'est que ce jeune homme présentait depuis longtemps des symptômes de gastralgie.

A l'autopsie, on trouva l'estomac distendu par une quantité considérable de caillots sanguins. A la face postérieure de l'estomac, au-dessous du cardia, existe un ulcère arrondi, ayant environ l'étendue d'une pièce de cinq francs. Les bords de cette ulcération ne sont point indurés, ni taillés à pic, ils n'adhèrent point immédiatement aux tissus sous-jacents, ils avancent au delà des points adhérents, et il en résulte au-dessous d'eux, une espèce de rigole ou de godet. Les ganglions ne présentaient aucune altération.

Le fond de l'ulcération est bouché par la rate et le pancréas. Supérieurement existe une ouverture artérielle, à bords déchiquetés, située sur le tronc même de l'artère splénique : c'est par cette ouverture que s'est faite l'hémorrhagie qui a été rapidement mortelle. Les tuniques artérielles paraissent avoir été détruites peu à peu, sous l'influence de l'altération, avant que de se rompre.

(M. Luton, *Soc. anat.*, 1858, 2me série, t. III, p. 338.)

N° 113. — Estomac; ulcère simple chronique de l'estomac.

Sur cette pièce, qui est sans renseignements, on constate qu'il existe une perforation de l'estomac qui est située près de l'œsophage. Cette perforation a à peine un centimètre de diamètre, les bords de l'estomac, à ce niveau, sont très-minces et sans induration. Le reste de l'organe, qui est sensiblement dilaté, a des parois un peu hypertrophiées.

(M. Husson, *Bul. de la Fac.*, t. VII, p. 98.)

N° 114. — Estomac ; vaste ulcère simple chronique du grand cul-de-sac de l'estomac.

Cette pièce est sans renseignements ; on constate qu'il existe un ulcère simple chronique, qui a détruit la majeure partie du grand cul-de-sac de l'estomac. La perforation a six centimètres d'étendue dans tous les sens, elle est sans trace d'inflammation, ni d'induration des bords. Cette pièce a été trouvée chez un jeune sujet qui est mort phthisique, et il est probable que, pendant la vie, cette large perte de substance était bouchée par la rate.

(M. Beauchêne, *Bul. de la Fac.* 1810, p. 37.)

N° 115. — Estomac; modèle en cire d'un vaste ulcère simple chronique de la portion splénique de l'estomac, qui était bouché par le diaphragme.

Sur cette pièce en cire, on constate une large perforation du grand cul-de-sac de l'estomac, ayant 11 centimètres de diamètre vertical et 7 d'avant en arrière Cette large ouverture était fixée contre le diaphragme, et lui adhérait par des bords épais et irrégulièrement frangés. Lorsqu'on détruisit les adhérences, il s'échappa de l'estomac une grande quantité de liquide visqueux, et l'on trouva, dans ce point, le diaphragme très-vasculaire. Les parois de l'estomac sont minces, un peu vascularisées. Cette pièce a été trouvée sur une femme morte quelques jours après l'accouchement.

(M. Morin, thèse, 1808, n° 108.)

N° 116. — Modèle en cire, du foie, de l'estomac et de la rate; vaste ulcère simple chronique de la grosse tubérosité de l'estomac.

Modèle en cire d'un estomac qui a été trouvé sur le cadavre d'une femme morte en couches. L'extrémité splénique de l'estomac présente une large ouverture d'environ 10 centimètres dans le sens vertical, et 5 dans la direction de la grande courbure.

Cette énorme ouverture s'étend depuis le bord antérieur de la rate jusqu'au niveau de l'orifice œsophagien, et correspond au foie et au diaphragme qui lui adhéraient. Sur cette préparation, le foie est soulevé et placé à distance, ce qui permet de voir que la portion de cet organe qui adhérait à la perforation de l'estomac, est dénudée de sa tunique péritonéale, ainsi que le diaphragme qui présente quatre fissures oblongues, constituées par les faisceaux charnus de ce muscle, faisceaux entre lesquels existent autant de communications avec la cavité du thorax. Aussi, à l'autopsie, on trouva dans la poitrine une partie des liquides que l'on avait donnés à la malade. La rate présente en outre, à sa face externe, des fausses membranes.

(M. Morin, thèse, 1806, n° 108.)

N° 117. — Estomac avec une portion du sternum; ulcère simple chronique de l'estomac, perforation bouchée par le sternum.

Cette pièce provient d'une femme de 81 ans qui est morte à

la Salpêtrière. L'estomac présente à sa partie antérieure, dans le voisinage de sa grande courbure et à quatre travers de doigt du pylore, une perforation qui a environ la grandeur d'une pièce de cinq francs. Les bords de l'ulcération adhèrent au sternum, à sa partie inférieure; ils sont aplatis, peu épais; le sternum, au niveau de la perforation, présente également une usure de sa face interne; il est érodé.

(M. Barth., *Soc. anat.*, 1851, t. XXVI, p. 69.)

N° 118. — Estomac bilobé ; ulcère simple chronique de la petite courbure, en voie de cicatrisation.

Sur cet estomac qui est sans renseignements, mais qui a été ouvert suivant sa grande courbure, on constate qu'il existe un rétrécissement très-notable de l'estomac, au niveau de sa partie moyenne. L'estomac est manifestement bilobé, et les deux lobes sont à peu près de la même capacité. Au niveau de la partie rétrécie, sur le bord postérieur, on constate qu'il existe une ulcération de la largeur d'une pièce de cinquante centimes, ulcération dont le fond déprimé est en voie de cicatrisation.

N° 119. — Estomac; ulcère simple chronique en voie de cicatrisation.

Sur cette pièce existe une vaste cicatrice, très-probablement suite d'un ulcère chronique, située sur la paroi postérieure de l'estomac. L'ulcération présente une figure oblongue, ovalaire: elle a neuf centimètres dans son plus grand diamètre et cinq dans le plus petit. Les tuniques, muqueuse et musculeuse, ont été en grande partie détruites, en sorte que la cicatrice, très-mince, est limitée par un cercle saillant, arrondi, formé par les parties saines. L'estomac n'est pas sensiblement dilaté.

(Professeur Cruveilhier, 1838.)

N° 120. — Estomac ; ulcère simple chronique cicatrisé.

Sur cet estomac, existe une large cicatrice qui est située à la face postérieure : elle est oblongue, irrégulière, de 7 centimètres dans son grand diamètre, et 4 dans son plus petit. Cette cicatrice repose entièrement sur le pancréas qui est venu boucher l'orifice; le fond de la cicatrice est lisse, d'un blanc nacré. L'estomac sain qui la limite, offre des bords saillants, renversés en dedans. Cet organe est considérablement dilaté et hypertrophié.

(M. Louis.)

N° 121. — Portion de l'estomac avec la rate ; ulcère simple chronique cicatrisé.

Sur cette portion d'estomac qui correspond à la grosse tubérosité, on constate l'existence d'une ulcération qui a environ 3 centimètres de diamètre dans tous les sens. Cette ulcération a détruit toute l'épaisseur des parois de l'estomac, les bords en sont cicatrisés, et la perte de substance était bouchée par la rate qui était devenue adhérente. La rate a été incisée verticalement pour montrer la perforation.

N° 122. — Estomac ; ulcère simple chronique cicatrisé.

Sur cet estomac, on constate l'existence d'une cicatrice ovalaire, d'un ulcère simple chronique de l'estomac, qui siège sur la face antérieure, près de la petite courbure. La cicatrice repose sur le foie, auquel elle adhère et qui est venu boucher la perte de substance. L'estomac est en outre notablement dilaté, et les tuniques sont hypertrophiées.

(M. Briquet, 1844.)

N° 123. — Estomac ; ulcère simple chronique cicatrisé.

Estomac sur lequel on observe une large cicatrice, suite d'ulcère simple chronique, occupant la face supérieure, près de la petite courbure. Les bords de cette cicatrice qui a 5 centimètres de long sur 3 de large, sont limités par l'estomac sain, qui forme un bord saillant et renversé du côté de la cicatrice. Le fond repose sur le foie, auquel il adhère fortement.

(M. Briquet, 1844.)

N° 124. — Estomac ; ulcère simple chronique en partie cicatrisé ; hémorrhagie par l'artère coronaire.

Sur cette pièce, on constate qu'il existe une vaste ulcération oblongue de l'estomac, située près de la petite courbure. Cette ulcération, qui est en grande partie cicatrisée, a 5 centimètres 1/2 dans son plus grand diamètre et 4 dans le plus petit. Au-dessous des bords existe une rigole circulaire qui, dans certains points, a de 2 à 3 millimètres. Près d'un des bords, s'observe une perforation d'une des branches de l'artère coronaire, dans laquelle on a passé un tube en verre, et qui a donné lieu à une hémorragie qui a été rapidement mortelle. Les parois de l'estomac sont légèrement hypertrophiés.

N° 125. — Estomac ; ulcère simple chronique en grande partie cicatrisé, perforation de l'artère coronaire stomachique ; hémorragie mortelle.

Cet estomac est notablement distendu, la muqueuse présente néanmoins un grand nombre de plis épars. Au niveau de la partie moyenne de la petite courbure, existe une petite ulcération superficielle de la muqueuse ; elle est oblongue, son grand axe est de 1 centimètre 1/2 et parallèle à la petite courbure.

Cette ulcération, qui ne paraît occuper que la couche la plus superficie le de la muqueuse, est en voie de réparation. A l'extrémité gauche de l'ulcère, existe une petite perforation de l'une des branches de l'artère coronaire, perforation qui admet à peine un cheveu et par laquelle s'est faite une hémorrhagie considérable qui a déterminé la mort de l'individu.

N° 126. — Estomac ; ulcère simple chronique cicatrisé, ulcération de l'artère splénique ; hémorrhagie mortelle.

Cette pièce provient d'une femme de 78 ans. Le jour de son entrée à l'hôpital de la Salpêtrière, elle vomissait le sang depuis le matin ; le vomissement, fort abondant, était en partie liquide et en partie constitué par des caillots assez nombreux. Le même phénomène s'est reproduit dans la journée, l'hématémèse a eu encore lieu dans la nuit, et à une heure du matin la malade succombait.

A l'autopsie on a trouvé que l'estomac contenait du sang coagulé et liquide La muqueuse était saine dans la plus grande partie de son étendue, elle était, dans le grand cul-de-sac, imbibée d'une assez grande quantité de sang, et l'imbibition ne disparaissait ni par le lavage ni par le grattage. Dans la moitié gauche de la paroi postérieure et très près de la petite courbure, on trouve un ulcère cicatrisé, dont le fond est constitué par le pancréas. La forme de cet ulcère est elliptique, presque circulaire ; son diamètre vertical a 4 centimètres, et son diamètre transversal 3 centimètres 1/2 de longueur. Sa profondeur est de 1 centimètre dans la partie supérieure ; mais elle va en décroissant de haut en bas, de sorte qu'à la partie inférieure elle est à peine de 2 millimètres. Cet ulcère est limité par un bord taillé à pic dans les trois quarts supérieurs de sa circonférence, et un peu obliquement coupé dans le quart inférieur; ce bord est limité antérieurement par une circonférence que forme la muqueuse, lisse et arrondie en haut, plus inégale et érodée en bas. A ce niveau on voit l'ouverture béante de deux petits vaisseaux. Le fond, régulièrement circulaire, a la dimension d'une pièce de dix centimes, et présentait, au moment où l'autopsie a été faite, une coloration rougeâtre qui est devenue depuis grisâtre, et s'est recouverte d'un détritus, dans lequel on a trouvé, à l'aide du microscope, de la fibrine à l'état fibrillaire, des globules sanguins et des cellules épithéliales. A l'extrémité gauche du diamètre transversal, se trouve une saillie formée par la convexité d'une des sinuosités de l'artère splénique. Cette convexité s'était éraillée, et on voit très-bien l'ouverture par laquelle s'était faite l'hémorrhagie. Au moment de l'autopsie, cette ouverture était bouchée par un caillot fibrineux. En grattant la saillie, on trouva les trois tuniques du vaisseau coupées à différentes hauteurs et constituant trois plans distincts. L'artère splénique était ossifiée, non-seulement au niveau de cette saillie, mais encore dans le reste de son trajet, ce qui peut expliquer l'hématémèse qui s'est produite. Le fond de l'ulcère est constitué par le pancréas, avec lequel l'estomac a contracté des adhérences au moment de la perforation du viscère, et qui ne paraît nullement avoir subi l'influence du suc gastrique.

(Professeur Vulpian, *Soc. anat.*, 1863, 2e série, t. VIII, p. 121.)

N° 127. — Estomac; ulcère simple chronique cicatrisé.

Sur cet estomac on remarque une vaste cicatrice d'ulcère simple, chronique. Cette cicatrice a 15 centimètres de diamètre transverse et 6 de hauteur; les bords en sont à peine saillants. Cette cicatrice siège près de la petite courbure, et reposait sur le foie auquel elle adhérait et qui lui sert de soutien. L'estomac est, en outre, très-dilaté et hypertrophié,

(Professeur Cruveilhier, 1838.)

N° 128. — Estomac; ulcère simple chronique cicatrisé.

Cet estomac a subi une dilatation et une hypertrophie considérables. On constate qu'il existe une vaste cicatrice, suite d'ulcère simple chronique. Cette cicatrice siège à la face supérieure de l'estomac, et est d'une étendue et d'une profondeur considérables. Elle adhère au foie, qui est excavé à ce niveau et en constitue le fond. La forme de cette cicatrice est triangulaire. Elle a 10 centimètres d'étendue sur chacun des côtés.

(Professeur Cruveilhier, 1836.)

N° 129. — Estomac, ulcères simples multiples cicatrisés, chez un enfant.

Cette pièce provient d'un enfant de 14 ans, qui avait, pendant trois ans, présenté des troubles nerveux fréquents de l'estomac, avec vomissements plus ou moins répétés. Les douleurs s'irradiaient souvent de la partie droite de l'épigastre à tout le ventre. A deux reprises différentes, deux mois avant la mort, il y a eu des selles sanguinolentes très-foncées, et l'enfant, très-maigri, mourut subitement à la suite d'une hématémèse considérable.

L'estomac est le siége de lésions remarquables et tout à fait insolites ; il mesure 27 centimètres en longueur et 15 en hauteur. Au-dessous du cardia, sur la face postérieure, existe une déchirure demi-circulaire de 1 centimètre 1/2 de long, par laquelle s'échappait une matière mélanique analogue à celle que l'on a trouvée dans le péritoine ; cette déchirure, évidemment produite par les efforts de vomissement, a été la source de l'hématémèse, et c'est par elle que l'épanchement s'est fait dans l'abdomen. L'estomac ouvert et débarrassé du sang qu'il contenait, on constate que, tout près du cardia, sur la paroi postérieure, existe une plaque arrondie, de la largeur d'une pièce d'un franc, présentant les caractères d'une cicatrice ancienne. La surface de cette cicatrice, du côté de la cavité stomacale, est légèrement cupuliforme, lisse, dépourvue de muqueuse, d'un gris blanchâtre avec quelques tractus à reflet nacré. Les bords très-légèrement sinueux sont nettement arrêtés, et distincts par leur dureté, du reste de la paroi dans laquelle la cicatrice est enchâssée. Cette plaque est épaisse de 3 à 4 millimètres, et d'une dureté coriace rappelant à la coupe la couenne du lard. C'est sur sa partie droite, à son union avec la muqueuse saine, que s'est produite la déchirure demi-circulaire dont nous avons parlé.

Sur la petite courbure se voient trois autres plaques semblables, un peu moins grandes, mais plus épaisses, et comme cachées au fond d'anfractuosités formées par les replis hypertrophiés de la muqueuse, que l'on est obligé d'écarter pour les bien voir.

Sur la grande courbure, à partir du pylore, existe une cinquième plaque plus épaisse encore, oblongue, mesurant 4 centimètres dans le sens de la grande courbure et 2 centimètres dans le sens antéro-postérieur. Elle fait face aux trois plaques que nous avons notées sur la petite courbure. Ces cicatrices ont la même dureté, le même aspect de bords et de surface que la première ; sur aucune d'elles on ne rencontre d'ulcération ni de solution de continuité. Elles rétrécissent toute la région droite de l'estomac, mais surtout en deux points. En effet, il existe à 5 centimètres du pylore et au pylore lui-même, un double rétrécissement qui admet avec peine l'extrémité du petit doigt, et paraît produit par la rétraction des cicatrices et aussi par l'hypertrophie des parois dont il nous reste à dire un mot.

L'hypertrophie porte sur tout l'organe; mais elle va en augmentant de la grosse tubérosité où les parois ont à peu près le double de l'épaisseur normale, vers le pylore, où elles atteignent une épaisseur de 8 à 10 millimètres : de sorte que l'épaississement des tuniques et la dureté des cicatrices, donnent à ce point l'apparence d'une tumeur squirrheuse. Mais l'examen microscopique ne laisse aucun doute sur la nature de ces altérations.

Différentes coupes permettent de voir très-nettement :

1° Un développement exagéré des glandes de la muqueuse, dont le volume est doublé et même triplé. La membrane propre, l'épithélium, les vaisseaux prennent part à ce développement et se présentent avec leurs autres caractères normaux, sans dégénérescence d'aucune sorte;

2° Une hyperplasie considérable des fibres-cellules qui se trouvent mêlées surtout dans le voisinage des cicatrices, à une certaine proportion de fibres lamineuses et élastiques;

3° La structure des plaques cicatricielles, dont la surface est complètement dépourvue de muqueuse, qui sont constituées surtout par du tissu fibroïde, et se confondent dans leur partie profonde avec la couche musculaire.

Ainsi nulle part autre chose que les éléments normaux hyperplasiés.

L'hypertrophie porte surtout sur la muqueuse et la tunique musculaire.

(M. Burthez, *Soc. anat.*, 1864, 2e série, t. X, p. 62.)

Article 3.

POLYPES DE L'ESTOMAC.

Cet article comprendra dix pièces qui ne se rapportent pas toutes à la même lésion, mais que j'ai cru néanmoins devoir rapprocher les unes des autres, du n° 130 au n° 139 inclusivement.

Les deux premières pièces de cet article, nos 130 et 131, sont deux exemples de végétations polypiformes de la muqueuse de l'estomac. Les pièces 132, 133, 134, 135, 136 et 137 sont des exemples de polypes vrais; sur les pièces n°s 135 et 137, les polypes très-volumineux et allongés pouvaient venir s'engager dans l'orifice pylorique et l'obturer complètement. La même disposition pouvait s'observer sur la pièce n° 132, le polype peu volumineux étant inséré près de l'orifice pylorique.

La pièce n° 138 est un exemple de tumeur fibreuse située en dehors de l'estomac, près de sa petite courbure, et le n° 139 un exemple de tumeur calcaire du péritoine, située sous l'estomac auquel elle adhère.

N° 130. — Estomac; végétations polypiformes multiples.

On constate sur cette pièce que toute la muqueuse de l'estomac est couverte de nombreuses végétations, du volume d'une lentille environ, d'un aspect cellulo-fibreux, pédiculées pour la plupart. Ces tumeurs, qui soulèvent la muqueuse dans les couches profondes de laquelle elles prennent naissance, sont le résultat d'une hypertrophie des villosités. Dans quelques points, on en apperçoit de très-petites en quelque sorte rudimentaires.

(Prof. Cruveilhier, 1833.)

N° 131. — Estomac; végétations polypiformes multiples.

Cet estomac provient d'une femme adulte; il était depuis longtemps affecté d'inflammation chronique. L'estomac est légèrement hypertrophié et sa muqueuse, surtout au niveau de la grosse tubérosité, est couverte de nombreuses petites tumeurs polypiformes, pédiculées. Quelques-unes de ces tumeurs renflées en massues à leur extrémité libre, sont même tuberculeuses. Ces tumeurs sont formées par l'hypertrophie des papilles de l'estomac.

(Prof. Vulpian, 1870.)

N° 132. — Estomac d'une femme de 83 ans; polype de l'estomac qui s'engageait dans l'orifice pylorique.

Polype peu volumineux et pédiculé de l'estomac, très-vasculaire, d'apparence érectile, implanté au-dessus et à peu de distance de la valvule pylorique. M. Barth pense qu'il pouvait s'engager dans l'orifice pylorique et l'obstruer momentanément. Dans le point correspondant à l'insertion du pédicule, la couche musculaire est sensiblement hypertrophiée.

Ce polype a été trouvé sur le cadavre d'une femme de 83 ans, qui est morte d'une double pneumonie. Pendant la vie il n'avait occasionné aucune gène, aussi son existence n'avait point été soupçonnée.

(M. Barth, *Soc. anat.*, 1049, p. 47.)

N° 133. — Estomac; polype muqueux.

Sur cet estomac on observe deux polypes muqueux, pédiculés, très-vasculaires, et situés près de la petite courbure. L'un de ces polypes a le volume d'un gros pois, l'autre celui d'un haricot. Leur base, qui est libre au lieu d'être lisse, est hérissé d'un grand nombre de petits filaments qui sont constitués par les villosités de la muqueuse. La présence de ces tumeurs n'avait été révélée pendant la vie par aucun symptôme appréciable.

(M. Caron, *Soc. anat.*, 1855, t. XXX, p. 84.)

N° 134. — Portion d'estomac; végétation papilliforme de la petite courbure.

Sur cette pièce d'origine inconnue, on constate l'existence d'une végétation papilliforme non ulcérée de la muqueuse de l'estomac, pédiculée, du volume d'une grosse noix. Cette végétation siège à la face inférieure de l'estomac, près de la petite courbure, et a la plus grande analogie avec celles que l'on a décrites chez les ivrognes.

N° 135. — Estomac; polype volumineux qui s'engageait dans le duodenum.

Ce polype a été observé sur une nommée Marie-Catherine Lefebvre, âgée de 69 ans, mariée et mère de plusieurs enfants. Cette femme avait eu pendant le cours de sa vie différentes indispositions, mais qui ne peuvent être rapportées à la maladie à laquelle elle a succombé. Quelques mois avant sa mort, cette femme était sujette à une diarrhée, dont les retours, devenus plus fréquents, la forcèrent d'entrer à l'hôpital.

Cette malade avait à cette époque éprouvé, par intervalles, des vomissements de matières muqueuses, qui ne se renouvelèrent plus; l'abdomen était légèrement douloureux dans plusieurs points, mais surtout à la région épigastrique et vers la fosse iliaque du côté droit. Les selles étaient très-fréquentes et souvent involontaires, l'amaigrissement augmentait ; la langue devint sèche et brune, les dents se couvrirent d'un enduit fuligineux : le pouls était petit et très fréquent, la peau aride et chaude. Cette femme succomba après un mois de séjour à l'Hôtel-Dieu dans le service de M. Husson.

Autopsie : il existait de nombreuses ulcérations de la muqueuse, de l'intestin grêle, à bords irréguliers, taillés à pic. L'estomac parut un peu moins grand qu'il ne l'est ordinairement. Vers la moitié de sa longueur, il était resserré, comme légèrement étranglé. Incisé sur son bord abdominal, il offrit une tumeur polypeuse, fort remarquable. Ce polype naît de la petite courbure près de l'orifice œsophagien ; il a environ 17 centimètres de longueur sur 3 centimètres 1/2 de largeur : il est cylindroïde, se prolonge jusque dans l'orifice pylorique, et fait dans la cavité du duodenum une saillie d'environ 4 centimètres. Dans le point correspondant à la valvule pylorique, il est légèrement resserré.

Cette tumeur est recouverte par la muqueuse de l'estomac, de couleur normale jusque vers le sommet où elle a pris, dans l'étendue de 9 centimètres, une teinte violacée et brunâtre. A première vue, cette tumeur parut avoir quelque ressemblance avec les tumeurs érectiles veineuses ; mais en l'examinant attentivement, Breschet reconnut que la teinte rouge foncée dépendait probablement de la stase du sang.

A quelque distance de cette tumeur, en existe une seconde du volume d'un gros pois : les diverses tuniques de l'intestin sont notablement hypertrophiées. Pendant son séjour à l'Hôtel-Dieu, cette malade n'a présenté aucun symptôme qui ait pu faire supposer à M. Husson l'existence d'une lésion de ce genre.

(M. Husson, *Bull. de la Fac.*, t. V., p. 376.)

N° 136. — Dessin à l'aquarelle du polype de l'estomac précédent.

(M. Husson, *Bull. de la Fac.*, t. V, p. 376.)

N° 137. — Estomac ; polype fibreux qui s'engageait dans le duodenum.

Estomac, sur la face interne duquel existe un long appendice cylindroïde, fibro-celluleux, et recouvert par la muqueuse. Ce polype a 17 centimètres de long et 1 centimètre 1/2 environ d'épaisseur. Cet appendice, de la forme d'un pénis, est implanté à 2 centimètres de l'orifice pylorique et peut, en raison de sa position, s'engager profondément dans le duodenum. Il a la plus grande ressemblance avec la pièce n° 135 ; mais il a été impos-

sible de se procurer des renseignements sur ce fait intéressant.
(Professeur Breschet, *Bull. de la Fac.* t. VII, p. 264.)

N° 138. — Estomac ; tumeur fibreuse développée à la face postérieure et près de la petite courbure de l'estomac.

Sur cette pièce qui est sans renseignements, on constate l'existence d'une tumeur de nature fibreuse, du volume de la tête d'un fœtus à terme, développée à la face postérieure de l'estomac, près de la petite courbure, et faisant saillie sous le péritoine. A l'intérieur de cette tumeur, qui est légèrement pédiculée, existent de vastes alvéoles, qui contenaient un liquide sanguinolent. L'estomac est volumineux.
(M. Demeaux, 1841.)

N° 139. — Estomac ; tumeur fibro-calcaire du péritoine, située sous l'estomac.

Sur cette pièce on observe une tumeur du volume d'une orange ; elle est mamelonnée à sa surface et paraît avoir pris son origine dans le péritoine. Cette tumeur est adhérente par un petit pédicule à la petite courbure de l'estomac, au-dessous duquel elle est située. L'estomac est très-dilaté, et les parois en sont amincies.

Cette tumeur, qui est constituée par du tissu fibreux au sein duquel se sont faits des dépôts calcaires, offre comme aspect la plus grande analogie avec les tumeurs de l'utérus qui ont subi l'altération crétacée.
(Professeur Blandin.)

Article 4.

LÉSIONS DE L'ESTOMAC, SUITE D'INFLAMMATION

Sept pièces seulement, du n° 140 au n° 146 inclusivement, se rapportent à cette lésion. Les deux pièces les plus intéressantes sont certainement celles nos 140, 142. Les pièces 143, 144, 146 sont des reproductions d'inflammation de l'estomac, exécutées par le procédé Thibert.

N° 140. — Estomac ; hypertrophie de toutes les tuniques de l'estomac.

Sur cette pièce, on constate qu'il existe une hypertrophie générale de l'estomac, le pylore étant normal. La tunique musculeuse a presque un centimètre d'épaisseur, et la tunique muqueuse est fortement plissée, ratatinée, de sorte qu'elle semble appartenir à un segment d'une cavité plus considérable que celle de l'estomac qui est évidemment rétréci. Ces plis irréguliers sont parallèles au grand axe de l'estomac, et très-évidents sur toute la surface de cet organe, moins cependant le voisinage de l'orifice pylorique, où ils manquent complètement; la muqueuse ne présente aucune trace évidente d'inflammation.

(M. Marjolin fils, 1836.)

N° 141. — Estomac ; infiltration purulente sous la muqueuse de l'estomac.

Cette pièce, très-intéressante au point de vue de la lésion anatomique, n'est malheureusement accompagnée d'aucuns renseignements. Il existait au-dessous de la muqueuse de l'estomac, une infiltration de pus qui était mêlée à de la sérosité, et elle a augmenté l'épaisseur des parois de cet organe. La muqueuse était pâle, comme boursouflée, mais cet aspect a beaucoup perdu par le séjour de la pièce dans l'alcool.

La cavité de l'estomac a une ampleur considérable : c'est un exemple de ce que M. Cruveilhier a décrit sous le nom d'inflammation sous-muqueuse. La lésion a beaucoup d'analogie avec ce qui existe dans certains cas d'œdème de la glotte par infiltration.

(M. Juteau. *Soc. anat.* 1848, t. XXIII, p. 273.)

N° 142. — Modèle en plâtre, procédé Thibert, d'un estomac hémorrhagie partielle par petites plaques disséminées.

N° 143. — Modèle en plâtre, procédé Thibert, d'un estomac hémorrhagie générale occupant tout l'intérieur de la cavité.

N° 144. — Modèle en plâtre, procédé Thibert, d'un estomac hémorrhagie scorbutique occupant une grande partie de la muqueuse de l'estomac.

N° 145. — Modèle en cire d'un estomac; inflammation de la membrane muqueuse.

Cette pièce en cire est destinée à représenter une inflammation très-intense de la muqueuse de l'estomac, caractérisée par un état ardoisé et un pointillé noir de la muqueuse, dus à des épanchements sanguins circonscrits.
(Professeur Chaussier, 1806.)

N° 146. — Modèle, procédé Thibert, d'une inflammation simple de la muqueuse de l'estomac qui est fortement injectée en rouge.

ARTICLE 6.

LÉSIONS DE L'ESTOMAC, SUITE D'EMPOISONNEMENT.

Sept pièces seulement sont relatives aux lésions de l'estomac consécutives a des empoisonnements, du n° 147 au n° 152 *a* inclusivement. La pièce n° 147 est un modèle d'après le procédé Thibert, d'un empoisonnement par le cyanure de mercure. La pièce n° 148 est un exemple d'empoisonnement par le deutochlorure de mercure, celle n° 149 par l'acide nitrique; celles n° 150, 152, 152 *a* par l'acide sulfurique, enfin celle n° 151 par le phosphore.

N° 147. — Modèle, procédé Thibert, d'une inflammation subaiguë de la muqueuse de l'estomac, à la suite d'un empoisonnement par le cyanure de mercure.

N° 148. — Modèle en cire d'un estomac; empoisonnement par le deuto-chlorure de mercure.

Ce modèle en cire est la représentation d'un estomac qui présente les traces d'une vive inflammation, résultant d'un empoisonnement par le deuto-chlorure de mercure. L'individu avait avalé 14 grammes 5 centigrammes de sublimé. Il existe une vive inflammation de l'estomac, qui est caractérisée par des taches, les unes rouges foncées, les autres verdâtres, disséminées sous la muqueuse. Cet individu est mort 18 heures après l'ingestion du poison.

(M. Devergie, 1825.)

N° 149. — Estomac avec la première portion de l'intestin grêle; empoisonnement par l'acide nitrique.

Estomac sur lequel existent les caractères anatomo-pathologiques d'un empoisonnement par l'acide nitrique. A l'extrémité inférieure de l'œsophage, la muqueuse est épaissie et ridée Sa couleur était d'un jaune serin au moment de l'autopsie, mais elle est maintenant foncée, ce qui est probablement le résultat de l'action de l'alcool.

La muqueuse de l'estomac, d'un beau vert épinard, est épaissie et se détache facilement; à sa face adhérente, on rencontre des veines nombreuses et volumineuses, gorgés de sang coagulé par l'acide nitrique. Le duodenum et le commencement de l'intestin grêle sont également verts et fortement injectés.

(M. De Puysaie, 1842.)

N° 150. — Estomac; empoisonnement par l'acide sulfurique; dilatation considérable.

Cette pièce provient d'une femme de 22 ans, qui avait avalé volontairement la veille de sa mort de l'acide sulfurique étendu. Il fut impossible de faire boire à cette malade une goutte d'eau. Elle ne vomissait pas, son ventre se ballonna au point que l'interne de service aux abois fit une ponction abdominale, mais sans succès. La malheureuse femme succomba rapidement.

A l'autopsie on constata une énorme distension de l'estomac par des gaz. L'action caustique avait agi avec une grande énergie sur le grand cul-de-sac de l'estomac qui s'est rompu sous les doigts au moment de l'autopsie; la muqueuse est profondément altérée.

(Professeur Lorain, 1867.)

N° 151. — Estomac ; diminution de sa capacité à la suite d'un empoisonnement par le phosphore.

Cette pièce provient d'une jeune fille de 21 ans, qui, à la suite de déceptions cruelles, a voulu se détruire. Elle a fait bouillir un paquet d'allumettes de 5 centimes dans du café et elle a avalé cette liqueur. Il se manifesta immédiatement un resserrement des mâchoires avec un sentiment d'un feu qui la dévorait. Le lendemain cette malheureuse prend du bleu de blanchisseuse (ferro-cyanure de potassium), plus 10 grammes d'aloès, enfin le soir une cuillerée d'encre. Le même jour elle fut prise de vomissements de matières violettes et noires; diarrhée le troisième jour. Au bout de huit jours les vomissements persistaient encore, elle rendait des matières jaunes verdâtres ; il existait une douleur vive à l'épigastre avec ballonnement du ventre, dyspnée et rétention d'urine. Cette jeune fille vécut ainsi en s'affaiblissant toujours avec des alternatives variables de santé, environ un mois et demi.

A l'autopsie, l'estomac ne présentait plus qu'un tube allongé réunissant l'œsophage à l'intestin; le grand cul-de-sac avait à peu près complètement disparu. Après l'avoir incisé sur la longueur, on a vu que les parois en étaient très-épaisses, ce dont on avait pu juger même avant, car, en le prenant entre deux doigts, on avait presque l'idée d'un tube plein, la cavité était donc considérablement réduite. Ce rétrécissemsnt portait sur toute la capacité de l'estomac ; on peut évaluer à moins d'un demi-verre la quantité de liquide qu'il aurait pu contenir.

A la face interne, la membrane muqueuse présente des plis transversaux très-épais qui, ne s'effacent plus par la traction; par places on trouvait des points où l'injection était beaucoup plus vive et ne disparaissait pas par le lavage ; on ne trouvait plus les traces des ulcérations et pertes de substance qui ont dû se produire au début des accidents présentés par la malade.

(M. Tixier, *Soc. anat.*, 1865, 2ᵉ série, t. X, p. 445.)

N° 152. — Langue, larynx, œsophage et estomac ; empoisonnement par l'acide sulfurique ; gangrène de l'œsophage.

Cette pièce provient d'un homme de 40 ans, qui a bu pour se suicider environ 30 grammes d'acide sulfurique concentré. Aussitôt l'ingestion de l'acide, il ressentit une douleur atroce dans l'estomac, la douleur et la chaleur augmentèrent, puis il vomit, ce qui le soulagea un peu. Le lendemain les lèvres étaient luisantes, mais elles ne présentaient, ainsi que la bouche et toute la portion du pharynx que l'on put apercevoir, aucune trace du passage de l'acide. La soif était vive, la déglutition, quoique un peu douloureuse, se faisait cependant avec facilité; ce malheureux vomissait presque à chaque instant un liquide d'un brun foncé, dans lequel nageait un mucus noir et coagulé par l'acide. Ces vomissements se faisaient presque sans effort, et comme par une simple régurgitation. Cet état persista en s'aggravant graduellement pendant huit jours, après quoi le malade mourut.

A l'autopsie, on constata que le pharynx était sain jusqu'à 1 centimètre 1/2 de l'œsophage. A partir de cet endroit jusqu'au cardia, la muqueuse est escharrifiée, détachée des autres membranes de l'œsophage; elle est noire, pulpeuse et friable. L'estomac contenait environ deux litres d'un liquide noirâtre, dans lequel nageaient des lambeaux de membrane muqueuse et de tissu cellulaire.

Dans l'estomac, qui est ratatiné, existe aujourd'hui plusieurs ulcérations, qui semblent suivre le trajet des vaisseaux et ne dépassent pas la tunique muqueuse, dont les parties saines se présentent sous forme de brides arrondies, adhérentes seulement par leurs deux extrémités.

(M. Prestat, *Soc. anat.*, 1837, p. 315.)

N° 152 *a*. — Estomac avec diverses parties de l'intestin ; empoisonnement par l'acide sulfurique.

Ces pièces proviennent d'un homme qui s'est empoisonné avec de l'acide sulfurique : il avala le poison à neuf heures du matin et resta dans sa chambre, sans se plaindre, jusqu'à midi. Amené à l'hôpital Cochin, à deux heures, il était froid, cyanosé, poussait des cris aigus, déchirants ; la région épigastrique était couverte de marbrures bleuâtres, les parois abdominales étaient raides, la pression y déterminait de vives douleurs. La membrane muqueuse de la bouche était blanche, le pouls petit, lent et irrégulier ; pas de vomissements, ténesme vésical prononcé. Le malade était mort une demi-heure après.

L'estomac, dans une étendue de 14 centimètres environ, est profondément altéré : la membrane muqueuse a été détruite, les fibres musculaires sont complètement isolées, disséquées. Sur un point existe une perforation de l'estomac de 1 centimètre de diamètre, qui a donné lieu à un épanchement péritonéal. L'épithélium de l'œsophage était facile à enlever.

L'intestin grêle, dont on a conservé une portion, présente à sa surface un aspect pulvérulent, grisâtre, qu'il était facile d'enlever. Les liquides qui s'étaient épanchés dans la cavité abdominale, à travers la perforation de l'estomac, avaient cautérisé les parties avec lesquelles ils s'étaient trouvés en contact. La coloration des parties divisées était légèrement jaune.

(M. Stanski, *Soc. anat.*, 1836, p. 298.)

ARTICLE 6.

CORPS ÉTRANGER DE L'ESTOMAC

Deux pièces seulement constitueront cet article qui pourra se compléter un jour; c'est pourquoi j'ai voulu le créer. Ces deux pièces, nos 153 et 153 *a*, sont des fourchettes qui ont été toutes deux extraites avec succès de la cavité de l'estomac.

N° 153. — Fourchette en fer, qui a été extraite de l'estomac d'un jongleur.

Cette pièce est malheureusement sans renseignements : elle doit dater du commencement de ce siècle, de 1820 environ. Les seuls renseignements qui me soient parvenus, malgré les nombreuses recherches que j'ai faites, c'est que cette fourchette en fer a été extraite de l'estomac d'un jongleur par un chirurgien de l'hôpital de Châlons-sur-Marne.

(M. Teyssière, chirurgien à l'hôpital de Châlons-sur-Marne.)

N° 153 a. — Dessin exact d'une fourchette en argent, qui a été avalée et extraite avec succès par la gastrotomie.

Dessin d'une fourchette qui a été déposée dans les cabinets de la Faculté, la fourchette a été volée l'année d'après. Le modèle ou dessin reste donc seul.

Cette fourchette a été extraite de l'estomac d'une femme de 24 ans, mère de famille, qui, dans la vue de provoquer des vomissements, s'introduisit dans l'œsophage une fourchette en argent, qui excita une contraction si forte dans ce conduit, que la fourchette échappa des mains de la malade et descendit dans l'estomac. Ce corps étranger séjourna pendant trois mois dans l'estomac, sans y occasionner d'autre incommodité qu'une simple pesanteur. Le médecin, appelé à la fin du troisième mois, constata par le toucher, dans la région épigastrique, que le manche de la fourchette était situé deux travers de doigt au-dessus et à côté de l'ombilic, dans la partie droite de la région épigastrique, tandis que les becs paraissaient placés au-dessous du foie.

Vers le cinquième mois, la malade éprouva des vomissements violents, et la fourchette changea de position : le manche se plaça deux doigts au-dessus de l'ombilic, 6 centimètres environ à gauche de la ligne blanche, tandis que l'autre extrémité était située dans l'hypocondre droit. A partir de ce moment, la malade fut en proie à d'assez vives douleurs. Malgré cela toute opération fut ajournée.

Un second vomissement, survenu vers la fin du sixième mois, fut suivi d'un engorgement considérable : la tumeur qui en résulta était du volume d'un œuf de poule. Cette tumeur correspondait à une des extrémités de la fourchette, qui exécutait facilement des mouvements oscillatoires. La moindre pression déterminait de violentes douleurs.

Le 19 mai 1819, la gastrotomie fut pratiquée par M. Cayroche. La fourchette avait séjourné dans l'estomac pendant 229 jours, elle fut malgré cela extraite avec assez de facilité; elle était recouverte d'un enduit noirâtre, que l'on ne pouvait enlever qu'avec de grandes difficulté. Cette fourchette, comme cela s'observe sur le dessin, était longue de sept pouces deux lignes, sur un pouce dans sa plus grande largeur ; elle pesait trois onces cinquante-huit grains. Dans l'espace de 20 jours, la plaie se cicatrisa et la malade fut guérie sans avoir éprouvé d'accidents sérieux. (Voir pour les détails, l'observation.)

(M. Cayroche, *Bul. de la Fac.*, t. VI, 1819, p. 446.)

Article 7.

LÉSIONS CANCÉREUSES DE L'ESTOMAC

L'estomac, avec l'utérus, est, de tous les organes de la cavité splanchnique, celui qui est le plus souvent affecté de cancer. Cette affection peut s'y présenter sous toutes les formes. C'est surtout dans cet organe que M. Cruveilhier a décrit la forme colloïde ou aréolaire.

Le Musée renferme vingt-six pièces de cancer de l'estomac, du n° 154 au n° 181 inclusivement. La pièce n° 154, qui est comprise dans cet article, est un exemple assez rare d'hypertrophie très-considérable de l'orifice pylorique qui a déterminé la mort.

Relativement au siége du cancer de l'estomac, les pièces du Musée se divisent de la manière suivante : Sur trois, nos 155, 156 et 157, la lésion siège près de l'orifice cardiaque ou à cet orifice ; sur deux pièces, nos 158 et 167, la tumeur occupe la face postérieure de l'estomac ; sur la pièce n° 167 la tumeur se prolonge jusqu'à l'orifice pylorique qu'elle rétrécit ; sur les pièces nos 159, 160, 162, 163, 164, 165, 166, le cancer siège au niveau de la petite courbure ; sur les pièces nos 161, 168, 169, 170, 171, 172, 173, le siège de la tumeur cancéreuse est au niveau de l'orifice pylorique qui est généralement rétréci, excepté cependant sur la pièce n° 169, où le calibre de l'orifice est à peu près normal.

Les pièces nos 174, 175, 176, 177, 178, 179, 180, 181 sont des exemples de cancer colloïde ou aréolaire, et sur les pièces nos 179 et 180, il occupe la totalité de l'estomac.

N° 154. — Estomac; hypertrophie partielle très-considérable de l'orifice pylorique, qui a déterminé la mort.

Cette pièce provient d'une femme de 52 ans qui, admise à l'hospice de la Salpêtrière, a succombé après avoir eu des vomissements alimentaires, presque continuels, pendant plus de cinq mois.

L'estomac est hypertrophié, l'altération siège surtout dans la portion pylorique et occupe la petite courbure dans presque toute son étendue, jusqu'à 1 centimètre du cardia. La grande courbure est hypertrophiée dans une étendue qui varie de 4 centimètres 1/2 à 5 centimètres ; la face antérieure l'est dans la même étendue, la face postérieure dans une étendue moins considérable et qui ne comprend pas plus de 3 centimètres. Le point de délimitation entre la portion hypertrophiée et la portion non hypertrophiée n'est pas net, et les deux portions se confondent insensiblement. La valvule pylorique présente son épaisseur normale.

Dans la portion hypertrophiée, l'épaisseur n'est pas partout la même ; elle est plus considérable à la face antérieure que sur les autres points. Sur cette face, en effet, elle n'est pas de moins de 1 centimètre, tandis que dans les autres portions de l'organe, elle varie de 4 à 8 millimètres. A la coupe on voit quatre couches superposées : 1° la muqueuse, qui est normale; 2° la couche celluleuse, qui a acquis une épaisseur variant de 5 à 8 millimètres, et forme une couche blanche et très-résistante; 3° la tunique musculeuse présente aussi une épaisseur de 2 à 8 millimètres. Tantôt plus épaisse que la tunique celluleuse, tantôt plus mince suivant les points qu'on examine, elle peut être considérée comme ayant d'une manière générale une épaisseur moins considérable que cette autre couche; sa coloration est d'un gris rosé, transparente, et est traversée par des tractus fibreux blancs, allant de la couche celluleuse à la couche sous-péritonéale; 4° la tunique péritonéale, dont la couche sous-séreuse est hypertrophiée, est épaisse de 1 millimètre.

La surface péritonéale, au niveau de la partie la plus hypertrophiée, présente des traces de péritonite ancienne. On y voit des points opaques, blancs, autour desquels les vaisseaux sont aussi hypertrophiés : les points opaques ont la même apparence que les taches laiteuses de péritonite ancienne. L'examen microscopique fait par M. Cornil démontre la présence de tissu musculaire et de tissu cellulaire, sans mélange d'aucun élément hétérogène.

(Professeur Vulpian, *Soc. anat.*, 1863, 2me série, t. VIII. p. 163.)

N° 155. — Estomac; cancer.

Cette pièce, qui est sans renseignements, est un exemple de cancer qui a rétréci d'une façon très-notable la capacité de l'estomac, en même temps que les parois, dans toute leur étendue, sont très hypertrophiées. L'orifice cardiaque est très rétréci, l'orifice pylorique est à peu près normal.

(Professeur Cruveilhier, 1838.)

N° 156. — Modèle procédé Thibert, d'une énorme tumeur cancéreuse de l'estomac.

La tumeur cancéreuse, qui a des dimensions considérables, est parfaitement délimitée, elle siège près l'orifice cardiaque de l'estomac et a 14 centimètres sur 13. Cette tumeur fait à la surface de la muqueuse un relief considérable, au moins 2 centimètres; elle rétrécissait notablement l'orifice du cardia.

N° 157. — Estomac; cancer de l'orifice cardiaque.

Sur cette pièce on constate, à la partie inférieure de l'œsophage, à l'orifice cardiaque et à la partie avoisinante de l'estomac, une vaste ulcération constituée par un cancer épithélial. L'ulcération est assez régulièrement arrondie et a environ 4 centimètres de diamètre ; les bords bien délimités sont tuméfiés et font une saillie assez considérable. L'estomac et les parois de l'œsophage, à ce niveau, sont augmentés de volume, hypertrophiées, d'où il résulte un rétrécissement très notable de l'orifice cardiaque.

(M. Ribes.)

N° 158. — Estomac ; tumeur cancéreuse de la face postérieure.

Cette pièce a été trouvée sur un homme d'un embonpoint considérable, et chez lequel on n'avait remarqué aucun signe de lésion de l'estomac. Il existe à la face postérieure de l'estomac une tumeur considérable qui paraît devoir se rapporter au cancer épithélial ; elle a 12 centimètres sur 9 de diamètre, elle fait un relief considérable, environ 3 centimètres, et est légèrement pédiculée.

(M. Chavignez.)

N° 159. — Estomac ; cancer ulcéré.

Cette pièce est sans renseignements. Il existe, le long de la petite courbure de l'estomac un cancer épithélial ulcéré de la muqueuse ; l'ulcération, qui est étendue, présente de 6 à 8 centimètres, les bords sont peu saillants.

N° 160.— Modèle en cire d'un foie et de l'estomac, avec le colon transverse ; cancer de l'estomac.

Modèle en cire d'un cancer ulcéré de la petite courbure de l'estomac ; l'ulcération, qui est parallèle à la petite courbure, a 13 centimètres de longueur. Sur un point, l'ulcération a détruit la totalité de l'épaisseur des parois de l'organe, la perforation est adhérente à la face inférieure du lobe gauche du foie que l'on aperçoit par transparence. Les bords de l'ulcération sont saillants.

N° 161. — Estomac ; cancer de l'orifice pylorique.

Sur cette pièce, la petite courbure de l'estomac et une grande partie de la grande, au niveau de l'orifice pylorique, sont converties en une masse squirrheuse considérable, très-dense, qui a envahi toutes les tuniques. La cavité de l'estomac, dans ce point, est notablement diminuée, et le passage des aliments dans l'intestin était en grande partie intercepté pendant la vie.

(M. Decoux, *Soc. anat.*, t. XII, p. 323.)

N° 162. — Modèle en cire d'un cancer de l'estomac.

Cette pièce représente un estomac bilobé, le rétrécissement siège au niveau de la partie moyenne. Près de la petite courbure s'observe une masse cancéreuse considérable qui s'avance jusqu'à l'orifice du cardia qu'elle rétrécit. Cette masse donne lieu à une tumeur mamelonnée, diffuse dans une partie de sa circonférence, tandis que dans l'autre elle est parfaitement limitée.

(Professeur Corvisart, 1799.)

N° 163. — Estomac ; cancer de la petite courbure.

Cette pièce provient du professeur Petit-Radel ; l'estomac, dans la totalité de sa petite courbure qui est diminuée de longueur, est envahi par une masse squirrheuse; la muqueuse est ulcérée. La masse et l'ulcération s'étendent aux deux orifices qui sont rétrécis.

(Professeur Breschet.)

N° 164. — Modèle en cire d'une tumeur cancéreuse, qui occupe la petite courbure de l'estomac.

Sur cette représentation en cire, on constate qu'il existe, dans toute l'étendue de la petite courbure de l'estomac, une tumeur qui est volumineuse et ulcérée dans une grande étendue, elle a environ 23 centimètres de long sur 14 de large. Il existe de nombreuses bosselures et la masse morbide adhère au lobe gauche du foie.

(Professeur Dupuytren, *Bul de la Fac.*, 1807, p. 32.)

N° 165. — Modèle procédé Thibert d'une vaste tumeur cancéreuse qui occupe toute la petite courbure de l'estomac.

N° 166. Modèle en cire d'un foie et de l'estomac ; cancer de la petite courbure de l'estomac.

Sur cette représentation en cire, on constate qu'il existe une tumeur squirrheuse très volumineuse, qui occupe la petite courbure de l'estomac et l'orifice pylorique. Sur le lobe droit du foie, à sa face supérieure, existe un kyste hydatique du volume du poing.

(Professeur Corvisart, 1799.)

N° 167. — Modèle en cire d'un estomac ; tumeur cancéreuse volumineuse de la face postérieure.

Sur ce modèle en cire de l'estomac, on constate à la face postérieure de cet organe, près de l'orifice pylorique, l'existence d'une tumeur cancéreuse, ulcérée à sa surface. Cette tumeur a le volume du poing : elle est arrondie, parfaitement délimitée, un peu pédiculée et fait une saillie considérable dans la cavité de l'estomac.

(Professeur Leroux.)

N° 168. — Estomac ; cancer du pylore.

Cette pièce a été recueillie sur une femme de 65 ans. Il existe un cancer du pylore : la lésion est peu étendue, très-délimitée à l'orifice pylorique. A ce niveau existe un boursouflement non ulcéré de la muqueuse avec épaississement et induration de la couche musculeuse. Il n'existe aucun renseignement sur cette pièce.

M. Bastings, de Maëstricht, 1837.)

N° 169. — Estomac ; cancer de l'orifice pylorique, sans rétrécissement.

Cette pièce est sans renseignements, mais on constate que l'estomac, dans sa totalité, est le siège d'une hypertrophie notable de ses parois. Cette hypertrophie est surtout accusée dans la moitié droite et principalement au niveau de l'orifice pylorique. A ce niveau, la muqueuse est profondément ulcérée, et l'épaisseur des parois est au moins de 2 centimètres. Malgré cette altération profonde qui doit être rapportée au cancer squirrheux ulcéré, l'orifice pylorique ne semble pas avoir subi de rétrécissement bien appréciable.

(M. Louyer-Villermay, *Bul. de la Fac.*, 1807, p. 62.)

N° 170. — Estomac ; cancer squirrheux de l'orifice pylorique.

Cette pièce est encore sans renseignements. On constate qu'il existe un squirrhe de l'orifice pylorique, qui a considérablement rétréci cet orifice, qui admet à peine le bout du petit doigt. La muqueuse et le tissu cellulaire sous-muqueux sont hypertrophiés, et indurés dans une étendue de 10 centimètres à partir du pylore. Le reste de l'estomac est distendu et très aminci.

N° 171. — Estomac ; cancer squirrheux de l'orifice pylorique.

Sur cette pièce, qui est sans renseignements, on constate qu'il existe une tumeur squirrheuse du pylore, qui rétrécit très-notablement cet orifice. Les parois de l'estomac, à ce niveau, sont très-épaisses, elles ont 1 centimètre 1/2 environ, la muqueuse n'est point ulcérée. La lésion ne s'étend pas loin.

(M. Beauchène, 1810.)

N° 172. — Estomac ; tumeur cancéreuse du pylore.

Tumeur squirrheuse du pylore, qui est comme embrassé par un anneau inextensible. Cette lésion est assez bien délimitée à l'orifice pylorique, qui est très-notablement rétréci. A la face interne, la muqueuse est ulcérée et présente des plis rayonnés qui tombent perpendiculairement sur la tumeur.

(M. Barth, 1841.

N° 173. — Estomac ; tumeur cancéreuse du pylore.

Sur cet estomac, il existe au niveau du pylore une tumeur volumineuse, un peu pédiculée, elle n'occupe qu'une partie du diamètre de ce canal ; elle permettait par conséquent aux matières alimentaires de passer sur le côté de la production morbide.

Cette tumeur, qui est très probablement de nature cancéreuse, a le volume d'une orange, elle est ferme et contient une cavité à parois épaisses, remarquable par la présence de petites tumeurs pédiculées, grisâtres, comme polypeuses, qui sont implantées sur ces parois. La muqueuse de l'estomac, présente un grand nombre de plis parallèles à son grand axe.

(M. Weiss, *Soc. anat.*, 1851, t. XXVI, P. 38.)

N° 174. — Estomac; cancer colloïde alvéolaire.

Cette pièce est très intéressante au point de vue de la disposition des éléments anatomo-pathologiques. L'affection commence au pylore dont l'orifice est notablement rétréci, tandis que le reste de l'estomac, surtout le gros cul-de-sac, est très dilaté. Du pylore, l'affection s'étend aux deux faces de l'estomac jusqu'à 8 ou 10 centimètres de cet orifice.

Au niveau de la région pylorique, les parois de l'estomac ont près de 3 centimètres d'épaisseur. A mesure que l'on s'en éloigne, l'épaisseur diminue jusqu'à ce que les tuniques de l'estomac reprennent leur aspect normal. Dans la partie hypertrophiée existent de nombreuses alvéoles dont la capacité varie d'une amande de noisette à un petit pois. Ces alvéoles, dont les parois sont variables d'épaisseur, contiennent une matière colloïde, amorphe, gélatiniforme. Cette pièce est un exemple-type, remarquable, de cancer colloïde de l'estomac.

(M. Marjolin fils, 1836.)

N° 175. — Estomac; cancer colloïde gélatiniforme de la totalité de cet organe.

Sur cette pièce très remarquable et qui est malheureusement sans renseignements, on constate que la totalité de l'estomac est le siége d'une augmentation très notable d'épaisseur des parois, qui sont à peu près uniformément de 2 centimètres 1/2 environ. En même temps la cavité est très rétrécie et la membrane muqueuse est en grande partie détruite.

Les fibres musculaires de l'estomac, unies à la tunique fibreuse, sont hypertrophiées et forment des faisceaux distincts qui circonscrivent des espaces alvéolaires, cavités très-nombreuses et de capacité variable; ces cavités contiennent une matière colloïde amorphe. Cette substance, répandue partout dans l'épaisseur des parois de l'estomac, en augmente leur épaisseur, et leur donne en même temps une assez grande rigidité. La lésion remonte assez haut sur l'œsophage dont les parois sont très hypertrophiées, sans que cependant il existe de rétrécissement. A l'orifice cardiaque, la disposition des tissus offre une grande analogie avec celle de l'estomac; les fibres musculaires sont infiltrées de matière colloïde.

N° 176. — Estomac; cancer de la totalité de l'estomac.

Cette pièce, qui est sans renseignements, est un exemple remarquable d'hypertrophie squirrheuse de la totalité de l'estomac, dont la cavité est notablement rétrécie. Tout l'estomac est formé de parois rigides, inflexibles, qui ont près d'un centimètre d'épaisseur.

(M. Barth, 1841.)

N° 177. — Estomac; cancer gélatiniforme de la presque totalité de l'estomac.

Sur cette pièce, qui est encore sans renseignements, on constate que la cavité de l'estomac a acquis des dimensions considérables, qui paraissent surtout résulter de la dilatation du grand cul-de-sac.

La moitié droite de l'estomac présente une hypertrophie très notable de ses parois, qui augmentent graduellement d'épaisseur jusqu'à l'orifice pylorique, et finissent par acquérir jusqu'à 3 centimètres. Cette augmentation d'épaisseur est due à l'hypertrophie de la tunique musculeuse et fibreuse de l'estomac, mais surtout à leur infiltration d'une matière colloïde amorphe qui est très abondante. La muqueuse au niveau de cette partie de l'estomac est en grande partie détruite, et laisse voir à nu les fibres musculaires : les parties qui existent sont elles-mêmes infiltrées de cette matière colloïde.

(M. Barth, 1841.)

N° 178. — Estomac avec une partie du foie ; cancer colloïde de l'estomac.

Cette pièce est en assez mauvais état de conservation et sans renseignements ; mais on constate, néanmoins, que l'estomac a subi une dilatation très-considérable. La dégénérescence cancéreuse en occupe la plus grande partie, et la portion saine est celle qui a subi une dilatation énorme. La partie envahie par le cancer a acquis une épaisseur considérable, elle a dans certains points 2 centimètres et plus. Le foie adhère d'une façon très intime aux parois de l'estomac avec lesquelles il est confondu, et il a été lui-même envahi par le cancer. Le malade est mort après deux mois de maladie, et il n'a éprouvé de vomissements qu'au début de la lésion.

(M. Briquet, 1836.)

N° 179. — Modèle en cire de l'estomac et du foie ; cancer colloïde de la totalité de l'estomac.

L'estomac est représenté ouvert. On constate que l'altération qui occupe la plus grande partie de cet organe est d'autant plus prononcée que l'on s'approche du pylore. Au niveau de la grosse tubérosité, la lésion est peu prononcée, il paraît ne plus exister de tunique musculeuse qui aurait été envahie par une matière colloïde. Les tuniques sont très-épaissies, au niveau du pylore les parois de l'estomac ont 2 centimètres d'épaisseur. Sur la face péritonéale de l'estomac, on a représenté une multitude de petites tumeurs cancéreuses : elles sont dans certains points confluentes.

Sur la surface concave du foie, on rencontre quelques tumeurs du même genre. Le diaphragme dans sa partie gauche, et la plèvre correspondante, présentent également des dépôts cancéreux.

N° 180. — Modèle en cire représentant l'estomac, le foie et une partie de l'intestin ; cancer de l'estomac généralisé.

Sur cette pièce en cire, qui représente une grande partie des organes abdominaux, on constate que l'estomac qui n'a point été représenté ouvert, est le siège d'une dégénérescence cancéreuse étendue, mais qui est cependant beaucoup plus prononcé dans la moitié pylorique de cet organe. Cette partie est probablement le siége du début de l'altération, qui s'est étendue ensuite au grand épiploon, au péritoine, au diaphragme et au foie. Ce dernier est criblé de petites tumeurs isolées, qui font saillie à sa surface convexe.

N° 181. — Modèle en cire de l'estomac et du grand épiploon ; cancer colloïde.

L'estomac est représenté à moitié ouvert, les parois en sont épaisses et infiltrées de matière colloïde; la cavité est très réduite. Le grand épiploon est envahi dans sa totalité, il est transformé comme en une masse vésiculeuse qui a, dans quelques points, 4 centimètres d'épaisseur.

(M. Hamel, 1807.)

CHAPITRE IV

Lésions de l'intestin.

Dans ce chapitre, je comprendrai toutes les lésions anatomo-pathologiques, qui peuvent siéger de l'orifice pylorique à l'orifice anal. La plupart des lésions de l'intestin se rapportent au troisième groupe de la classification du professeur Cruveilhier, aux lésions de canalisation.

Les pièces de ce chapitre sont tellement nombreuses et les lésions si variées, qu'elles sont classées dans quatre articles distincts, qui correspondront aux différentes portions de l'intestin, à savoir :

Article 1. Lésions de l'intestin grêle ;
Art. 2. Lésions du cœcum;
Art. 3. Lésions du gros intestin;
Art. 4. Lésions du rectum.

Il est pourtant certaines lésions, comme l'invagination et les hernies qui sont communes à toutes les parties de l'intestin, et qui seront décrites, quel qu'en soit le siége, dans l'article consacré aux lésions de l'intestin grêle.

Article premier.

LÉSIONS DE L'INTESTIN GRÊLE

Ces lésions, qui sont des plus variées, sont représentées par un grand nombre de pièces, et, par cette raison, je serai forcé d'établir un grand nombre d'ordres, de sous-ordres et de variétés :

1er Ordre. Plaies de l'intestin grêle, avec ou sans sutures ;
2e Ordre. Invaginations ;
3e Ordre. Hernies ;
4e Ordre. Anus contre nature ;
5e Ordre. Inversions splanchniques ;
6e Ordre. Corps étrangers de l'intestin grêle ;
7e Ordre. Emphysème de l'intestin.
8e Ordre. Rétrécissement de l'intestin ;
9e Ordre. Inflammations de l'intestin.

ORDRE PREMIER

Plaies de l'intestin grêle avec ou sans sutures.

Une seule pièce, n° 182, se rapporte aux plaies traumatiques de l'intestin proprement dites. Cette pièce emprunte un grand intérêt, par suite de l'hémorrhagie qui est survenue. Les pièces nos 183, 184, 185, 186, 187, 188, sont des exemples de sutures intestinales pratiquées par le professeur Jobert de Lamballe sur des animaux. Les pièces nos 189 et 190 sont des exemples de communication entre deux anses intestinales. L'explication de cette dernière anomalie est difficile à donner.

La pièce n° 191 est un exemple de rupture de l'intestin dans une hernie, à la suite d'un coup de pied. Sur la pièce n° 102, la rupture a eu lieu dans la cavité abdominale, également à la suite d'un traumatisme.

N° 182. — Portion d'intestin grêle ; blessure de l'une des branches de l'artère mésentérique par un coup de couteau.

Sur cette pièce, qui est d'un grand intérêt par la rareté de la lésion, on a conservé une portion d'intestin grêle longue de 20 centimètres; l'artère mésentérique a été injectée. On constate que la pointe d'un couteau a pénétré l'intestin à son bord concave; à peu de distance de l'insertion du mésentère, la plaie est cicatrisée du côté de la séreuse et béante du côté de la muqueuse. Par cette plaie, une des branches de l'artère mésentérique au niveau de l'intestin a été coupée, et il s'est produit consécutivement une hémorrhagie qui a été mortelle.

(Professeur Nélaton, 1848.)

N° 183. — Portion d'intestin grêle de chien; invagination, suture intestinale, adhésion.

Sur cette portion d'intestin grêle d'un chien, le professeur Jobert de Lamballe, après avoir divisé transversalement l'intestin, a adossé les deux séreuses et pratiqué ensuite une suture ; l'animal est mort neuf heures après.

On constate du côté des séreuses, que l'adhésion est complète; il ne serait plus possible de les séparer. Du côté de la cavité de l'intestin on y voit flotter une portion d'intestin très-peu étendue qui fait saillie à l'intérieur.

(Professeur Jobert de Lamballe.)

N° 184. — Portion d'intestin grêle d'un chien; section de l'intestin, adossement des deux séreuses; cicatrisation.

Cette portion d'intestin grêle, qui provient d'un chien, a été complètement sectionnée, les deux séreuses ont été adossées, et l'animal a été sacrifié vingt jours après. On constate sur cette pièce, du côté de la séreuse, une adhésion complète sans trace de lésion. Du côté de la muqueuse, la cicatrice est complète; mais à ce niveau existe une saillie des valvules conniventes, qui devaient rétrécir légèrement le calibre de ce canal.

(Professeur Jobert de Lamballe, 1848.)

N° 185. — Portion d'intestin grêle d'un chien; invagination; cicatrice solide.

Cette pièce, en assez mauvais état de conservation et sans renseignements, est un exemple d'invagination de l'intestin grêle chez un chien, avec cicatrice solide.

(Professeur Jobert de Lamballe, 1828.)

N° 186. — Portion d'intestin grêle d'un chien; incision parallèle à l'axe de ce canal, adhésion des séreuses; cicatrice.

Cette pièce est sans renseignements; on constate sur cette portion d'intestin de chien, une cicatrice parallèle à l'axe de ce canal longue d'environ 2 centimètres, cicatrisée par l'adossement de la séreuse.

(Professeur Jobert de Lamballe, 1828.)

N° 187. — Portion d'intestin grêle de chien; suture de l'intestin.

Cette pièce, sans renseignements et en mauvais état de conservation, est un exemple de suture de l'intestin chez le chien, les surfaces homogènes ayant été mises en contact.

(Professeur Jobert de Lamballe, 1848.)

N° 188. — Portion d'estomac d'un chien; suture par adossement des séreuses.

Sur cette pièce, qui est sans renseignements, le professeur, Jobert de Lamballe a pratiqué sur l'estomac d'un chien une suture avec adossement de la séreuse. La suture est complète sans trace du côté de la séreuse. Du côté de la muqueuse existe une cicatrice linéaire, longue de 3 centimètres ; elle est également complète. La muqueuse présente seulement à ce niveau quelques plis.

(Professeur Jobert de Lamballe, 1828.)

N° 189. — Portion d'intestin ; communication ancienne entre la portion initiale du jéjunum et la partie supérieure du colon descendant.

Cette pièce est composée de deux portions d'intestin qui communiquent entre elles. Cette communication est établie au moyen d'un petit canal membraneux, ayant 8 à 10 millimètres de longueur et offrant un calibre susceptible de recevoir une sonde de femme, ou un tuyau de plume à écrire. Lisse et régulier dans sa continuité, il présente à ses orifices quelques particularités intéressantes. L'ouverture côlique correspond à l'une des cellules du côlon, et se trouve ainsi placée au sommet d'une cavité latérale et infundibuliforme. Circonscrite par deux petits replis valvulaires, dont un est supérieur et l'autre inférieur, elle n'est point circulaire, mais allongée et comme triangulaire, représentant ainsi très-bien la forme d'une petite glotte, dont la base ou la partie la plus large regarderait en avant et le sommet en arrière.

L'ouverture jéjunale, au contraire, est à peu près circulaire et comprise entre deux valvules conniventes, qui ne paraissent pas l'obturer dans leurs mouvements.

Relativement à la structure du canal, le point intéressant à élucider est de savoir comment se comportent, à son niveau, les fibres musculaires de l'intestin. Or, par une dissection attentive, on peut constater que la paroi antérieure du canal est dépourvue de fibres musculaires ; que sur sa face postérieure ainsi que sur ses bords supérieur et inférieur, existent des fibres musculaires transversales qui se continuent à droite et à gauche sans aucune interruption, avec les fibres annulaires des anses communicantes de l'intestin. Les fibres musculaires longitudinales de ces dernières sont tout à fait étrangères à la constitution des parois du peti canal, qui a pour tunique extérieure une enveloppe péritonéale. Sa structure ne s'éloigne donc pas notablement de celle de l'intestin lui-même.

Il est difficile d'admettre que cette lésion soit congénitale, il est beaucoup plus probable que ce canal a une origine pathologique. (M. Guéniot, *Soc. anat.*, 1860, 2e série, t. V, p. 178.)

N° 190. — Portion d'intestin grêle ; communication anormale entre deux anses de l'iléon.

Cette pièce est sans renseignements. On constate qu'il existe une large communication entre deux anses de l'iléon. Le canal de communication a un diamètre d'environ 1 centimètre sur 8 de long. La portion d'anse intestinale comprise entre cette communication, est de 58 centimètres ; il est difficile d'admettre que cette communication soit le résultat d'un état pathologique. Il me paraît bien plus rationnel d'admettre qu'elle résulte d'une anomalie de conformation, qu'elle est congénitale, quoique aucune loi d'embryologie ne me paraisse pouvoir l'expliquer.

N° 191. — Portion d'intestin grêle ; rupture traumatique à la suite d'un coup de pied porté sur l'aîne droite, siège d'une ancienne hernie.

Cette pièce provient d'un homme de 54 ans, qui, dans une rixe, a reçu un coup de pied sur une hernie inguinale droite, qu'il avait depuis longtemps.

L'importance de ce fait m'engage à reproduire ici la plus grande partie de l'observation. Les bourses, peu de temps après l'accident, devinrent violacées ; le penis effacé par la distension du scrotum, faisait une très-petite saillie. Dans l'aîne droite est une tumeur très-volumineuse, allongée, se confondant avec la tuméfaction des bourses : elle offre de la résistance. La peau de la partie supérieure de la tumeur a sa couleur normale, celle de la partie inférieure a la couleur violacée des bourses. La pression n'y produit aucune douleur, le malade paraît ne point souffrir: il ne pousse aucune plainte, sa physionomie n'exprime nullement l'anxiété.

Après être venu à pied, de l'endroit où lui était arrivé cet accident, jusqu'à l'hôpital, il monta sans avoir besoin d'aucune espèce d'appui dans la salle qui lui était désignée. Entré vers les deux heures, il ne se passa rien d'anormal jusqu'à 4 heures; mais alors, des douleurs commencèrent à se déclarer: on crut à une hernie étranglée. M. Monod, averti, arriva, et trouva le malade dans l'état suivant : décubitus sur le dos, sentiment de froid sur tout le corps, agitation, plaintes presque continuelles, douleurs très-vives, ventre tendu, dur, sensible à la pression. La douleur est intense, principalement à la tumeur de l'aîne droite, que l'on apprend être une ancienne hernie que le malade faisait rentrer habituellement, sans pouvoir la réduire entièrement. Pas de nausées, pas de vomissements; peau médiocrement chaude, pouls petit, fréquent; grande anxiété.

M. Monod fait des tentatives de réduction. Pendant le taxis on entend le bruit de gaz; un instant après la tumeur est effacée, la hernie est réduite sans efforts. Aussitôt M. Monod introduit deux doigts dans l'anneau inguinal, et fait observer combien il est large. Aucun soulagement n'accompagne cette réduction; le ventre est toujours tendu et sensible à la moindre pression. Le sentiment de froid que le malade accuse depuis que les douleurs ont paru, est très-prononcé; la soif est vive; quelques nausées, pas de vomissements; la douleur part du canal inguinal et s'irradie dans tout l'abdomen. M. Monod fait tousser le malade. La hernie reparaît, et comme elle ne se réduit point de nouveau, après quelques tentatives, il prescrit 40 sangsues et un lavement avec 15 grammes de sulfate de soude et un bain.

Ce traitement n'amena immédiatement aucun soulagement, les douleurs ont même augmenté et le malade vomit des matières exhalant l'odeur vineuse et nullement stercorales A la sortie du bain, la hernie put être assez facilement réduite, seulement le malade était épuisé par la douleur. Le pouls est inégal, très-petit, il disparaît sous le doigt, on ne peut le compter ; la peau est froide; sensibilité très-grande dans toute l'étendue de l'abdomen, frissons, sonorité au-dessus de l'ombilic et de la crête iliaque antérieure et supérieure du côté gauche; pas de nausées. La mort arrive à deux heures du matin.

Autopsie. — La paroi abdominale antérieure enlevée, l'estomac paraît distendu; il renferme une grande quantité de gaz. Il y a un épanchement de matière fécale dans l'abdomen. La région de l'aîne examinée avec soin, on trouve une hernie inguinale ancienne, dans le sac de laquelle sont quatre pieds d'intestin grêle: à la partie interne du sac sont deux énormes pelotons de tissu adipeux. Toute la partie de l'intestin contenue dans la hernie, présente une coloration rouge très-foncée ; à la partie postérieure du sac se trouve une ecchymose noirâtre, qui a 3 centimètres d'étendue. A la partie antérieure et correspondante, se voit une seconde ecchymose de la longueur de 6 centimètres. La rougeur que présente la surface externe de l'intestin grêle commence à 12 centimètres au-dessus de la valvule iléo-cœcale ; le péritoine y est tapissé par une fausse membrane très-mince, et qui se laisse enlever avec la plus grande facilité. A $1^{m},80$ au-dessus de la valvule iléo-cœcale est une perforation, longue de 6 centimètres, linéaire, et faite dans le sens de l'axe de l'intestin. Les bords ne sont nullement frangés ni amincis : ils ont l'épaisseur du reste de l'intestin. L'un d'eux présente une concavité qui correspond parfaitement à une convexité qui se remarque sur l'autre bord ; les valvules conniventes qui sont divisées à ce niveau se correspondent parfaitement par leurs extrémités. Il y a renversement vers la membrane musculeuse, et de la muqueuse et de la séreuse, de manière à former deux petits bourrelets, au milieu desquels on voit la musculeuse à nu.

(M. Chavignez, *Bull. de la Soc. Anat.*, t. XIV, p. 217.)

N° 192. — Portion d'intestin ; rupture dans la cavité abdominale à la suite d'une violence extérieure.

Cette portion d'intestin grêle, longue de 34 centimètres, présente dans sa partie moyenne une fente linéaire, parallèle à l'axe de l'intestin, longue de 4 centimètres. Cette déchirure, qui a été produite par une violence exercée sur la cavité abdominale, siège sur la partie convexe de l'intestin, opposée par conséquent à l'insertion du mésentère. Les bords de cette déchirure sont assez réguliers et écartés de 2 à 3 millimètres.

(M. Morel-Lavallée, *Soc. de Biologie*, 1858.)

ORDRE 2.

Invaginations de l'intestin.

Neuf pièces seulement, dans le Musée, sont relatives à l'invagination de l'intestin, du n° 193 au n° 201 inclusivement. Pour deux de ces pièces, n°s 193, 194, il existe un polype au niveau du sommet du boudin de l'invagination. La pièce n° 195 est surtout bien préparée pour montrer la disposition des cylindres dans l'invagination, on a pratiqué une coupe sur le cylindre externe, qui permet de voir le boudin de l'invagination, qui est constitué par le cylindre moyen et interne. Le collier est aussi bien accusé et l'on comprend comment, par la compression qu'il peut exercer sur les vaisseaux mésentériques, il peut devenir cause de l'étranglement et de la gangrène du boudin de l'invagination. La pièce n° 196 est précisément une portion très-considérable de l'intestin grêle, qui a été frappée de gangrène et expulsée à la suite d'une invagination.

La pièce n° 198 est un modèle en cire d'une double invagination du gros intestin. Celle n° 199 est une invagination du gros intestin, qui a commencé au cœcum et est sortie par l'anus. Enfin, les pièces n°s 200 et 201 sont relatives à une tumeur abdominale qui s'est coiffée par l'intestin qu'elle a invaginé consécutivement.

N° 193. — Portion d'intestin grêle; invagination.

Cette pièce est en très-mauvais état de préparation; elle provient d'une jeune fille de 14 ans, qui présentait une double invagination de l'intestin grêle. Les deux bouts de l'invagination marchent à la rencontre l'un de l'autre. Chez cette enfant il existait encore trois autres invaginations.

(Professeur J. Cloquet, 1816.)

N° 194. — Portion d'intestin grêle; invagination, polype de l'intestin.

Cette pièce provient d'un homme de 45 ans, qui a été pris brusquement de douleurs vives dans l'abdomen, de diarrhée abondante et liquide comme de l'eau, de crampes violentes dans les quatre membres, avec refroidissement des extrémités; les urines se sont supprimées. Le soir même, la diarrhée s'est arrêtée et les vomissements ont pris une grande intensité.

Le faciès était grippé; le nez, la langue et les extrémités refroidies; la voix était éteinte, la respiration fréquente; le malade n'avait point uriné et la vessie était vide. Les vomissements se composaient d'une matière verdâtre bilieuse, puis d'une matière blanchâtre, granuleuse, pareille à de la semoule cuite. On diagnostiqua une attaque de choléra et le malade succomba au bout de deux jours.

L'intestin grêle, modérément distendu, renfermait un liquide blanchâtre, semblable à du petit lait, et contenait des grumeaux caséeux, liquide analogue à celui qui, avec la matière bilieuse, composaient les vomissements durant la vie. L'intestin grêle en était rempli, dans une étendue de 3 centimètres au-dessus de la valvule iléo-cœcale. A ce niveau, on a trouvé deux lésions ; d'une part, un polype saillant à la surface muqueuse de l'intestin, d'autre part, une invagination étendue jusqu'au niveau du cœcum.

Le polype était situé à 20 centimètres de la valvule de Bauhin, du côté du bord convexe de l'intestin ; il est d'une forme ovoïde, du volume d'une noix, d'une consistance ferme. Il est fixé par un pédicule de 3 ou 4 millimètres de diamètre, dans le point correspondant à son insertion. On remarquait sur la séreuse une dépression ombiliquée, dans laquelle on a pu engager l'extrémité du petit doigt. La surface de la tumeur est lisse, et semblable à la surface muqueuse de l'intestin. Sur une coupe qui la divise en deux parties égales, on constate l'existence d'un tissu rougeâtre formé de fibres qui semblent partir du pédicule et se porter dans le sens du plus grand diamètre de la tumeur. Au microscope, ce tissu était formé de deux éléments, de tissu lamineux et des fibres musculaires lisses. Par conséquent, le polype paraissait fourni par l'hypertrophie de la couche musculaire et de la couche celluleuse de l'intestin.

Quant à l'invagination, elle comprenait 30 centimètres d'intestin grêle, et se terminait juste au niveau de la valvule iléo-cœcale. Des trois cylindres qui la composaient, le central présentait à sa partie inférieure l'insertion du polype qui oblitérait complétement en bas le canal déjà rétréci. Les deux autres ne présentaient rien de particulier, si ce n'est que leur muqueuse était congestionnée et ecchymosée. Aucune adhérence n'unissait les surfaces adossées de l'intestin invaginé. Toute la portion du tube digestif située au-dessous de ces lésions, c'est-à-dire le gros intestin, était remplie de sang en grande partie fluide et noir.

(M. Fernet, *Soc. anat.*, 1863, 2e série, t. VIII, p. 296.)

N° 195. — Portion d'intestin grêle ; invagination.

Cette pièce, très-bien préparée pour montrer le *boudin de l'invagination,* a été recueillie sur un homme de 59 ans ; mais les renseignements sur ce malade font complètement défaut.

L'invagination, qui occupe l'intestin grêle, a une longueur d'environ 5 centimètres et est à trois cylindres. Le cylindre externe, qui appartient à la partie la plus inférieure de la portion d'intestin invaginée, forme, dans sa partie supérieure, le *collier* de l'invagination qui, sur cette pièce, est serré et constitue un véritable étranglement. La partie inférieure de ce cylindre a été incisée et permet de voir à son intérieur *le boudin* de l'invagination, qui est formé par le cylindre interne et moyen. A la partie inférieure du boudin, on distingue nettement l'orifice rétréci du canal intestinal, qui appartient au cylindre central. Ce cylindre central, au moment où il va s'engager dans le collier, est notablement rétréci, et, à ce niveau, l'on constate sur cette pièce que le mésentère, qui a été entraîné entre le cylindre interne et moyen, est lui-même fortement comprimé au niveau du collier. Aussi la circulation de ces deux anses de l'intestin devait être notablement gênée. L'on sait que c'est par cette raison que se produit le plus souvent la gangrène, qui permet au boudin de l'invagination d'être expulsé.

(Professeur J. Cloquet, 1836.)

N° 196. — Portion considérable d'intestin grêle, expulsée à la suite d'une gangrène par invagination.

Cette pièce, qui est d'un grand intérêt, provient d'une femme de 48 ans; elle a été rendue avec les selles. Cette femme avait éprouvé tous les symptômes de l'étranglement interne, dont elle s'est très-bien rétablie, et la pièce à été envoyée à l'Académie de médecine par M. Faure, médecin à Roanne (Loire).

Il s'agit bien ici d'une portion d'intestin que M. Cruveilhier dans son rapport dit, évidemment par erreur, avoir trois mètres de long, tandis qu'elle ne présente réellement que 162 centimètres. La partie supérieure est renflée, ce qui lui avait fait donner le nom par la malade de *Ver à tête de cheval;* cet intestin est lacéré à l'autre extrémité. On reconnaît, dans toute la longueur de ce cordon, l'existence de la cavité de l'intestin; elle peut admettre le doigt indicateur, et l'insuflation pouvait la développer. Sa surface externe, inégale, présente sous l'eau des flocons celluleux On reconnaît aussi sur un grand nombre de points de cette surface des débris de fibre musculaire.

M. Cruveilhier a manifestement reconnu dans ce faux helminthe, un débris de l'intestin grêle dépouillé de sa membrane péritonéale et de sa membrane musculeuse, et par conséquent constitué par la membrane muqueuse et fibreuse. Il y a reconnu les papilles de l'intestin grêle, mais les valvules conniventes sont complètement effacées.

Après examen complet de la pièce, voici la conclusion formulée par M. Cruveilhier : « Dans ce cas particulier, il s'agit d'une invagination de l'intestin grêle. Cette invagination a été suivie de la séparation de toute la portion invaginée de l'intestin, c'est-à-dire du cylindre interne et moyen, lesquels ont été étranglés par le collet de l'invagination. » Cet intestin, qui a subi l'espèce de gangrène que M. Cruveilhier appelle gangrène par cadavérisation, a séjourné quelque temps dans l'intestin ; par suite de ce séjour, les membranes péritonéale et musculeuse se sont putréfiées, et l'anse intestinale, réduite à ses deux membranes internes, a été expulsée.

(Prof. Cruveilhier, *Bul. Acad. de méd.*, 1852, t. XVII, p. 786.)

N° 197. — Portion considérable de l'intestin grêle; invagination.

Cette pièce provient d'un homme de 35 ans, qui a succombé à une péritonite aiguë. Il existe une invagination à trois cylindres, de l'intestin grêle, qui était située à vingt centimètres environ au-dessus de la valvule iléo-cœcale. Par le bout inférieur de l'invagination passe une partie considérable d'intestin gangrenée et détachée. La tumeur formée par le renversement intestinal est cylindrique, elle a six centimètres de hauteur. La partie de l'intestin grêle invaginée est extrêmement rétrécie, les parois en sont comme fibreuses ; son diamètre peut à peine admettre une sonde ordinaire. L'intestin grêle, dans l'étendue de plus d'un mètre au-dessus de l'invagination est très-dilaté, et ses parois sont épaisses. Sur deux points de son étendue, on voit deux perforations par lesquelles s'est fait un épanchement mortel.

(M. Roger.)

N° 198. — Modèle en cire d'une double invagination du gros intestin.

On a représenté sur cette pièce, une double invagination du gros intestin, ce qui est assez rare. Les deux invaginations sont à trois cylindres; le cylindre périphérique de l'invagination externe a été ouvert, et l'on peut constater qu'à l'intérieur de cette invagination externe en existe une seconde. Elles sont toutes les deux à trois cylindres, et elles ont au moins quarante centimètres de longueur. L'invagination externe comprend la valvule iléo-cœcale.

(Prof. Dupuytren (1804.)

N° 199. — Gros intestin avec une portion de l'intestin grêle ; invagination.

L'invagination sur cette pièce est considérable : elle occupe toute l'étendue du gros intestin. Je n'ai pu malheureusement me procurer de renseignements. Il s'agit d'une invagination de l'intestin grêle et du gros intestin à travers l'anus. La portion d'intestin qui sort à travers cet orifice est longue d'environ huit centimètres.

Le point de départ de l'invagination est à la valvule iléo-cœcale; le boudin de l'invagination qui sort par l'anus présente à considérer deux orifices : un pour l'apendice iléo-cœcale, l'autre pour l'orifice de l'intestin grêle, qui occupe comme canal central toute l'étendue de l'invagination. Le collier de l'invagination qui est à trois cylindres est peu serré, comme cela se remarque ordinairement dans l'invagination du gros intestin.

(M. Houel.)

N° 200. — Tumeur abdominale ganglionnaire, coiffée par l'intestin et sortie par l'anus.

Cette pièce, très-intéressante et peut-être unique dans la science, mérite d'être rappelée ici avec d'assez grands détails, et, malgré cela, il restera encore un inconnu dans l'histoire de cette tumeur.

Cette pièce provient d'une jeune fille de 14 ans, débile, d'un tempérament lymphatique. Dans les premiers jours de mai 1858, elle fut prise de constipation, de douleurs abdominales : les efforts de défécation n'amenèrent que des mucosités et une petite quantité de matières fécales délayées.

Près d'un mois après, le 2 juin, se présentèrent à l'anus des lambeaux sphacelés de la muqueuse de l'intestin; ils furent coupés avec des ciseaux; et peu d'instants après, il sortit une portion du gros intestin qui était invaginé. Cette portion d'intestin est réduite avec beaucoup de difficulté, et reste dans le rectum à une hauteur que le doigt peut atteindre.

Quelques jours après, M. J. Roux fait adapter au bout d'un jonc flexible un embout en buis, l'extrémité de l'embout est engagée dans le rectum, puis introduite dans la lumière de l'intestin invaginé, qui est repoussé jusqu'à une hauteur de 60 centimètres. Cette opération fut assez douloureuse, la circulation intestinale se rétablit.

Le 26 décembre, près de huit mois après cet accident, la jeune fille est prise de vomissements opiniâtres, qui ont bientôt une odeur stercorale avec tous les symptômes d'un étranglement interne, qui, à l'aide d'un traitement approprié, parurent se calmer. Mais le 7 janvier 1859, signes nouveaux d'occlusion intestinale, et la malade rend par l'anus une volumineuse tumeur. C'est cette tumeur qui est déposée dans le Musée : elle est ellipsoïde. Les diamètres sont à peu près de 15 centimètres pour le grand et de 7 pour le petit. Cette tumeur était suspendue à l'anus par un long pédicule de la grosseur du doigt. M. J. Roux, aidé de quelques-uns de ses collègues, pensa que la tumeur s'était développée dans l'épaisseur ou en dehors de la paroi du gros intestin; qu'elle s'en était coiffée de manière à s'en faire une enveloppe et un pédicule étroit. Ce diagnostic fait, il appliqua une grosse ligature de fils cirés qui fut fortement serrée sur le pédicule de la tumeur, immédiatement en dehors de l'anus. Le pédicule fut ensuite coupé avec des ciseaux et l'intestin remonta peu à peu, entraînant avec lui 70 centimètres du lien.

La tumeur présente à considérer de dehors en dedans, les trois tuniques de l'intestin parfaitement saines ; puis une masse de tissu adipeux, et, au centre, un corps sphéroïdal qui est un ganglion mésentérique hypertrophié, du volume d'un gros œuf. Le pédicule était formé de tous les éléments de l'intestin et par un prolongement du péritoine.

(M. J. Roux, de Toulon, *Soc. de Chir.*, 1860, 2e série, t. Ier, p. 251.)

No 201. — Portion d'intestin, appartenant au même individu que la pièce précédente; rétrécissement considérable.

Cette pièce est le complément de la précédente. La jeune fille, après son opération, section du pédicule de la tumeur, éprouva tout d'abord un soulagement considérable; mais bientôt se produisirent des alternatives diverses de constipation et de vomissements. Elle mourut le 27 avril, c'est-à-dire près de quatre mois après l'opération.

A l'autopsie, en suivant le gros intestin, de l'anus vers le cœcum, on arriva jusqu'au colon sans trouver d'obstacle ; mais là, le tube digestif se coudait brusquement pour passer sous une forte bride épiploïque qui lui faisait subir un rétrécissement manifeste à 110 centimètres environ de l'anus.

Au point rétréci, comme cela se voit sur la pièce, l'intestin a le volume d'une plume d'oie, et ne laisse point passer la pulpe du doigt auriculaire. On n'y voit aucune trace de cicatrice, mais toutes les tuniques intestinales sont amincies. Au-dessus, l'intestin est dilaté, au-dessous, il est aplati ; mais il conserve des dimensions normales.

(M. J. Roux, de Toulon, *Soc. de Chir.*, 1860, 2me série, t. Ier, p. 251.)

ORDRE 3.

Hernies.

Les pièces de hernies ont été classées dans le Musée d'après l'ordre établi par le professeur Cruveilhier, ce qui explique certaines divisions que l'on n'est point dans l'habitude d'admettre, mais que j'ai cru néanmoins devoir conserver, parce qu'elles facilitent de beaucoup la classification des pièces, et, par suite, leur recherche. J'établirai donc, dans les hernies ou déplacements intestinaux, sept sous-ordres, à savoir :

1er sous-ordre, hernies tuniquaires.
2e — hernies diaphragmatiques.
3e — hernies ombilicales.
4e — hernies inguinales.
5e — hernies crurales.
6e — hernies obturatrices.
7e Étranglements internes.
8e Sacs herniaires.

Premier sous-ordre.

HERNIES TUNIQUAIRES.

Sous cette dénomination de *hernies tuniquaires*, le professeur Cruveilhier a désigné *tous les déplacements de tuniques ou de membranes, à travers une autre tunique ou membrane qui lui sert d'enveloppe.*

Dans le tube digestif, deux pièces seulement, nos 202 et 203, se rapportent à ce genre de hernies de la muqueuse à travers la membrane musculaire. La première de ces hernies, qui est assez rare, siége à la partie supérieure de l'œsophage, l'autre sur le gros intestin, sur les côtés des bandes musculaires que l'on rencontre dans cette partie du tube digestif.

N° 202. — Modèle en plâtre, d'un larynx, de la partie supérieure de la trachée et de l'œsophage; hernie tuniquaire de la muqueuse de l'œsophage.

Sur ce modèle en plâtre on constate, à la partie supérieure de l'œsophage, à sa face postérieure, l'existence d'une vaste poche située entre l'œsophage et la colonne vertébrale. Cette poche a une longueur de 6 centimètres sur 9 de circonférence; elle simule assez bien un jabot et elle est constituée par une hernie de la muqueuse de l'œsophage, immédiatement au-dessous des muscles constricteurs. Le professeur Cruveilhier a donné à cette lésion le nom de hernie tuniquaire.

(M. Coffin.)

N° 203. — Gros intestin; hernies tuniquaires.

Cette pièce, qui comprend une partie du côlon descendant ainsi que l'iliaque, a été trouvée, dans les amphithéâtres de dissection, sur le cadavre d'une vieille femme.

Il existe, sur toute la portion d'intestin indiquée, et sur les côtés des bandelettes musculaires verticales qui s'observent dans cette partie du tube digestif, une série de tumeurs dont le nombre est considérable. Elles ont le volume d'un gros pois, et sont enveloppées extérieurement par une mince couche de graisse. Ces petites tumeurs sont appendues, sur le côté de l'intestin, par un mince pédicule; si l'on étudie avec soin leur structure, on constate qu'elles ont la disposition suivante : par leur pédicule, qui est assez étroit et présente une disposition valvulaire, elles sont en communication avec la cavité de l'intestin. Leurs tuniques constituantes sont au nombre de deux : la séreuse et la muqueuse; la membrane musculeuse manque. Le mécanisme de leur formation indique que c'est à travers cette membrane que s'est herniée la muqueuse, qui s'est mise en contact avec la séreuse.

Il résulte de cette disposition que le pédicule de ces tumeurs étant étroit, comme étranglé, les matières concrètes du gros intestin peuvent assez facilement s'engager dans ces petits diverticulums, mais leur retour dans la cavité intestinale est plus difficile. Par leur séjour, ces petites boules fécales emprisonnées, peuvent irriter, enflammer les parois de la cellule qui a peu de résistance, et en déterminer la perforation qui s'opère alors dans la cavité abdominale.

(Professeur Broca.)

Deuxième sous-ordre.

HERNIES DIAPHRAGMATIQUES.

Les pièces relatives aux hernies diaphragmatiques sont au nombre de six seulement, du n° 204 au n° 209 inclusivement.

La pièce n° 204 est un exemple de hernie diaphragmatique traumatique assez rare : la lésion siége à droite et le foie fait hernie à travers la rupture du diaphragme.

Les pièces n°s 205, 206 et 207 sont des exemples de hernies diaphragmatiques congénitales sans sacs; sur deux de ces pièces, nos 205 et 207, une grande partie de l'intestin a passé dans la poitrine; sur la pièce n° 206, la perte de substance du diaphragme est obturée par le foie.

Les deux pièces nos 208 et 209 sont des exemples de hernies diaphragmatiques avec sac herniaire, formé par l'adossement du péritoine et de la plèvre. Il s'agit ici d'un véritable éraillement du diaphragme : la poche n° 208 fait une saillie considérable du côté de la cavité thoracique.

N° 204. — Diaphragme et foie; rupture traumatique du diaphragme, hernie du foie.

Cette pièce a été trouvée sur un individu qui était tombé d'un deuxième étage sur le dos; le malade transporté à l'hôpital est mort deux heures après. Pendant la vie on avait constaté une fracture de l'olécrâne avec plaie communiquant dans l'articulation. La tête ne portait aucune trace de contusion.

A l'autopsie on constata, comme cela se voit sur la pièce, que l'aponévrose du diaphragme dans sa partie droite, près de son centre, présentait une déchirure de 12 centimètres dans le sens transversal, et de 8 dans le sens antéro-postérieur. Les bords de cette vaste rupture sont restés écartés par la face convexe du foie qui est venue faire saillie dans la cavité thoracique, et ferme hermétiquement la déchirure. La portion de foie ainsi herniée présente près du bord postérieur de cet organe deux ruptures peu profondes, et d'une longueur de 2 à 3 centimètres chacune : ces ruptures avaient donné lieu à un énorme épanchement sanguin dans la cavité pleurale droite, le sang avait été retenu dans la poitrine, par suite de l'adaptation exacte du foie à la déchirure diaphragmatique. Il existait en outre dans la cavité abdominale de petits épanchements sanguins collectionnés en foyer.

(Professeur Velpeau, *Soc. anat.*, 1849. p. 263.)

N° 205. — Thorax de fœtus; hernie diaphragmatique gauche sans sac.

Cette pièce a été rencontrée sur un fœtus. On constate qu'il existe, à gauche, une hernie diaphragmatique sans sac herniaire. Le diaphragme à gauche manque dans une étendue considérable; les bords de la solution de continuité, qui est congéniale, sont cicatrisés. Le cœur est refoulé à droite, les poumons sont petits et comprimés.

L'estomac, la rate, une grande partie de l'intestin grêle et le côlon transverse ont passé dans la cavité thoracique gauche.
(Professeur Gerdy, 1821.)

N° 206. — Thorax d'un enfant; hernie diaphragmatique congéniale du côté droit.

Cette pièce provient d'une petite fille de 3 ans 1/2. On constate, à droite, l'existence d'une hernie diaphragmatique sans sac herniaire. L'ouverture diaphragmatique, qui est congénitale, est considérable ; elle est constituée par une absence de la portion musculaire et aponévrotique de la partie droite du diaphragme, ainsi que de la portion des deux séreuses qui la recouvre
L'orifice est obturé par le lobe correspondant du foie, dont une légère portion fait saillie dans la cavité thoracique.
(M. Guesnard.)

N° 207. — Tronc d'un fœtus, hernie diaphragmatique congénitale gauche sans sac herniaire.

Sur cette pièce, qui a été recueillie sur un fœtus, on constate que la portion aponévrotique gauche du diaphragme manque; il existe en ce point une perforation à travers laquelle s'est faite une hernie. La hernie est constituée par la plus grande partie de l'intestin grêle, qui occupe la presque totalité du côté gauche du thorax ; il n'y a que le gros intestin qui soit resté dans l'abdomen.

Les poumons sont petits, le gauche est fortement refoulé en haut et en arrière. Le cœur est dévié à droite, et répond à la ligne médiane du tronc. Ce fœtus paraît à terme.

N° 208. — Portion de colonne vertébrale, avec le diaphragme; hernie diaphragmatique congénitale gauche avec sac herniaire.

Cette pièce très-intéressante a été trouvée sur un enfant âgé de 4 mois, qui était notablement amaigri, peu développé.

En examinant le thorax on le trouve déformé à sa partie antérieure, la région épigastrique était déprimée; les cartilages costaux au lieu de faire suite aux côtes, étaient comme luxés en dedans, et produisaient par cette direction vicieuse, une dépression plus forte à gauche qu'à droite, où elle existait à peine. La dyspnée était considérable, et l'enfant toussait avec beaucoup de difficulté.

En l'auscultant on entendait du râle sous-crépitant dans toute l'étendue des deux poumons à leur partie postérieure, et rien en avant; la percussion donnait un peu de matité à droite, ainsi qu'au sommet du poumon gauche, mais, à partir de la fosse sous-épineuse du même côté, jusqu'à sa base, la sonorité était très-grande, et aussi prononcée, pour ne pas dire plus, que dans l'emphysème pulmonaire. La dyspnée continua à augmenter, les ailes du nez se dilataient beaucoup à chaque inspiration, et en même temps, on remarquait que la paroi abdominale, au niveau de la région épigastrique, remontait pour ainsi dire derrière la base du thorax.

La cavité thoracique gauche est envahie presque complètement par une poche du volume du cœur d'un adulte, qui s'élève jusqu'au niveau du troisième espace intercostal, et qui avait refoulé le lobe supérieur du poumon gauche tout à fait au sommet de la poitrine, tandis que le lobe inférieur était, ainsi que le cœur, dévié à droite de la ligne médiane. Cette tumeur que l'on constate sur la pièce s'affaissait par la pression; mais abandonnée à elle-même, elle revenait bientôt à sa première position.

L'intestin grêle et le foie ne paraissaient avoir subi aucun déplacement; mais en écartant les circonvolutions intestinales, et en les tirant en bas, on a constaté qu'une partie de ces anses était engagée dans cette espèce de sac herniaire; et, après les avoir écartées, on vit que l'estomac était logé complètement dans cette poche. Sa position était verticale, suivant son grand axe; la grosse tubérosité répondait à la partie la plus élevée de cette cavité; la grande courbure regardait en dehors. A gauche de l'estomac, se trouvait une partie du côlon transverse et descendant. Quant à la rate elle avait suivi complètement l'estomac, et répondait au niveau des articulations de la deuxième et troisième côte avec la colonne vertébrale.

La poche est formée par le péritoine et par la plèvre: ces deux séreuses sont tellement unies qu'il est impossible de les séparer. De leur adossement résulte une cloison peu épaisse, transparente, au niveau de laquelle les fibres musculaires du diaphragme manquent complètement, et n'existent que dans l'endroit où cette poche se continue avec la partie diaphragmatique droite, et au niveau du pilier gauche du diaphragme. A cet endroit, en effet, on voit quelques fibres d'apparence musculaire, très-minces, divisées en petits faisceaux qui se perdent bientôt sur la poche.

L'ouverture par laquelle les viscères pénétraient dans le sac herniaire est circulaire; elle a cinq centimètres de diamètre. Le fond de la poche présente un peu plus d'étendue, et est sensiblement dilaté. Au niveau de l'ouverture, on voit très-distinctement la séreuse de l'abdomen pénétrer dans la poche. Il est probable que ce sac herniaire, qui a dû se produire insensiblement,

aurait envahi toute la cavité gauche de la poitrine et refoulé devant lui tout le poumon gauche, si l'enfant avait vécu plus longtemps.
(M. Boulland, *Soc. anat.*, 1846, t. XXII, p. 333.)

N° 209. — Portion de colonne vertébrale, avec le diaphragme; hernie diaphragmatique gauche avec sac.

Cette pièce provient d'une femme de 76 ans. Cette lésion, qui a été trouvée sur le cadavre, n'avait point été soupçonnée pendant la vie. Au-devant du trou œsophagien on constate dans le diaphragme une perte de substance qui a environ 4 centimètres de diamètre, et dans laquelle les éléments musculaires et aponévrotiques manquent complètement. Le péricarde et le péritoine sont adossés et forment un sac herniaire, à collet large du volume d'une orange, saillant dans la poitrine : il renfermait une partie du grand cul-de-sac de l'estomac.
(M. Barth, *Soc. anat.*, 1851, t. XXVI, p. 147.)

3e *Sous-Ordre.*

HERNIES OMBILICALES.

Je confondrai sous le nom générique de hernies ombilicales toutes les hernies qui se font par la partie moyenne de la région abdominale antérieure. Dans ce sous-ordre on peut encore distinguer deux variétés, à savoir : 1° les hernies ombilicales par éventration abdominale; 2° les hernies ombilicales de l'adulte.

Première variété.

HERNIES OMBILICALES PAR ÉVENTRATION ABDOMINALE.

Les hernies par éventration abdominale sont les unes accidentelles et par conséquent postérieures à la naissance, les autres congénitales. Deux pièces seulement, l'une qui est un modèle en plâtre, n° 210, l'autre un modèle en cire, n° 225, se rapportent à la première espèce, aux hernies par éventration abdominale, et postérieures à la naissance. Les autres pièces sont toutes relatives à des lésions congénitales.

Le professeur Cruveilhier a fait rentrer dans la classe des hernies par éventration abdominale congénitales, les hernies ombilicales de la naissance ; car, dit-il, « les membranes transparentes qui constituent la poche, à base très large, dans laquelle sont contenues les parties déplacées, font suite aux parois abdominales ». C'est cet ordre qui a été suivi dans le classement des pièces du Musée.

Je crois cependant que l'on doit établir une distinction entre les exomphales congénitaux et l'éventration : dans ce dernier cas les parois abdominales sont largement ouvertes. On peut, il est vrai, considérer ces deux lésions comme étant un arrêt de développement, et reproduisant un état transitoire plus ou moins avancé de la vie embryonnaire.

Il existe, dans le Musée, quinze pièces d'éventration abdominale congénitale, du n° 211 au n° 225 inclusivement. Cinq de ces pièces, n°s 211, 212, 213, 214 et 215, sont relatives à l'exomphale congénital : le pédicule d'implantation de la tumeur herniaire a des dimensions variables. Sur toutes ces pièces, le cordon est circonférentiel, et c'est sur la partie latérale gauche qu'il s'insère. La tumeur herniaire est enveloppée de membranes minces, transparentes, qui sont au nombre de deux, et que l'on peut facilement séparer, surtout sur la pièce n° 214.

La membrane externe se continue avec la peau, au pourtour de l'ouverture herniaire; l'interne, avec le péritoine et les parois abdominales. La poche est quelquefois rompue, n°s 213, 214, au moment de la naissance ; d'autre fois cette rupture est postérieure. Sur les pièces n°s 212 et 213, cette lésion est compliquée de *dérencéphalie*.

Comme exemple d'éventration abdominale proprement dite, il existe dans le Musée dix pièces, du n° 216 au n° 225 inclusivement. Il existe entre toutes ces pièces de grandes différences qui sont relatives au siège de l'éventration, à son étendue, et à ses complications. C'est à ce vice de conformation que I.-G. Saint-Hilaire a donné le nom de « monstres célosomiens », et, pour cette raison, j'aurais peut-être dû placer ces pièces dans la tératologie. Tous ces petits monstres ont un caractère commun, que le professeur Cruveilhier invoque au point de vue de l'étiologie de la lésion, et qui consiste en une inclinaison latérale du tronc ; il cite même comme un exemple-type, dans son ouvrage d'anatomie pathologique, la pièce n° 218. Cette déviation latérale de la colonne vertébrale, amène une diminution en hauteur de la cavité abdominale.

Quant au siège de l'éventration il peut différer. Sur la pièce n° 216, l'éventration occupe la partie moyenne de l'abdomen ; sur les pièces n°s 218, 221, 223, elle est latérale et siège sur le côté gauche. La fissure s'étend en même temps, sur ces pièces, à la région thoracique ; il en est de même sur les pièces n°s 219 et 222, où l'éventration occupe le côté droit. Lorsque l'éventration est limitée à l'abdomen, n° 224, et qu'elle siège du côté droit, elle peut être limitée à la région sous-ombilicale.

La plupart des viscères abdominaux peuvent entrer dans la composition de ces hernies par éventration, le rectum seul reste en place. Lorsque la fissure congénitale s'étend au thorax, le cœur lui-même peut entrer dans l'éventration, qui est à la fois thoracique et abdominale. Le cœur peut alors conserver sa direction normale, ou être relevé de bas en haut, par suite de la pression des autres viscères. Sa pointe, au lieu d'être dirigée en bas et à gauche, regarde alors en haut, et peut correspondre au niveau de la partie antérieure de l'épaule : il y a un véritable renversement.

Sur toutes ces pièces d'éventration ombilicale, à l'exception du n° 224, il existe une large rupture des membranes d'enveloppe de la hernie, et l'intestin se trouve à nu ; aussi très-souvent porte-t-il les traces de péritonite. L'exemple le plus remarquable de cette lésion est le n° 223. Sur cette pièce, les circonvolutions de l'intestin sont réunies en une seule masse en forme de paquet, et emprisonnées par de fausses membranes. Cet intestin devenu dense, ne laissait plus probablement passer le méconium, car l'estomac, sur cette pièce, est très dilaté, tandis que le gros intestin, très reconnaissable à ses bosselures, est notablement rétréci et égale à peine une grosse plume de corbeau.

Comme ces éventrations abdominales congénitales, forment une des familles tératologiques, les célosomiens, et qu'il en sera à peine question dans mon dernier volume qui sera consacré à la tératologie, j'ai cru devoir leur consacrer dans ces généralités un certain nombre de réflexions générales.

Ces anomalies par éventration abdominale sont rarement simples; elles peuvent présenter un certain nombre de complications tératologiques qui ont servi à I.-G. Saint-Hilaire, à établir un certain nombre de genres dans la famille des célosomiens. Je signalerai, sur les pièces du Musée, l'atrophie du membre thoracique du côté correspondant à la fissure de la poitrine, nos 218, 220. C'est à ce genre que I.-G. Saint-Hilaire donne le nom de *pleurosome*.

D'autrefois le membre thoracique manque complètement en apparence, nos 217, 219; on le retrouve à l'état rudimentaire, implanté à la partie antérieure du sternum ou sur le rebord de l'éventration abdominale. Le membre abdominal correspondant à l'éventration peut également être atrophié, nos 216 et 222. Le scrotum est également divisé, sur ces pièces, en deux moitiés, et l'orifice anal manque souvent, no 216.

Le cerveau lui-même peut faire hernie, no 220, ou bien il peut encore exister une anencéphalie, mais particulièrement la variété que I.-G. Saint-Hilaire appelle *dérencéphalie*. On observe aussi, sur trois de ces pièces, un *spina bifida* de la région sacrée.

Sur la plupart de ces pièces, je dois encore noter que le cordon ombilical est très court, no 221, et que de plus, le placenta contracte souvent des adhérences avec certaines parties du fœtus.

No 210. — Modèle en plâtre du tronc avec les deux cuisses; éventration abdominale considérable.

(Professeur Mutter.)

No 211. — Fœtus à terme; hernie ombilicale congénitale.

Sur ce fœtus, du sexe masculin, bien développé, terme, on observe un exomphale congénial. La tumeur herniaire qui n'est point ouverte, a le volume du poing environ. Elle contient probablement une grande partie des intestins, d'où est résulté un affaissement notable du ventre.

Le pédicule de cette tumeur est assez étroit, il est recouvert par la peau normale, mais les caractères de cette membrane cutanée cessent brusquement et circulairement pour se continuer sous forme de paroi mince, demi-transparente, qui a tous les caractères des enveloppes du cordon. Les enveloppes de la hernie, par leur peu d'épaisseur et leur aspect, tranchent donc notablement sur le reste de la peau, le cordon, loin de s'insérer au centre de la tumeur, s'implante au contraire à gauche et en bas. Les autres parties du fœtus sont extérieurement bien conformées, à l'exception cependant du membre abdominal gauche qui est affecté d'un pied bot varus.

(M. Houel, 1856.)

N° 212. — Fœtus; éventration ombilicale.

Ce fœtus, du sexe féminin, d'environ 6 à 7 mois, est affecté d'éventration ombilicale. La tumeur n'est point pédiculée, elle est sans rupture des membranes, et considérable; elle contient très-probablement la plupart des viscères abdominaux. Le cordon ombilical s'insère à la partie inférieure et gauche de l'éventration. Au pourtour de la tumeur, on voit cesser brusquement la peau, et le reste de la poche est constitué par des membranes minces transparentes, qui se continuent avec celles du cordon.

Ce fœtus est en outre, affecté d'anencéphalie et d'hydrorachis, c'est un dérencéphale (Is. G. Saint-Hilaire). Le tronc est très court et courbé à concavité antérieure.

N° 213. — Fœtus; hernie ombilicale.

Ce fœtus, âgé de 6 à 7 mois, anencéphale (genre dérencéphale (I.-G. Saint-Hilaire), est affecté d'une hernie ombilicale légèrement pédiculée. La tumeur, du volume d'une orange, contient dans son intérieur plusieurs viscères abdominaux. Le cordon s'implante à la partie inférieure et gauche de la tumeur, dont les membranes minces, transparentes, sont déchirées à la partie inférieure. Par cette déchirure, on voit apparaître le foie, qui bouche en grande partie l'orifice de la hernie.

N° 214. — Fœtus; hernie ombilicale.

Fœtus d'environ 6 mois, qui est affecté d'une hernie ombilicale. La tumeur a le volume d'un œuf de poule. Le pédicule est étroit : il a 1 centimètre 1/2 de diamètre, tandis que la base en présente 5.

Les enveloppes de la hernie sont minces, transparentes : elles se sont rompues pendant l'accouchement. La rupture a eu lieu au niveau de la base de la tumeur ; à cet endroit, il existe une fente de 4 centimètres de long. L'examen des parois herniaires permet de constater qu'elles sont constituées par deux membranes qui ont contracté quelques adhérences entre elles : l'externe plus mince, facile à déchirer, l'interne plus épaisse, plus résistante est comme aponévrotique. Au niveau de l'anneau, la membrane externe se continue avec la peau, et l'interne avec le reste de la paroi abdominale. Le cordon ombilical ne correspond point au centre de la tumeur : il est circonférentiel et il s'insère à la partie latérale gauche de la hernie, à 1 centimètre environ de son pédicule.

Les viscères contenus dans la hernie sont : le foie, qui en occupe la partie droite ; la partie gauche renferme la plus grande partie de l'intestin grêle, avec le cœcum et une certaine portion du côlon ascendant. Au niveau du pédicule de la hernie se trouve l'estomac auquel est accolée la rate. Un fait important à constater sur ce fœtus, c'est que le mésentère est rompu au niveau de son adhérence à la colonne vertébrale ; il semble qu'il n'ait pu se prêter à l'allongement qu'il aurait dû subir, pour que tout l'intestin vienne ainsi faire hernie. Cette rupture est ancienne, car les bords en sont cicatrisés. L'intestin, dans une grande partie de son étendue, se trouve être flottant, privé de ses vaisseaux. Il faut alors, pour que la vie ait pu s'entretenir, que l'artère mésentérique inférieure et l'artère pancréatico-duodénale aient suppléé à la circulation de l'artère mésentérique supérieure, car l'intestin est bien développé, libre de toute adhérence. Ce fœtus, bien conformé du reste, en apparence, ne présente point d'autres vices de conformation.

(M. Houel, *Soc. anat.*, 1849, t. XXIV, p. 245.)

N° 245. — Fœtus ; hernie ombilicale.

Ce fœtus, de 5 à 6 mois, est affecté de hernie ombilicale. La tumeur arrondie, globuleuse, a le volume d'un œuf de poule : elle est pédiculée. Le cordon ombilical, au lieu de s'insérer au centre, comme l'avait indiqué Ph. Bérard, s'implante en bas et à gauche, disposition qui est la plus fréquente et que M. Cruveilhier a signalée dans son *Traité d'Anatomie pathologique*.

Au niveau du pédicule de la tumeur, la peau cesse brusquement ; elle est remplacée par des membranes minces, transparentes, qui se continuent avec le cordon. Incisées, elles peuvent, dans certains points, être séparées avec assez de facilité en deux feuillets, dont l'un se continue avec la peau, l'autre avec le péritoine. A leur intérieur, on constate l'existence de la plus grande partie de l'intestin, la rate et la totalité du foie. C'est précisément à cause de cette dernière particularité, que M. Lizé a cru devoir adresser ce fœtus à la Société de chirurgie. Les éléments du cordon présentent la disposition suivante : à la partie inférieure de la hernie existent les deux artères ombilicales, et dans la paroi supérieure gauche est la veine ombilicale.

(MM. Lizé et Houel. *Soc. de chir.*, t. IX, p. 338, 1859.)

N° 216. — Fœtus ; éventration abdominale considérable.

Fœtus du sexe masculin ; la partie supérieure du tronc est bien conformée, la moitié inférieure est le siège de plusieurs vices de conformation, dont le plus important est une éventration abdominale considérable, par laquelle se sont échappés le foie, l'estomac, la rate, l'intestin grêle et la plus grande partie des intestins. Cette éventration est médiane : les parois abdominales manquent à peu près complètement ; la poche formée de ces deux feuillets est largement ouverte, on n'en retrouve plus que les débris. La colonne vertébrale est le siège de déviations, d'où résulte une diminution notable dans la longueur du ventre. Le bassin est rétréci, les organes génit aux mâles extérieurs sont bien reconnaissables, mais les deux moitiés du scrotum sont restées séparées et situées de chaque côté de la verge. Il n'y a pas d'ouverture anale, ni aucune trace de cet orifice. Le membre abdominal droit est le siége d'une atrophie notable, le gauche est bien conformé. Adhérences du foie aux membranes du placenta.

(M. Pigné.)

N° 217. — Fœtus ; éventration abdominale.

Enfant du sexe féminin, de 8 mois, dont le tronc, au niveau de la région abdominale, a subi une forte déviation à gauche. La colonne vertébrale, de ce côté, présente une convexité très prononcée : le fœtus est comme plié sur lui-même du côté droit.

Par suite de cette inflexion latérale droite du tronc, la capacité de l'abdomen se trouve considérablement diminuée, et la plupart des viscères abdominaux sont sortis du ventre. On constate dans la tumeur qu'ils forment, l'estomac, le foie, la rate, l'intestin grêle, et une portion du gros intestin. Au-dessus du foie, la cavité thoracique présente également une fissure verticale, par laquelle le cœur s'échappe de sa cavité normale. Il est enveloppé de son péricarde, mais il a subi un mouvement de bascule de bas en haut, tel, que la pointe est dirigée en haut et à gauche : sa base en arrière et à droite.

Dans plusieurs points, le mésentère n'ayant pu se prêter à la distension nécessitée par l'issue des viscères hors la cavité du ventre, s'est rompu. La paroi de la poche qui enveloppe cette éventration est largement ouverte ; c'est à peine si on trouve la trace du cordon qui s'implante sur le côté latéral droit de la hernie.

Le membre thoracique gauche manque complètement ; à sa place existe un petit moignon, sans trace de cicatrice à la peau qui, dans ce point, est recouverte de poils. Mais on retrouve à la partie antérieure du sternum un appendice d'une longueur d'environ 4 centimètres, présentant à sa partie moyenne une articulation, et qui se termine par une extrémité arrondie. Cet appendice représente manifestement le bras gauche rudimentaire. Le reste du fœtus est bien conformé.

Ce fœtus appartient à la famille des monstres *célosomiens* de M. Is.-G. Saint-Hilaire, et au dernier genre de cette famille, aux *célosomes*.

(M. Houel.)

N° 218. — Fœtus ; éventration abdominale.

Fœtus sur lequel existe une éventration abdominale, qui siège sur la partie latérale gauche du tronc. Tous les viscères abdominaux, à l'exception des reins, sont en dehors de la cavité abdominale. Les membranes d'enveloppes de la hernie qui adhéraient au placenta sont rompues, on ne les retrouve plus qu'à la périphérie de l'ouverture, dans le point où elles se continuent avec les parois fœtales. Les viscères herniés sont groupés en trois masses rouges, distinctes.

La perforation abdominale occupe principalement le côté gauche, et le fœtus est fortement ployé en double sur le côté latéral droit du tronc, de telle façon que, en exagérant un peu cette position, les membres inférieurs viennent s'appliquer contre la partie latérale droite de la face. Les côtes manquent dans leur partie antérieure. Le cœur, enveloppé de son péricarde, est à nu, mais non déplacé. M. Cruveilhier, dans son ouvrage d'*Anatomie pathologique*, t. Ier, p. 629, cite cette observation comme une preuve que ces vices de conformation sont la conséquence d'une position vicieuse dans le sein de la mère, et par suite de compressions exercées sur diverses parties. Le membre thoracique gauche est atrophié, la main est attachée au tronc par un humérus rudimentaire : il existe donc de ce côté de la phocomélie.

(M. Escalier, *Société anat.* 1848, t. XXIII, p. 356.)

N° 219. — Fœtus; éventration abdominale située à droite.

Cet enfant, du sexe féminin, était presque à terme : on constate, à droite, l'existence d'une éventration abdominale considérable : les parois de la poche manquent complètement, et le cordon ombical est implanté sur la partie latérale gauche de l'éventration.

Presque tous les viscères sont situés en dehors de la cavité abdominale ; ainsi, on trouve dans l'éventration : le foie, l'estomac, la rate, l'intestin grêle, le gros intestin Le rectum seul, avec le rein, est resté en place. Au-dessus du foie, du côté droit, les côtes manquent complètement, la clavicule est réduite à son extrémité interne ; il existe donc de ce côté une large fissure thoracique verticale, sans déplacement évident des organes.

Le membre supérieur droit, par conséquent du même côté que l'eventration, manque à sa place ordinaire. On trouve sur la ligne médiane, au-devant du sternum, à 1 centimètre environ de son extrémité supérieure, un petit appendice long de 4 à 5 centimètres, qui est évidemment le bras rudimentaire déplacé. Il présente à sa partie moyenne une articulation qui paraît correspondre au carpe, et à laquelle font suite trois os distincts qui sont des métacarpiens, qui eux-mêmes se terminent par trois doigts assez bien conformés et dont l'un paraît être le pouce.

La colonne vertébrale présente de nombreuses inflexions latérales alternes.

Cet enfant, par la multiplicité et la nature de ces déviations tératologiques, qui sont incompatibles avec la vie, appartient à la famille des monstres célosomiens de M. Is.-G. Saint-Hilaire, et au genre *célosome* spécialement.

N° 220. — Fœtus; éventration abdominale.

Enfant du sexe masculin, d'environ 8 mois et peu développé : il présente une inflexion latérale de la colonne vertébrale, au niveau de la partie inférieure de la région dorsale : elle est à concavité gauche. Les parois abdominales sont fissurées verticalement sur la ligne médiane, et il en résulte une éventration à travers laquelle font hernie le foie, l'estomac, la rate, l'intestin grêle, le gros intestin ; le rectum seul avec le rein sont en place ; l'anus est normal. L'intestin grêle a subi une dilatation assez considérable, et se continue sans ligne de démarcation avec le gros intestin : on ne trouve point trace de cœcum. La poitrine présente également une fissure du sternum qui s'étend jusqu'aux cartilages et aux côtes gauches, à travers laquelle fait hernie le cœur, dépourvu de son péricarde. Le cœur est en outre redressé de bas en haut, et de droite à gauche ; sa pointe se trouve relevée et correspond au niveau de l'épaule gauche. Il existe en outre une hernie du cerveau : il y a absence de la portion verticale du frontal et de la plus grande partie des pariétaux.

Le membre supérieur gauche est atrophié; on en reconnaît cependant distinctement tous les segments : l'arrêt de développement a principalement porté sur l'humérus et la main qui est palmée. Sur la cuisse et la jambe gauche, il existe à la peau de petites excroissances vermiculaires, longues d'environ 2 centimètres et filiformes.

Cet enfant appartient à la famille des monstres célosomiens de M. Is.-G. Saint-Hilaire, et plus spécialement au genre *pleurosome*.

N° 221. — Fœtus anencéphalien ; éventration abdominale avec fissure thoracique.

Ce fœtus, qui est à terme, est à la fois célosomien et anencéphale. Sur le côté droit du tronc, au niveau de la partie inférieure de la région dorsale, existe une inflexion latérale assez marquée de tout le corps, de telle sorte que l'enfant est comme plié en deux.

Du côté opposé, par conséquent sur la face latérale et gauche du tronc, existe une éventration *thoraco-abdominale* qui a donné issue à la plus grande partie des viscères, parmi lesquels on reconnaît le foie, la rate, et la presque totalité du paquet intestinal, le rectum seul étant resté en place. L'anus est bien conformé, ainsi que les organes génitaux. La fissure s'étendant jusqu'au côté gauche du thorax, il existe à ce niveau une hernie du cœur qui est revêtu de son péricarde. Le membre thoracique gauche est moins long que le droit, mais du reste bien conformé.

La partie supérieure du crâne manque presque en entier ; le cordon ombilical, implanté sur le côté droit de l'abdomen, est normal quant au volume, mais très-court, puisqu'il est réduit à 15 centimètres de longueur. Il croise obliquement la face antérieure de l'abdomen et du thorax, pour gagner le côté gauche du crâne du fœtus. A ce niveau, les enveloppes du cordon ont contracté de larges adhérences avec les enveloppes du cerveau, avec lesquelles elles se confondent, et le placenta, situé immédiatement au-dessus de la tête du fœtus, est volumineux et normal.

(M. Houel. *Mémoires de la Soc. de Biologie* 1857, t. IV de la 2me série, p. 57.)

N° 222. — Fœtus ; éventration abdominale avec hernie du cerveau et adhérences du placenta aux méninges.

Ce fœtus, du sexe masculin, né au huitième mois, présente sur le côté droit une éventration abdominale avec hernie du cerveau et adhérence des enveloppes du placenta aux méninges. Il appartient, par ces deux anomalies principales, à deux des familles tératologiques de Is.-G. Saint-Hilaire : il est célosomien et anencéphalien.

Au niveau de la partie inférieure de la région dorsale, ce fœtus présente une forte inflexion de la colonne vertébrale, dirigée d'arrière en avant et de gauche à droite ; et, de plus, une rotation légère de la moitié du tronc, de telle sorte que l'oreille droite et l'anus se correspondent à peu près sur une même ligne verticale. Par suite de cette déviation de la tige rachidienne, les deux côtés du tronc sont loin d'avoir la même longueur : à gauche, on mesure de l'oreille à l'épine iliaque 6 cent. 1/2; à droite, 10 cent. 1/2.

De cette inclinaison antérieure et latérale résulte une diminution notable de la capacité de la poitrine et surtout de l'abdomen; aussi, existe-t-il du côté droit une éventration abdominale qui a donné issue au foie, à la rate, à l'estomac, à l'intestin grêle et au gros intestin; le rectum seul conserve sa place normale. Il n'existe point chez ce fœtus de fissure thoracique.

La tête présente aussi une anomalie intéressante : le squelette de la voûte du crâne manque complètement; celui de la base seule existe, et, comme le coronal n'est pas également développé à droite et à gauche, il en résulte que l'œil de ce dernier côté se trouve placé sur un plan inférieur à celui du côté droit. Les centres nerveux n'existent point. Par suite de l'absence des os de la voûte du crâne, les parties molles qui forment le cuir chevelu se confondent avec la dure-mère et ont, sur le côté gauche, contracté de larges adhérences avec la circonférence du placenta, qui se trouve situé immédiatement au-dessus de la tête.

Le placenta est normal, quant à sa forme et à son volume; le cordon ombilical n'a point été examiné, mais il est probable, si l'on en juge par les débris qui existent encore sur ce fœtus, qu'il était fort court.

Les membres sont aussi le siège de nombreuses malformations, mais qui portent spécialement sur le côté correspondant à l'éventration. Le bras droit manque complètement, et le membre inférieur paraît comme amputé, au niveau de la partie moyenne de la jambe. Vers le creux poplité, existe un petit tubercule cutané, pédiculé, qui simule un appendice digitiforme; un second, ayant les mêmes caractères, mais plus volumineux, est situé à la partie moyenne de la cuisse correspondante.

(Prof. Rayer, *Soc. de Biologie* 1857, p. 57.)

N° 223. — Fœtus; éventration abdominale avec hernie du cerveau et adhérences des enveloppes du placenta aux méninges.

Fœtus célosomien et anencéphale (genre dérencéphale) Is.-G.

Saint-Hilaire. Ce fœtus, du sexe féminin, est très-fortement infléchi sur le côté droit, au niveau de la partie inférieure de la région dorsale, d'où résulte que les viscères se trouvent refoulés vers le côté gauche, où ils forment une tumeur volumineuse, dépourvue d'enveloppe. Cette éventration abdominale contient le foie, la rate, l'estomac, tout le paquet intestinal; le rectum seul occupe sa place normale. L'intestin grêle, sous la forme d'une masse dans laquelle on distingue encore les circonvolutions, est maintenu dans cette position par des brides résultant de fausses membranes : il est plissé sur lui-même. Ses parois sont denses, rigides, et sa cavité, dans certains points, est notablement rétrécie ; aussi l'estomac est-il très-dilaté et rempli de méconium, et le gros intestin fortement revenu sur lui-même, et atteignant à peine le volume d'une très petite plume d'oie.

Le cœur, revêtu de son péricarde, est également situé en dehors de la cavité thoracique, et la voûte du crâne, absente dans la plus grande partie de son étendue, n'est constituée que par des membranes minces, qui perdent l'aspect cutané pour devenir transparentes et auxquelles adhère, par sa circonférence, le placenta dont le cordon très-court (15 centimètres de long) croise la face antérieure du tronc, et vient s'insérer sur le côté droit de l'éventration.

Les membres sont aussi le siège d'anomalies nombreuses et disposées en sens alternes. Du côté gauche, le membre abdominal est bien conformé, mais le bras manque, et il n'existe dans sa place ordinaire qu'un espèce de moignon. Sur le bord de l'éventration, au côté opposé de l'implantation du cordon, précisément à la même hauteur, on constate l'existence d'un appendice qui n'est autre chose que le membre thoracique gauche déplacé; supérieurement ce membre se continue avec la peau du pourtour de l'éventration. Ce membre est très difforme, et on y reconnaîtrait difficilement trois segments, mais il se termine par trois appendices qui sont les doigts, dont deux, l'indicateur et le médius, sont palmés. Du coté droit, le membre thoracique est bien conformé, mais le membre abdominal est frappé d'arrêt dans son développement : il est plus court que celui du côté opposé et il est, de plus, affecté de *pied-bot varus*. Le raccourcissement est plutôt apparent que réel, parce qu'il tient principalement à l'inclinaison dans laquelle se trouve le bassin par suite de l'inflexion de la colonne vertébrale. Il est, en outre, un peu moins volumineux que celui du côté opposé.

(M. Houel, *Mémoires de la Soc. de Biologie*, 1857, 2e série, t. IV, p. 58.)

N° 224. — Fœtus ; éventration abdominale avec spina-bifida de la région sacrée.

Ce fœtus, à peu près à terme, a été donné par Mme Chapuis, sage-femme : il est affecté d'éventration abdominale et de spina-bifida. La présentation a eu lieu par les fesses, et c'est la poche du spina-bifida qui s'est offerte la première ; le travail a duré 18 heures ; l'enfant était mort-né.

La moitié supérieure du tronc est normale ; c'est sur l'inférieure que portent la plupart des vices de conformation. Dans ce point, en effet, il existe une inflexion notable de ce fœtus du côté gauche, la colonne vertébrale se trouve refoulée à droite, où elle offre une convexité assez sensible. La partie sous-ombilicale est le siège d'une éventration qui a permis au foie, à l'estomac, à l'intestin grêle et au gros intestin, de faire hernie en dehors de l'abdomen. La double membrane d'enveloppe de ces viscères a été largement détruite, les vestiges s'en rencontrent seulement au pourtour de l'ouverture abdominale. Le cordon ombilical qui était très-court, s'implante sur le côté latéral gauche et inférieur de la poche, qui, au-dessous de ce point, présente un orifice d'un centimètre de diamètre, par lequel s'échappe une matière verdâtre qui est du méconium ; c'est donc un anus contre nature du gros intestin qui correspond au côlon ascendant, immédiatement au-dessus du cœcum. Le reste du gros intestin manque, l'anus est imperforé. Les organes génitaux, qui appartiennent au sexe masculin, sont assez bien conformés, les deux moitiés du scrotum sont également séparées. La poche du spina-bifida piriforme, très volumineuse, est située sur le côté gauche, au dessous de l'inflexion de la colonne vertébrale et correspond à la région sacrée. Les membres inférieurs, bien conformés, sont dans leur position normale ; le pied gauche est seulement affecté de varus assez prononcé.

(M. Houel, *Soc. anat.*, 1849, t. XXIV, p. 217.)

N° 225. — Modèle en cire, d'une éventration abdominale.

Ce modèle en cire représente, chez une jeune fille, une énorme éventration ombilicale. La tumeur, qui est représentée ouverte, a cinquante centimètres de circonférence à sa base, et 15 de saillie du côté droit. On trouve dans cette poche la plus grande partie de l'intestin grêle et l'épiploom.

Deuxième variété.

HERNIES OMBILICALES DE L'ADULTE.

Cinq pièces seulement du Musée, n°s 226, 227, 228, 229 et 230, se rapportent à cette variété; encore les n°s 228-229, sont des hernies de la ligne blanche, et la pièce n° 230, la hernie d'un diverticulum de l'intestin grêle à travers l'anneau ombilical.

N° 226. — Portion des parois abdominales; hernie ombilicale.

Cette pièce est sans renseignements. On constate qu'il existe dans la région ombilicale une tumeur du volume d'une petite orange, globuleuse pédiculée. La cicatrice ombilicale est située à la partie supérieure de cette tumeur. Les parois du sac très minces, sont conservées; la cavité contient une portion d'intestin et d'épiploon qui sont fortement étranglés.

(M. Parmentier, 1853.)

N° 227. — Portion des parois abdominales; hernie ombilicale.

Cette pièce est sans renseignements; on sait seulement qu'elle provient d'un adulte, et il s'est fait à travers l'anneau ombilical une hernie volumineuse, qui s'est étranglée. Dans le sac qui est ouvert, on constate l'existence d'une portion d'intestin grêle composée de trois anses intestinales, dont la supérieure a au moins 20 centimètres. L'épiploon fait également partie de la hernie. Sur les deux moitiés latérales de la tumeur herniaire, dont l'orifice est assez étroit, se retrouvent les cordons oblitérés des deux artères ombilicales, ce qui démontre que c'est bien par l'anneau que la hernie a passé.

(M. Trélat père, 1862.)

N° 228. — Anneau ombilical; hernie ombilicale.

Femme de 50 ans. On constate qu'il existe une ouverture dans la ligne blanche; l'ouverture a 3 centimètres 1/2 dans le sens vertical, et 2 1/2 horizontalement. Le sac herniaire s'était échappé à travers un éraillement des fibres de la ligne blanche, sur le côté gauche de l'ombilic.

(Prof. J. Cloquet, 1816.)

N° 229. — Portion de la paroi abdominale; hernie sous-ombilicale.

Sur cette pièce il existe une perforation de la ligne blanche; elle est assez irrégulière, elle a environ 1 centimètre de diamètre. Par cette ouverture, il s'était fait une hernie sous-ombilicale qui avait le volume du poing: elle était ancienne et non adhérente.

(M. Pigné.)

N° 230. — Portion de la paroi abdominale d'un enfant; hernie d'un diverticulum de l'intestin par l'ombilic.

Cette pièce a été recueillie sur une petite fille de 9 jours, qui n'avait pu prendre aucune nourriture, elle vomissait à peu près continuellement et avait rendu son méconium à plusieurs reprises.

La séreuse du cordon est détachée de l'anneau cutané par le travail éliminatoire; un sillon large de deux à trois millimètres les sépare.

L'intestin grêle, vers son extrémité inférieure, à 35 centimètres de l'appendice iléo-cœcal, envoie une sorte de diverticulum qui pénètre par l'orifice interne de l'ombilic et monte dans le cordon. Cet appendice représente comme la tige d'un Y, dont les deux branches sont figurées par les deux bouts de l'intestin. Ce prolongement se rétrécit en entonnoir jusqu'à la paroi abdominale; dans cette paroi il offre un conduit étroit, admettant un stylet très fin, et en disséquant le cordon, nous trouvons que la portion herniée de l'intestin est renflée à la base du cordon, et forme là une poche à peu près sphérique, étranglée, au niveau de la paroi abdominale; elle a une hauteur de 15 millimètres. Cette cavité est tendue, rénitente; la pression ne vide nullement son contenu. Elle adhère par les trois quarts supérieurs de sa surface à l'enveloppe épaissie du cordon; ces adhérences se laissent assez facilement déchirer.

Ce diverticulum traverse la paroi abdominale, en laissant au-dessus de lui la veine ombilicale, et au-dessous les deux artères et l'ouraque: il est situé à quelques millimètres à droite de la ligne médiane.

L'infundibulum, qui prend sa base sur l'intestin, en occupe une longueur de 5 centimètres. L'intestin affaissé a une largeur de 10 millimètres au-dessus et au-dessous de la région, tandis qu'il y a une distance de 5 centimètres entre le bord mésentérique de l'intestin et le sommet de l'entonnoir. Le calibre de l'intestin n'est donc point rétréci par la présence de ce diverticulum.

(Professeur Monneret, *Soc. anat.*, 1864, 2e série, t. IX, p. 100.)

4e *Sous-Ordre.*

HERNIES INGUINALES.

Le nombre des pièces relatives aux hernies inguinales est de onze, du n° 231 au n° 242 inclusivement. Pour six, la hernie siège à droite : nos 231, 235, 237, 238, 239, 242. Pour quatre, nos 232, 240, 241, 242, la hernie est directe. Pour six, nos 234, 235, 236, 237, 238, 239, elle est oblique. Pour trois de ces pièces, la hernie est double, nos 232, 233 et 240. La pièce n° 235 est un exemple de hernie intra-pariétale, celle n° 236 de hernie dans la tunique vaginale. Le n° 237 est un exemple de hernie de l'appendice cœcal ; le n° 238 de l'ovaire droit, et la pièce n° 239 est un modèle en cire d'une hernie inguinale droite de la trompe, des deux ovaires et d'une partie de l'utérus.

N° 231. — Modèle en cire de la région abdominale ; hernie inguinale droite.

Modèle en cire représentant les viscères de la cavité abdominale qui est ouverte. On constate sur cette pièce, qu'à droite, il existe une hernie inguinale dont le volume est énorme. Cette hernie contient une partie de l'estomac et une portion considérable de l'intestin grêle. L'estomac bilobé au niveau de l'anneau, est très-allongé, la partie qui est encore dans l'abdomen a 25 centimètres de longueur, celle qui est dans le sac herniaire en a 12.

Du côté gauche existe une seconde hernie également inguinale, du volume d'un œuf, contenant seulement une anse d'intestin grêle.

(Professeur Lallement, 1801.)

N° 232. — Bassin avec les aponévroses de l'abdomen ; hernie inguinale interne double.

Cette pièce provient d'un homme de 50 ans. A droite il existe une hernie inguinale interne : le sac a son orifice placé entre l'artère épigastrique qui est en dehors et l'artère ombilicale en dedans ; le fascia transversalis lui fournit une enveloppe immédiate et très mince. Le cordon testiculaire est en arrière; ces deux parties, le cordon et le sac, toutes deux coiffées pour ainsi dire par le fascia, sont en outre recouvertes par le cremaster, l'expansion aponévrotique du pourtour de l'anneau, le fascia superficialis et la peau. On remarque du côté gauche une autre hernie inguinale interne moins avancée que la précédente.

(Professeur J. Cloquet, 1816.)

N° 233. — Segment antérieur du bassin avec les deux fémurs et les aponévroses de l'abdomen ; hernie inguinale droite, à gauche la hernie est double.

Cette pièce provient d'un homme de 60 ans : on constate qu'il existe du côté droit une hernie inguinale externe, du côté gauche la hernie est double, inguinale, externe et interne.

Du côté droit le sac est en bissac, il est divisé par un étranglement circulaire très étroit, qui ne laisse qu'un canal d'environ 1 centimètre 1/2 de diamètre. Dans la cavité supérieure se trouvait une portion du cœcum, dans l'inférieur était son appendice vermiculaire qui, passant à travers le rétrécissement, venait adhérer au fond du sac.

Du côté gauche les deux sacs sont séparés par l'artère épigastrique : le sac interne, qui est le plus petit, a un collet bien prononcé, surtout en dedans, où il repose sur une saillie en croissant, formée par l'artère ombilicale. L'externe plus volumineux est en entonnoir, extérieurement le petit oblique formait un double cremaster à ces deux hernies.

(Professeur J. Cloquet, 1816.)

N° 234. — Moitié latérale gauche du bassin avec les aponévroses de l'abdomen ; hernie inguinale externe.

Cette pièce, très-bien préparée, a été trouvée sur un homme ; on constate qu'il existe une hernie inguinale gauche oblique et ancienne. La hernie contient une anse d'intestin et le sac est entouré par le cremaster, il descend assez bas dans le scrotum pour arriver jusqu'à l'épididyme : il présente une cavité bien distincte de la tunique vaginale.

La hernie étant ancienne, les deux orifices, l'interne et l'externe, ont perdu leur obliquité, ils semblent superposés l'un à l'autre.

Les vaisseaux du cordon sont situés en dehors et en arrière du collet du sac; l'artère épigastrique qui est située en dedans du collet, le contourne en quelque sorte, et dans son trajet, elle donne naissance à l'artère obturatrice.

(M. Follin.)

N° 235. — Pubis gauche avec sa branche horizontale ; hernie inguinale intra-pariétale.

Cette pièce provient d'un homme de 51 ans qui, pendant 17 jours, malgré un très grand nombre de purgatifs, a présenté des symptômes d'étranglement, sans qu'il soit possible dans aucun point de l'abdomen, ni des anneaux de reconnaître la présence d'une tumeur herniaire.

Les intestins étaient généralement libres entre eux, non injectés, excepté au voisinage de l'orifice inguinal droit de l'abdomen.

En arrivant vers le pli de l'aîne de ce même côté, on a trouvé l'intestin grêle distendu et injecté à cet endroit, tandis qu'à partir de ce point il est revenu sur lui-même et assez décoloré, ainsi que le gros intestin.

En suivant l'anse intestinale injectée, on constate une sorte de tuméfaction ayant la forme et le volume d'une grosse noix, rétrécie dans un point où l'anse intestinale s'engage, mais en partie seulement. Il suit de là, que toute la circonférence de l'intestin n'est point renfermée dans cette poche, que le bord mésentérique est placé en dehors et au-dessus d'elle.

Fendue avec précaution suivant son grand axe, au-dessous du point où elle reçoit l'intestin la partie tuméfiée se montre constituée par une enveloppe renfermant dans son intérieur l'extrémité de l'anse intestinale déjà signalée. L'intérieur de la poche, véritable sac herniaire, était lisse, poli et ne contenait point de liquide. L'anse intestinale avait contracté en avant au collet, et en bas de chaque côté, des adhérences pseudo-membraneuses anciennes.

Vers le point par lequel l'intestin s'engageait dans la cavité, on trouve au sac un orifice un peu froncé sur ses bords, et l'intestin adhère fortement contre la partie de l'orifice, mais seulement en avant.

Cette poche se continue avec le péritoine pariétal, et son collet n'étreignait que lâchement l'intestin qui ne présente aucune trace de gangrène. La partie inférieure du sac se continuait avec le canal inguinal qui était devenu à peu près direct, par suite de l'agrandissement en sens inverse de ses deux orifices. En introduisant un stylet mousse dans la cavité, on constatait que le sac traversait le canal inguinal et s'engageait hors de l'abdomen. Mais le stylet était arrêté dans le cul-de-sac, et, au-dessous, on trouvait un tissu fibreux dans une étendue de 3 centimètres environ, dans lequel il était impossible de constater une cavité.

Cette disposition a fait penser à l'oblitération des parties inférieures occupées primitivement par le sac qui serait remonté vers l'abdomen.

Quant au rapport exact du fond du sac avec le cordon spermatique et l'artère épigastrique, il a semblé que le cordon était situé en arrière. L'artère épigastrique était manifestement en dedans. La hernie, par conséquent, aurait suivi le trajet du canal inguinal depuis l'orifice interne ou abdominal, et aurait été oblique.

(M. Laboulbène, *Société de biologie*, 2e série, t. I, page 291.)

N° 236. — Pubis avec ses branches, canal inguinal ; hernie inguinale congénitale.

Cette pièce provient d'un jeune homme de 26 ans, qui a été atteint d'une hernie inguinale congénitale du côté droit, et qui s'est étranglée, assez volumineuse. Il survint rapidement une péritonite violente ; la hernie fut opérée. Ce jeune homme succomba vingt-cinq heures après l'opération, et trente-six heures après le début des accidents.

Le sac herniaire est constitué par la persistance du conduit péritonéo-vaginal. L'incision qui a permis d'arriver sur l'anse herniée est séparée de celle qui a été faite en débridant par les vaisseaux sous-cutanés abdominaux conservés. Le débridement a porté sur presque toute la longueur de la paroi antérieure du canal inguinal.

Le canal péritonéo-vaginal présente plusieurs particularités importantes. Immédiatement au-dessus de l'épididyme, le conduit vaginal présente un rétrécissement notable, qui a la forme d'un diaphragme, percé à son centre d'une ouverture qui permet l'introduction d'une sonde ordinaire. Cette valvule, qui est circulaire, est ferme, résistante et non dilatable. Au-dessus, est une dilatation cylindrique de 3 centimètres de hauteur sur 5 de circonférence. Cette dilatation préparée d'avance pour constituer un kyste du cordon, est séparée de la portion supérieure par une valvule, en tout pareille à celle que je viens d'indiquer. La hernie descendait jusqu'à la face supérieure de cette valvule, et était contenue dans une dilatation de 6 centimètres de hauteur et autant de circonférence.

Du côté gauche où il n'existe point de hernie, on trouve la même persistance de la communication du péritoine avec la tunique vaginale, avec deux oblitérations incomplètes et valvulaires, semblables à celles du côté droit, et situées l'une au-dessus du testicule, l'autre au-dessous de l'anneau inguinal externe.

(M. Richard, *Soc. anat.*, 1853, t. XXVIII, p. 327.)

N° 237. — Pubis avec ses branches; hernie de l'appendice iléo-cœcal.

Sur cette pièce, qui est sans renseignements, on constate, à travers le canal inguinal droit, l'existence d'une hernie avec sac de l'appendice iléo-cœcal.
(Professeur Cruveilhier.)

N° 238. — Moitié latérale droite du segment antérieur du bassin; hernie de l'ovaire.

Sur cette pièce, qui est sans renseignements, mais qui paraît appartenir à une femme âgée, on constate l'existence d'une hernie de l'ovaire qui est contenue dans un sac. On ne distingue point nettement la trompe.
(Professeur Cruveilhier.)

N° 239. — Modèle en cire, représentant une hernie inguinale droite, contenant la trompe, les deux ovaires et une partie de l'utérus.

Cette représentation en cire d'une hernie inguinale droite n'est pas très-bien exécutée. On constate dans le sac, qui a 10 centimètres de diamètre vertical, l'existence des deux ovaires, de la trompe droite, ainsi qu'une partie de l'utérus qui est allongé et déformé. L'utérus présente 7 centimètres de longueur: il est pyriforme; sa grosse extrémité correspond à la partie supérieure qui est renversée en bas.
(Professeur Lallement.)

N° 240. — Portion de segment antérieur du bassin; hernie inguinale directe double.

Cette pièce provient d'un homme de 74 ans : il existait deux hernies inguinales internes ou directes ; ces deux hernies ont chacune le volume d'une grosse noix. On a disséqué les différents plans qui la recouvrent. Du côté gauche existait une hydrocèle, dont les parois au niveau de l'insertion du cordon, sont devenues crétacées.
(M. Nivet, 1837.)

N° 241. — Hernie inguinale interne ou directe du côté gauche.

Cette pièce, en assez mauvais état de conservation, est un

exemple de hernie inguinale directe, qui a été préparée de manière à montrer les diverses couches des enveloppes.

(M. Thompson, 1836.)

N° 242. — Hernie inguinale interne du côté droit.

Cette pièce provient d'un homme de 47 ans. La hernie inguinale, qui est interne, siége à droite; le col est à 4 centimètres en dedans de l'artère épigastrique. Le sac sort à travers un écartement des fibres du tendon du muscle droit abdominal.

(Professeur J. Cloquet, 1815.)

5e Sous-ordre.

HERNIES CRURALES.

Cinq pièces seulement, nos 243, 244, 245, 246 et 247, sont relatives aux hernies crurales dont une, n° 245, est un exemple d'étranglement à travers le ligament de Gimbernat.

N° 243. — Portion de segment antérieur du bassin; hernie crurale droite.

Cette pièce provient d'une femme de 60 ans, qui a été opérée pour une hernie crurale droite étranglée. Cette femme mourut 40 jours après l'opération. Sur cette pièce on a préparé la disposition de l'anneau.

(M. Nivet, 1837.)

N° 244. — Moitié latérale gauche du bassin avec la partie supérieure du fémur; aponévroses de l'abdomen; hernie crurale gauche.

Cette pièce provient d'un homme de 60 ans; il existe une hernie crurale gauche. La hernie, au lieu de se produire à la partie interne de la veine, sur le trajet des vaisseaux lymphatiques, est au contraire située en avant des vaisseaux fémoraux; c'est une variété assez rare de la hernie crurale. Elle est peu volumineuse, globuleuse, et conséquemment située beaucoup plus en dehors que dans l'état ordinaire. Le collet du sac, largement ouvert du côté de la cavité abdominale, présente à sa partie interne l'artère épigastrique qui naît d'un tronc commun avec l'obturatrice. Ce tronc commun naît à 27 millimètres au-dessus de l'arcade crurale, descend en dedans du collet du sac et se contourne pour se porter ensuite en haut. De cette courbure se détache l'artère obturatrice qui vient passer à 6 ou 8 millimètres du ligament de Gimbernat. Chez ce même individu, il existait une hernie crurale droite qui n'offrait rien de particulier.

(Professeur J. Cloquet, 1816.)

N° 245. — Segment antérieur gauche du bassin; hernie crurale étranglée à travers le ligament de Gimbernat.

Cette pièce, très-intéressante, est malheureusement sans renseignements. On constate, à travers les fibres externes du ligament de Gimbernat, une éraillure, à travers laquelle s'est faite une hernie crurale. La hernie, qui est piriforme, a le volume d'un petit œuf; elle contient une anse intestinale. Le pédicule, très-étroit, n'a que quelques millimètres; il traverse le ligament de Gimbernat qui l'étrangle.

(Professeur Cruveilhier.)

N° 246. — Hernie crurale, mort rapide; étranglement par le collet du sac.

Cette pièce provient d'une femme de 40 ans qui, après un repas léger, ressentit au milieu de la nuit des douleurs intenses dans l'aîne droite, accompagnées de nausées et de vomissements. Il existait dans la région du pli de l'aine, une tumeur ovoïde, à grand diamètre transversal, qui fut facilement reconnue pour une hernie crurale. Comme les symptômes d'étranglement n'étaient point violents, on temporisa pour l'opération qui ne fut pratiquée que le troisième jour. En attendant, on employa infructueusement tous les moyens généralement conseillés contre les hernies, et l'opération de la kélotomie fut pratiquée sans succès.

On constate sur cette pièce que le pédicule de la hernie est à peu près du volume du petit doigt; il traverse le *septum crurale*, il est en rapport immédiat avec l'arcade crurale, le ligament de Gimbernat, l'aponévrose du pectiné et la perforation du *septum crurale*. Aucun anneau complet formé par le fascia cribriformis ne l'entoure; l'étranglement paraissait donc produit par le collet du sac herniaire.

(Professeur Verneuil, *Moniteur des Hôpitaux*, 1857, t. LVI, p. 461.)

N° 247. — Portion d'intestin comprise dans une hernie crurale étranglée ; rupture.

Cette portion d'intestin, qui était comprise dans la hernie précédente, n° 256, présente un sillon imprimé sur elle par l'agent constricteur. Ce sillon n'était bien marqué que sur le bord de l'intestin opposé au mésentère. On reconnaît, sur son trajet, une perforation de 10 à 12 millimètres, due à la section de l'intestin par l'agent constricteur.

(Professeur Verneuil, *Moniteur des Hôpitaux*, 1877, t. V, p. 461.)

6e Sous-Ordre.

HERNIES OBTURATRICES.

Deux pièces seulement, nos 248 et 249, sont relatives aux hernies obturatrices. Sur la pièce n° 248, la hernie est double.

N° 248. — Moitié antérieure du bassin avec les deux fémurs et les aponévroses de l'abdomen et de la cuisse ; double hernie obturatrice.

Sur cette pièce, en assez mauvais état de conservation, on constate qu'il existe une double hernie obturatrice. Celle de droite était beaucoup plus volumineuse que la gauche. L'orifice des deux hernies ne siége pas au même point ; celui de droite, dont la hernie était plus volumineuse, est le plus petit : il a environ 1 centimètre de diamètre, et il occupe l'orifice qui donne passage aux vaisseaux obturateurs.

L'orifice de gauche, ovalaire, beaucoup plus étendu puisqu'il a 3 centimètres dans son grand diamètre, occupe le centre du trou obturateur et laisse en haut, indépendant de lui, l'orifice qui donne passage aux vaisseaux. Cet orifice s'est donc opéré à travers le trou obturateur, en refoulant devant lui les muscles de ce nom, et c'est probablement grâce à cette disposition que la hernie était plus petite, quoique le pédicule fût plus large.

(Professeur J. Cloquet, 1816.)

Nº 249. — Segment antérieur gauche du bassin ; hernie obturatrice étranglée.

Cette pièce provient d'une femme de 80 ans, qui, huit jours avant sa mort, a cessé d'aller à la selle et de rendre des gaz par l'anus. Elle fut prise en même temps de vomissements incessants. Elle présenta tous les symptômes d'un étranglement herniaire, les anneaux étant libres. Le diagnostic de hernie obturatrice n'a point été fait.

On constate, sur cette pièce, qu'une anse d'intestin, qui correspond à la partie moyenne de l'intestin grêle, est engagée dans le canal sous-pubien gauche. Le bout supérieur de l'anse intestinale est dilaté, et cette dilatation s'étendait aux quelques anses placées au-dessus du point étranglé, mais ne remontait pas jusqu'à l'estomac. Le bout inférieur est un peu rétracté.

On voit sur cette pièce, immédiatement au-dessous la branche horizontale du pubis, au-devant de la membrane obturatrice, une tumeur de la grosseur d'une petite noix ; elle était placée sous les muscles adducteurs, c'est le sac de la hernie. L'intestin est fortement maintenu dans ce sac, car des tractions même énergiques, ne peuvent l'en dégager. Du côté droit, il n'existait point de hernie, mais l'orifice interne du canal sous-pubien était notablement élargi.

(M. Dusaussoy, *Soc. anat.*, 1876, 4e série, t. Ier, p. 756.)

7me *Sous-Ordre.*

ÉTRANGLEMENTS INTERNES.

Le nombre des pièces qui se rapportent à l'étranglement interne dans la cavité abdominale est de dix-huit, du nº 250 au nº 267 inclusivement. Les causes qui ont donné lieu à ces étranglements dont je distingue l'invagination qui est décrite plus haut, sont des plus variées ; et, pour cette raison, je me propose de résumer les plus importantes dans ces généralités, afin de favoriser les recherches.

La pièce nºs 250 et 251 est un exemple rare, si même il n'est point unique, d'étranglement d'un anse intestinale à travers les fibres de la vessie. Celle nº 252, d'étranglement de plusieurs anses d'intestin autour d'une tumeur kystique. La pièce n° 253 est un étranglement interne double, formé par une bride mésentérique, et le n° 254 est un exemple d'étranglement interne, produit par une torsion de l'intestin au-dessus d'un rétrécissement. Celle n° 255 est un étranglement interne produit par une bride circulaire qui s'est détaché du collet d'un sac herniaire.

Trois pièces, nos 256, 257 et 258 sont des exemples d'étranglements internes produits par obstruction de l'intestin ; ils sont tous trois congénitaux. Deux pièces, nos 259 et 262, sont des étranglements produits par un diverticulum ; le n° 263, par torsion de l'S iliaque.

Trois pièces nos 264, 265 et 266, sont des exemples de persistance d'étranglement par le collet du sac qui a été réduit sans être ouvert.

N° 250. — Modèle en cire d'une vessie avec une portion de l'intestin et du mésentère ; hernie de l'intestin dans l'épaisseur des parois de la vessie.

Cette pièce, qui a été modelée en cire, a été trouvée sur le cadavre d'un homme âgé d'environ 60 ans. C'est un exemple rare de hernie formée par une anse d'intestin, que contenait un sac renfermé dans l'épaisseur des parois de la vessie. A l'intérieur de la vessie, près de son sommet, on voit une tumeur du volume d'une grosse noix, faisant saillie dans la paroi de cette cavité et recouverte par la muqueuse urinaire hypertrophiée. Cette tumeur n'est autre chose que la hernie. La muqueuse est incisée et on voit qu'il existe un sac formé par la dépression du péritoine ; son orifice est étroit, formé par un bord tranchant : c'est un véritable collet. Dans l'intérieur de ce sac herniaire se trouve une petite portion de l'iléon qui forme une hernie marronnée et qui était prête de se gangrener. Par suite de l'étranglement, il existait dans toute la partie supérieure du tube digestif des matières stercorales fluides, l'intestin était sans adhérences aux parois du sac. Une pareille hernie s'explique difficilement. Avec M. Hippolyte Cloquet, j'admettrais volontiers qu'elle est due au refoulement du péritoine au travers des trousseaux des fibres de la vessie écartées.

(M. Hip. Cloquet, *Bul. de la Fac.*, t. III, p. 49, 96 et 344.)

N° 251. — Étranglement interne à travers les fibres de la vessie.

Cette pièce, qui est sans renseignements, consiste dans une

cavité qui est évidemment la vessie, à la partie supérieure de laquelle existe une cavité en forme de sac séreux dans lequel est étranglée une anse d'intestin. Cette pièce a été déposée dans le Musée sous le nom du professeur Breschet, mais elle a de telles analogies avec la pièce précédente, n° 250, que je suis tenté de la considérer comme la pièce naturelle qui a servi au moulage de la pièce précédente. Ces deux faits de hernie étranglée à travers les parois de la vessie ne me paraissent en constituer qu'un seul.

N° 252. — Portion d'intestin ; étranglement interne produit par une tumeur kystique adhérente à plusieurs anses du jéjunum.

Cette pièce provient d'un homme de 34 ans, qui avait toujours joui en apparence d'une bonne santé. Trois jours avant sa mort, il a éprouvé un sentiment vague de malaise dans l'abdomen ; le matin du troisième jour, il fut pris de vomissements bilieux accompagnés de coliques intenses, l'ingestion des boissons provoquait sur-le-champ des vomissements.

La faiblesse était extrême ; bientôt survinrent des vomissements poracés et même fécaloïdes.

A l'ouverture de l'abdomen on a trouvé une tumeur arrondie, dure, volumineuse ; plusieurs anses du jéjunum ont été trouvées adhérentes aux parois de la tumeur. Mais il a été facile de les en détacher partout, à l'exception de deux points, dont le premier appartient au tiers inférieur de l'intestin grêle, et le second à la terminaison de l'S iliaque du gros intestin. Entre ces deux adhérences, l'intestin était distendu par des gaz ; au-dessus et au-dessous, son calibre est assez fortement rétréci. Au reste, il n'existait nulle part un obstacle absolu au passage des excréments sur le trajet du tube intestinal, les matières qu'il renfermait étaient liquides.

La tumeur, de forme sphéroïdale, offre à peu près le volume des deux poings. Ses parois, dures et comme cartilagineuses, montrent sur plusieurs points de leur étendue des indurations calcaires. Des deux anses intestinales qui lui sont fortement adhérentes, l'une passe au-devant d'elle sans qu'il s'établisse aucune communication entre la cavité de la tumeur et le tube intestinal ; l'autre, au contraire, qui appartient à l'intestin grêle, présente une petite perforation entourée d'un cercle noirâtre, d'apparence gangréneuse, à travers laquelle, en comprimant la tumeur, on faisait suinter une matière roussâtre. C'est le seul point par lequel la tumeur ait pu communiquer avec l'extérieur.

Incisée sur divers points, la tumeur a des parois dures, comme cartilagineuses, criant sous le scalpel et présentant plusieurs traces d'induration calcaire. Les tuniques de l'intestin ne paraissent pas participer à sa formation, elle est sous-péritonéale et ne se trouve en rapport avec aucun vaisseau volumineux.

L'intérieur de la tumeur renferme une matière roussâtre, d'une couleur foncée, ayant l'aspect de sang coagulé; elle n'exhale aucune odeur fétide. A l'inspection microscopique, cette matière paraît composée de globules graisseux très-abondants, parsemés de cellules épithéliales et pigmentaires. On n'y a point trouvé de crochets.

La nature de la tumeur est difficile à préciser d'une manière exacte, mais si l'on tient compte de l'aspect des parois du kyste on ne peut guère hésiter qu'entre une tumeur hématique ou un ancien kyste hydatique. M. Cruveilhier, qui lors de la présentation de la pièce à la Société anatomique a admis cette manière de voir, n'a point osé pousser plus loin le diagnostic *post mortem*.

(Professeur Hall, *Soc. anat.*, 1857, 2e série, t. II, p. 400).

N° 253. — Portion d'intestin grêle; étranglement interne double, formé par une bride annulaire mésentérique.

Sur cette pièce préparée par dessiccation, on constate qu'il existe un étranglement interne, formé par une bride annulaire, mésentérique. Cette bride, qui est filiforme, a environ 1 millimètre d'épaisseur, et est située près du cœcum. Cette bride comprime une anse très étendue d'intestin grêle.

(M. Michon, 1829.)

N° 254. Portion d'intestin; étranglement interne par torsion de l'intestin, au-dessus d'un rétrécissement.

Sur cette pièce qui provient d'un homme de 30 ans environ, on constate l'existence d'un étranglement interne, produit par la torsion de l'intestin au-dessus d'un rétrécissement ancien. Ce rétrécissement était produit par une bride extérieure à l'intestin, et qui s'appliquait contre le rebord du bassin. La mort fut rapide, la santé générale était bonne quelques jours auparavant.

(Professeur Verneuil, 1871.)

N° 255. — Portion d'intestin; étranglement interne produit par une bride circulaire, qui s'est détachée du bord supérieur du collet d'un sac herniaire.

Cette pièce provient d'un jeune homme de 23 ans, qui portait depuis son enfance une hernie inguinale droite. Au mois d'août 1837, cette hernie avait été le siège d'un étranglement qui avait cessé sans opération. La nuit qui précéda son entrée à l'hôpital, la hernie s'étrangla de nouveau, et le matin à la visite, il existait dans le scrotum une tumeur du volume du poing avec tous les symptômes d'une hernie étranglée. M. Laugier fit quelques tentatives de réduction sans succès; il prescrivit alors une saignée, un bain, des fomentations froides, et il se proposait de revenir le soir, lorsqu'il apprit que la hernie avait été réduite par l'interne, à la suite d'une tentative de taxis qui dura une demi-heure. La hernie n'était pas rentrée en masse, mais avait fondu sous les doigts. Après la réduction les symptômes d'étranglement persistèrent, et le malade mourut dans la journée.

A l'autopsie, on constata une cause particulière d'étranglement qui n'avait point encore été signalée, on trouva dans la région hypogastrique une anse intestinale d'environ un pied de long; elle était étranglée par une bandelette circulaire aplatie, de 2 millimètres de large, et qui, dans aucun point, n'était adhérente à l'intestin qu'elle étranglait. C'est cette bride que l'on voit sur la pièce. Au-dessous de l'étranglement, le bout inférieur de l'intérieur était rétréci : il est constitué par la fin de l'intestin grêle, à 9 centimètres environ de la valvule de Bauhin. Une péritonite sans épanchement occupait les anses distendues du bout supérieur, elles étaient réunies par des adhérences plastiques très fines. (Voir pour les détails l'observation.)

(Professeur Laugier, *Bull. chir.*, t. Ier, p. 359.)

N° 256. — Abdomen d'un fœtus; oblitération de l'intestin grêle.

Cet enfant, qui était à terme, a vomi son méconium pendant les trois jours qu'il a vécu, il n'a jamais voulu têter. Le tube digestif n'offre rien de particulier jusqu'à la fin du duodénum.

L'intestin grêle est très-volumineux, trois fois plus que le gros intestin. Il a subi une dilatation qui est surtout marquée dans son tiers inférieur, au niveau de la dernière portion de l'iléon, qui présente une disposition tout à fait singulière. Dans ce point l'intestin traverse de gauche à droite un hiatus que présente le mésentère, il se contourne ensuite un certain nombre de fois sur lui-même, puis repasse par le même hiatus, mais alors de droite à gauche, reprend sa direction normale de gauche à droite, pour aller se terminer comme de coutume dans le cœcum. Le cœcum et tout le reste du gros intestin (côlon lombaire droit, côlon transverse, côlon descendant, S iliaque du côlon et le rectum) occupent leur place habituelle. On ne remarque aucun changement dans leur direction, mais leur calibre est notablement plus petit que d'habitude ; ils sont tout à fait revenus sur eux-mêmes, et leur volume ne dépasse pas celui d'une grosse plume à écrire.

La portion d'iléon qui passe ainsi deux fois dans l'hiatus du grand mésentère n'est nullement comprimée dans ses bords. Ceux-ci n'ont pu gêner le cours des matières dans son intérieur. M. Blot chercha dans l'intérieur de l'intestin, la cause d'arrêt à la circulation du méconium; l'intestin grêle iléon, une fois ouvert à droite et à gauche de l'hyatus du grand mésentère, il est facile de constater que l'iléon, au niveau de l'union de son tiers inférieur avec ses deux tiers supérieurs, est complètement oblitéré en ce point, qui est placé à droite de l'hémisphère péritonéal; il offre une dilatation considérable qui lui donne des dimensions égales à celles de l'estomac du petit sujet. On trouve là un cul-de-sac complètement fermé, à la surface interne duquel on ne trouve pas la plus petite trace qui puisse faire reconnaître l'endroit où devait s'aboucher la suite de l'intestin grêle. La dernière portion de celui-ci est tout à fait revenue sur elle-même, et constitue un petit tube de la grosseur d'une plume d'oie, accolée à la face externe de la partie renflée en ampoule et terminée comme elle en cul-de-sac. Toute la portion du tube digestif située au-dessus de l'oblitération contenait un liquide verdâtre, qui n'était autre chose que du méconium délayé dans l'eau que l'enfant avait bue.

(M. Blot, *Soc. anat.*, 1849, t. XXIV, p. 120.)

N° 257. Gros intestin; cloison valvulaire.

Cette pièce, préparée par dessiccation, représente tout le gros intestin d'un nouveau-né. Cet intestin a le volume de l'appendice iléo-cœcal. Il existe une cloison anormale qui en oblitère le calibre : cette cloison est située à la réunion du côlon avec le cœcum. L'enfant a vécu quatre jours.

(M. Guersant, 1856.)

N° 258. — Fœtus à terme; oblitération du duodenum qui est dilaté au-dessus : il simule un second estomac; anomalie de situation du cœcum et du côlon.

Ce fœtus, qui est à terme, présente une adhérence des doigts médius et annulaire de chaque main, et cela dans toute leur étendue. Le deuxième et le troisième orteil de chaque pied sont également adhérents.

Cet enfant a vomi le lendemain de sa naissance, d'abord des matières incolores visqueuses, puis, le deuxième jour, les matières vomies ont pris une teinte noirâtre, comme du marc de café. Il n'y avait pas eu de garde-robes. L'enfant est mort au bout de quatre jours.

L'estomac énormément distendu occupe une grande partie de la cavité abdominale; il refoule en haut le foie et la cavité thoracique en est notablement réduite. Au-dessous de l'estomac, on voit, du côté gauche principalement, la masse intestinale très petite, dont les anses très grêles pelotonnées comme une masse de vers, sont en plusieurs points remplies de méconium. Au-dessus de la vessie, arrivant jusque dans la fosse iliaque droite, se voit l'S iliaque distendu, ainsi que le rectum, par du méconium peu épais. Sur les linges qui entourent l'enfant, au niveau de l'anus, on remarque des taches assez considérables de méconium.

L'estomac, a une forme spéciale : il paraît constitué par deux poches, dont l'une a la forme ordinaire à cet organe, tandis que l'autre, assez régulièrement cylindrique, prolonge l'extrémité pylorique de la première jusque dans l'hypochondre droit : elle a le volume d'un œuf de pigeon. Outre cet aspect bilobé de la poche stomacale considérée dans son ensemble, il existe entre les deux poches, au niveau du point relativement étroit, par lequel elles communiquent assez largement, une différence d'aspect et de coloration remarquables. Du côté de la poche qu'on peut appeler stomacale, on remarque une paroi blanc-jaunâtre, opaque, rappelant tout à fait la teinte qu'on trouve à cet organe sur le cadavre des nouveau-nés, tandis que la seconde poche, que j'appellerai volontiers duodénale, offre une teinte grisâtre, transparente, laissant parfaitement voir le liquide contenu. Entre ces deux nuances, pas de transition ; une ligne très nette les sépare, au niveau du point habituellement occupé par le pylore, à peu près au milieu de cette partie relativement étroite, qui fait communiquer les deux poches qui semblent constituer, dans ce cas, la cavité stomacale. Celle-ci est distendue par une bouillie épaisse, noirâtre, au milieu de laquelle on reconnaît des grumeaux de lait caillebotté.

Sans rien changer de place, on examine alors le tube intestinal, à partir du rectum, et l'on constate bientôt que le côlon transverse, le côlon ascendant et le cœcum ne sont point dans leur situation normale. Ils sont mêlés à la masse de l'intestin grêle, sous l'estomac, et reliés au même mésentère que celle-ci. Cette masse est facilement refoulée à gauche, et toute la moitié droite de la face postérieure de la cavité abdominale est tapissée par le péritoine, qui n'y recouvre que le rein droit et la capsule surrénale. A mesure qu'on arrive vers la partie supérieure de l'intestin, on s'aperçoit tout à coup, en soulevant l'estomac, que celui-ci s'isole complètement de cette partie, et qu'il n'existe entre eux aucune communication. Il n'y a aucune bride, aucun prolongement qui puisse faire penser que cette communication ait jamais existé. Pressant alors l'extrémité ovoïde de la portion de l'estomac que j'ai désignée sous le nom de duodénale, et encore distendue par le liquide, on ne voit se produire aucun soulèvement, aucun suintement à sa surface.

La troisième portion et la portion verticale du duodénum, occupent leur situation normale, encadrant la tête du pancréas; mais l'extrémité supérieure de la portion verticale se termine en une ampoule du volume d'un porte-plume ordinaire, sans communication avec la poche stomacale, dont elle est éloignée d'environ 1 centimètre par la tête du pancréas. Elle est recouverte par cette poche, du volume d'un œuf de pigeon, qui fait suite à l'estomac et semble en faire partie.

Au sommet de l'ampoule qui termine la portion verticale du duodénum vient se rendre le canal cholédoque, dont le volume est très-grêle ; il traverse le pancréas avant de s'aboucher dans l'intestin. Le canal hépatique et le canal cystique ont à peu près leur volume normal. Le canal pancréatique paraît se réunir au canal cholédoque, un peu avant l'arrivée de celui-ci au duodénum.

Quant à la disposition du péritoine, on a seulement noté les particularités suivantes : l'épiploon gastro-hépatique, après avoir fourni la tunique séreuse de la cavité stomacale, par son dédoublement, se reconstituait en membrane composée de deux lames qui formaient le grand épiploon. On n'a rien remarqué qui ressemblât à l'arrière-cavité des épiploons, ni à l'hiatus de Winslow.

Au niveau du point où la portion duodénale de l'estomac arrive dans l'hypochondre droit, il semble exister quelques adhérences entre le péritoine viscéral et le péritoine pariétal.

De chaque côté, le péritoine part de la région rénale pour former les deux lames d'un mésentère, sur lequel sont fixés l'intestin grêle, le cœcum, le côlon ascendant et le côlon transverse, situés dans l'hypochondre et le flanc gauche.

(M. Hervey, *Soc. anat.*, 1870, 2e série, t. XV, p. 338.)

N 259. — Intestin ; étranglement interne produit par un diverticulum de l'intestin grêle.

Cette pièce provient d'un jeune homme de 16 ans, qui, à la suite d'une longue course derrière un cabriolet, fut pris de coliques assez vives. Le lendemain, l'abdomen se tuméfia, des vomissements apparurent et persistèrent jusqu'à la mort qui arriva au bout de deux jours. MM. Béclard et J. Cloquet, qui furent chargés d'étudier le siège de l'étranglement, ont eu d'abord assez de peine à reconnaître la disposition des parties lésées, vu le degré de constriction du nœud qui étranglait. Cependant, étant parvenus à desserrer ce nœud, ils ont trouvé que l'intestin iléon donnait naissance, comme cela se voit sur la pièce, à un appendice pédiculé, long de 18 centimètres, très-mobile, qui causait l'étranglement, en faisant un nœud autour d'une anse du même intestin A l'endroit où l'appendice se détache de l'intestin, le calibre de celui-ci est un peu rétréci. L'anse d'intestin étranglée a 50 centimètres de long.

Pour donner une idée exacte de cet étranglement, MM. J. Cloquet et Béclard ont par un dessin reproduit la disposition des parties, et ils ont établi dans leur travail que l'appendice s'était porté derrière l'intestin et ensuite réfléchi sur lui-même, il était venu se croiser, en passant sous lui-même, et près de sa naissance de l'intestin. De cette manière, il formait un véritable nœud qui embrassait l'anse intestinale et son mésentère. Comme on le voit, c'est tout à fait la description que M. Parise a donnée de l'étranglement par nœud diverticulaire simple,

Des deux bouts de l'intestin situés au-dessus du nœud de l'appendice, l'un, le supérieur, était rouge, enflammé et très dilaté; l'autre, inférieur, était pâle, rétréci, et n'offrait aucune trace d'inflammation. L'intestin étranglé était rouge, très dilaté, et rempli par une pinte environ d'un sang noir, fétide, très-fluide. L'appendice était plein d'un semblable liquide, mais qui ne pouvait refluer dans l'intestin, même par une forte pression, parce que le nœud qu'il formait s'opposait à ce passage.

Les membranes de l'intestin étaient rouges et gorgés de sang. Le nœud de l'appendice devait être récent, car il n'avait fait aucune empreinte sur l'intestin.

(Professeur Beclard, *Bul. de la Fac.*, t. V, p. 250.)

N° 260. — Portion d'intestion grêle avec l'utérus; étranglement interne.

Cette pièce provient d'une femme de 45 ans, qui, à plusieurs reprises, avait éprouvé des troubles consécutifs à une interruption passagère dans le cours des matières fécales. Elle entra à l'hôpital Cochin dans le service de M. Gosselin, avec des signes très manifestes d'étranglement interne. Ce chirurgien pratiqua la gastrotomie sans succès ; la malade succomba promptement.

Autopsie. Il existe des adhérences très solides qui réunissent l'appendice cœcal, l'ovaire droit et quatre anses intestinales. L'obstruction siége à la limite du bassin et de la fosse iliaque droite. Les anses intestinales étant très rapprochées par leur huit extrémités, la réplétion de l'une quelconque d'entre elles devait nécessairement comprimer les voisines et par suite oblitérer le calibre du tube intestinal. C'est, du reste, la seule explication qui ait été regardée comme admissible, car il n'existait ni bride ni rétrécissement, ni diverticule, qui pût exercer une constriction autour de l'intestin.

(Professeur Gosselin, *Soc. anat.*, 2e série, t. Ier, p. 24.)

N° 261. — Utérus ; bride fibreuse qui circonscrit une ouverture qui pouvait donner lieu à un étranglement interne.

Organes génitaux internes d'une femme morte d'une pneumonie, mais qui a eu, plusieurs années avant sa mort, une *péritonite à la suite de couches*. L'utérus est fortement incliné à gauche, son fond étant dirigé vers le pubis de ce côté. Le ligament rond du côté gauche est très court, et au-dessous de l'insertion de ce ligament se trouve une *bride fibreuse* qui, partant du bord de l'organe pour s'insérer aux parois de l'excavation pelvienne, circonscrit un orifice circulaire fort étroit, dans lequel une anse intestinale aurait fort bien pu s'insinuer et s'étrangler. La circonférence de cette ouverture a des dimensions telles, qu'elle admet facilement le passage du doigt indicateur.

(M. Brogniart, *Soc. anat.*, 1857, 2e série, t. II, p. 3.)

N° 262. — Portion d'intestin grêle ; étranglement interne par un diverticulum ; anus contre nature.

Cette pièce intéressante provient d'un homme de 50 ans qui avait un obstacle complet au cours des matières intestinales. Deux jours avant son entrée à l'hôpital, il n'avait point eu de garde-robes et il y avait des vomissements continuels de matière fécaloïde. Plusieurs purgatifs, même violents, d'huile de croton, ont été donnés sans succès : le malade, après d'horribles souffrances, finissait par les vomir.

A son entrée à l'hôpital, cet homme était dans une prostration considérable ; le ventre, fortement ballonné, était très-sonore à la percussion, et dans aucun des points de son étendue, la palpation ne permettait de reconnaître de tumeur, il n'y avait point de péritonite évidente.

En face d'accidents aussi menaçants, le diagnostic étranglement interne ayant été porté, M. Nélaton crut devoir pratiquer l'entérotomie sans avoir recours à de nouveaux purgatifs, auxquels, du reste, le malade se refusait à cause des vives douleurs qu'ils lui occasionnaient. Une incision de 5 centimètres, que l'on voit sur la pièce, fut pratiquée dans la fosse iliaque droite, parallèlement et un peu au-dessus du ligament de fallope; arrivé dans la cavité abdominale, une anse d'intestin grêle très distendue se présenta dans la plaie, elle fut suturée et incisée ensuite. Il s'écoula une grande quantité de matières intestinales, et le malade fut notablement soulagé; mais les accidents d'étranglement dataient déjà de plusieurs jours, et quoiqu'il n'y eût pas au moment de l'opération de péritonite évidente, la mort survint trois jours après l'opération.

A l'autopsie on constata, comme cela se voit sur la pièce, un diverticulum qui se réfléchissait sous une anse intestinale et venait adhérer au péritoine de la fosse iliaque. Ce diverticulum avait déterminé l'obstacle au cours des matières, il siégait à peu de distance de la valvule cléo-cœcule ; on voit que, au-dessus de lui, l'intestin avait subi une notable dilatation. Comme l'anse intestinale incisée et suturée était précisément celle qui était embrassée par le diverticulum, on peut se demander si, dans ce cas, en supposant que le malade ait survécu à l'opération, l'obstacle au cours des matières n'aurait point persisté.

(M. Houel, 1862.)

N° 263. — Portion du gros intestin ; étranglement interne produit par une torsion sur son axe de l'S iliaque.

Cette pièce provient d'une femme de 51 ans qui, depuis longtemps, avait des garde-robes rares, peu copieuses, difficiles. Le 27 juillet 1875, elle éprouve une indigestion avec vomissements et diarrhée ; à partir de ce jour elle n'a plus eu de garde-robes. Le 1er août elle est reprise de nouveau de vomissements accompagnés de coliques vives, qui durèrent 24 heures, et cessèrent ensuite pour reprendre la veille de la mort avec une certaine intensité ; la malade est morte le 5 août. Le toucher rectal a permis de constater tout à fait à la partie supérieure, un point résistant, resserré, que le doigt ne pouvait atteindre qu'à grand'peine.

A l'autopsie on trouva une anse intestinale volumineuse qui occupait la cavité abdominale. Cette anse partait, comme on le constate sur la pièce du détroit supérieur, à gauche, pour se diriger en haut et à droite, jusqu'à la face inférieure du foie qu'elle touchait. En la rejetant en avant, on vit que tout le reste de la masse intestinale était situé derrière elle, et que cette anse était formée par l'S iliaque très-distendue.

La première portion, ou ascendante de l'S iliaque, s'est portée en dedans, en décrivant au-devant de la seconde portion, ou descendante, un demi-arc de cercle, et a appliqué ainsi le point où le côlon transverse se continue avec elle, sur l'origine du rectum. Ce premier demi-tour une fois accompli, la portion descendante ou terminale de l'S iliaque qui est à gauche, à cause du premier mouvement opéré, se porte en avant et en dedans, décrivant à son tour un demi-arc de cercle. En résumé, l'S iliaque s'est tordue sur elle-même en décrivant un tour complet, et l'obstruction s'est produite par le passage de la première portion au-devant, puis en arrière de l'autre.

(M. Léger, *Soc. anat.* 1875, 3e série t. X, p. 628.)

N° 264. — Hernie inguinale gauche étranglée; réduction; persistance de l'étranglement par le collet du sac.

Cette pièce provient d'un homme de 60 ans, qui portait depuis un grand nombre d'années une hernie inguinale gauche, qu'il avait l'habitude de maintenir par un bandage. Ayant oublié un jour d'appliquer le bandage, la hernie sortit et il ne put parvenir à la faire rentrer. A partir de ce jour, ce malade éprouva des coliques avec constipation, puis il survint des vomissements.

Cet homme entra à l'Hôtel-Dieu. La hernie fut réduite par le taxis, et, le doigt introduit dans le canal, on constate qu'il était assez large et parfaitement libre. Le malade éprouva encore quelques coliques, les vomissements persistèrent, un purgatif fut administré sans résultat, et quatre jours après, il succomba avec tous les symptômes de la persistance d'un étranglement herniaire.

A l'ouverture du ventre on trouve une péritonite générale, et dans la fosse iliaque droite, là où existait une sensibilité très grande, on rencontre une quantité de pus assez notable.

Le canal inguinal présente un calibre considérable : il est vide de sa hernie que l'on retrouve dans l'intérieur de la cavité abdominale. La hernie forme une tumeur du volume environ d'un œuf de dinde, de forme ovoïde ; le sac qui a été réduit en masse, renferme dans sa cavité de l'intestin grêle et de l'épiploon ; son collet, qui est fortement fibreux, offre une constriction telle, que l'étranglement a persisté d'une manière violente après la réduction. La cavité du sac étant incisée, quoiqu'il n'y ait aucune adhérence entre sa paroi interne et les parties contenues dans sa cavité, en exerçant des tractions même considérable sur l'intestin, il est encore impossible d'en obtenir la réduction.

(M. Narbonne, 1846.)

N° 265. — Sac herniaire avec l'intestin; étranglement produit par le collet du sac.

Cette pièce provient d'un homme de 50 ans, qui était entré à l'hôpital Beaujon, pour une affection du cœur dont les symptômes très-marqués avaient déterminé des phénomènes d'asphyxie. On le fit passer en chirurgie pour une hernie inguinale droite, étranglée depuis la veille. Cette hernie datait de 10 ans. Ce malade la maintenait mal ; la réduction avait toujours été facile, il la pratiquait lui-même.

Cette fois il ne put réduire sa hernie ; au moment où ce malade passa en chirurgie, l'étranglement datait de vingt-quatre heures. Après quelques essais de réduction, on parvint à faire rentrer une partie de la tumeur. Dans la journée, les nausées ont augmenté et ont été suivies de vomissements verdâtres : la tumeur avait repris son volume ordinaire. Le lendemain, à la visite, M. Huguier fait de nouveau rentrer une partie de la hernie et établit une compression. Dans la journée, point de selles, persistance des vomissements. Cet état dura encore deux jours et le malade mourut.

A l'autopsie, on constata que la portion d'intestin herniée est à l'union des deux premiers avec le dernier tiers de l'intestin grêle : le bout supérieur est dilaté, l'inférieur diminué de calibre ; point de traces de péritonite.

Le sac, qui était noirâtre et assez épais, ne contenait aucun liquide. L'intestin était bleuâtre, très-congestionné, mais non gangrené : il contenait une assez grande quantité de gaz et un peu de liquide fétide que l'on faisait repasser dans l'abdomen, en le comprimant. Le sac n'était réuni à la couche aponévrotique que par des lamelles minces cellulaires, très-faciles, à déchirer avec le doigt. En continuant ce décollement en haut, vers l'anneau inguinal, on le trouve très-large et pouvant admettre l'extrémité des deux doigts. L'anneau aponévrotique ne pouvait donc étrangler.

Si on cherche, au contraire, à faire passer le petit doigt par l'intérieur du sac, dans la cavité abdominale, c'est à dire à travers le collet, on trouve un obstacle invincible. Ce collet est tellement rétréci, qu'il ne peut recevoir un manche de plume de volume ordinaire, et qu'il est impossible de dégager l'intestin, en exerçant de fortes tractions sur les deux bouts qui sont libres dans l'abdomen. Quoique très-rétréci, ce collet ne présente pas une épaisseur très-considérable.

(M. Desvouges, *Soc. anat.* 1856, 2e série, t. I, p. 423.)

N° 260. — Portion d'intestin ; hernie inguinale externe étranglée par le collet du sac.

Cette pièce provient d'un homme âgé de 31 ans, qui entra dans le service de M. Puche, à l'hôpital du Midi, pour se faire traiter d'accidents syphilitiques secondaires. Il portait, depuis l'âge de 15 ans, une hernie inguinale du côté droit. Cette hernie, généralement assez mal contenue, sortait parfois ; mais la réduction en a toujours été facile. Le 22 décembre 1859, au soir, quelques coliques se font sentir ; le 23, on constate tous les signes d'un étranglement, et le 24, vers 4 heures du soir, M. Cullerier opère le malade. Une incision de 6 à 7 centimètres d'étendue est faite sur la tumeur, dans la direction du pli de l'aine. Le tissu cellulo-adipeux a une épaisseur d'environ 5 à 6 centimètres, ce qui, rendant la plaie profonde, force à agrandir l'incision extérieure. On arrive enfin sur le sac, que l'on isole parfaitement des parties environnantes : il est tendu et peu épais en avant. Son ouverture donne issue à 100 grammes de sérosité. Le doigt, porté au fond, ne rencontre aucune anse intestinale. Le malade se dit soulagé : on croit à une réduction spontanée de la hernie ; aucun débridement n'est pratiqué, et le malade est reporté à son lit. Les accidents continuèrent et le malade mourut le lendemain de l'opération, à 10 heures du matin.

Autopsie. — Aucune trace de péritonite. L'orifice interne du canal inguinal est large comme une pièce de 2 francs ; très-régulièrement circulaire, il offre une circonférence épaissie, comme fibreuse. Une anse de la dernière portion de l'intestin grêle y est engagée ; mais on ne peut l'en retirer par des tractions même assez fortes. En examinant les parties par l'incision extérieure, on trouve au fond du sac une anse complète d'intestin grêle, rougeâtre, sans trace de gangrène, mais offrant quelques adhérences filamenteuses. En tirant sur le sac assez fortement, on ne parvient pas à le faire céder ; il est retenu en haut près de l'étranglement par des adhérences assez puissantes.

Il est à regretter que l'épaisseur des parties molles ait masqué l'intestin au chirurgien, car l'étranglement aurait pu être facilement levé.

(M. Royer, *Soc. anat.*, 1860, 2e série, t. V, p. 19.)

N° 267. — Pubis, hernie de l'appendice cœcal ; tumeur kystique crétacée du cordon spermatique.

La tumeur, du volume d'une grosse noix, arrondie, est appendue à l'extrémité de l'appendice cœcal qui fait hernie à travers le canal inguinal. La tumeur est située à environ deux travers de doigt de l'anneau inguinal externe ; elle n'avait contracté aucune adhérence avec la peau des bourses, elle était parfaitement mobile avec le cordon auquel elle adhère. Cette cavité kystique était enveloppée d'une membrane qui lui est très adhérente, et se rattache en haut, par un pédicule fort court, à l'extrémité de l'appendice cœcal. Ce dernier, long de 6 centimètres environ, est descendu en franchissant les anneaux.

Les éléments du cordon sont dissociés, le canal déférent est en dedans du kyste et les artères et les veines en dehors. La tumeur est placée au milieu, et adhère plus intimement au canal déférent qu'aux vaisseaux. Cette tumeur est creuse, les parois en sont crétacées et ont une épaisseur de 2 millimètres en moyenne. Dans la cavité on a trouvé une petite quantité de cholestérine sous forme de pâte molle. Quant à la nature de la tumeur et de son origine, il me paraît difficile de la déterminer ; on peut se poser un grand nombre de questions dont la solution est difficile.

(M. Lebec, *Soc. anat.*, 1876, 4e série, t. Ier, p. 771.)

8me *Sous-ordre.*

SACS HERNIAIRES.

Cette collection de sacs herniaires a été donnée par le professeur J. Cloquet. Elle comprend cinquante-cinq pièces, du n° 268 au n° 322. A la suite du n° 323 est placé un moule en plâtre de la partie inférieure et postérieure du tronc, destiné à montrer le relief d'une hernie lombaire gauche.

On peut sur ces pièces suivre l'évolution de ces sacs, en constater les diverses parties, le collet, le fond, les formes variées.

N° 268. — Portion de l'abdomen ; hernies interstitielles.

Cette pièce provient d'une femme de 70 ans. Petits sacs herniaires, au nombre de deux, formés à travers des éraillements du *fascia transversalis*. Le péritoine semble avoir été poussé dans l'écartement des fibres de cette aponévrose.

(Professeur J. Cloquet, 1815.)

N° 269. — Sac herniaire d'une hernie inguinale.

Cette pièce provient d'une femme de 60 ans : hernie inguinale interne droite. Le sac, qui est peu volumineux, s'est produit à travers un éraillement du *fascia transversalis*. Il existe un collet fibreux.

(Professeur J. Cloquet, 1814.)

N° 70. — Sac de hernie crurale du coté droit.

Cette pièce provient d'un homme de 80 ans : hernie crurale droite dont le sac peu volumineux présente un orifice et un col relativement larges.

(Professeur J. Cloquet, 1814.)

N° 271. — Sac d'une hernie inguinale interne.

Cette pièce provient d'une femme de 60 ans : on constate l'existence d'un ancien sac de hernie inguinale interne. En dedans du péritoine, il y avait des stigmates non perforés ; en dehors une cavité kystique, *ancien sac*. Le *fascia transversalis* décollé présente une cavité allongée à collet fibreux, qui contenait seulement le sac précédent. Les fibres du petit oblique qui devaient former un crémaster accidentel à la surface du sac, sont revenues à leur rectitude naturelle.

(Professeur J. Cloquet, 1816.)

N° 272. — Sac de hernie inguinale externe droite.

Cette pièce provient d'un homme de 60 ans : on constate qu'il existe une hernie inguinale externe qui siégeait à droite : l'orifice du sac est très large, infundibuliforme ; le collet étroit fibreux est oblitéré. Le reste de la cavité herniaire était remplie d'un liquide séreux.

A côté de ce sac et en dedans, il en existe un autre, que l'on voit ici dans son état primitif ; mais au moment de l'autopsie, il était retourné sur lui-même comme un doigt de gant : il flottait dans la cavité abdominale. C'est un exemple de réduction d'un sac herniaire par le développement d'un sac voisin.

(Professeur J. Cloquet, 1816.)

N° 273. — Sac de hernie inguinale interne droite.

Cette pièce provient d'une femme de 60 ans. Elle portait une hernie inguinale interne du côté droit ; le sac était entièrement situé dans le canal inguinal, il était irréductible à cause des nombreuses adhérences qu'il avait contractées avec le ligament rond. Quelques fibres du petit oblique descendent à sa surface.

(Professeur J. Cloquet, 1816.)

N° 274. — Deux petits sacs de hernies inguinales gauches.

Sur cette pièce existent deux petits sacs, peu volumineux, de hernies inguinales gauches ; ils pénétraient tous les deux dans l'anneau inguinal en dehors de l'artère épigastrique. De ces deux sacs, le plus petit ne communique pas avec l'abdomen, son orifice est remplacé par un stigmate. C'est un ancien sac oblitéré transformé en kyste.

(Professeur J. Cloquet, 1815.)

N° 275. — Sacs de hernie crurale et inguinale externe droite.

Cette pièce provient d'une femme de 60 ans. Il existe deux sacs : l'un qui se rapporte à une hernie crurale, l'autre à une hernie inguinale externe, tous les deux sont du côté droit. Du côté de l'abdomen existent des stigmates rayonnés au niveau des orifices de ces hernies. Le sac de la hernie crurale est complètement oblitéré à son col, il est réduit à un petit kyste qui était entouré de graisse. Le sac de l'anneau inguinal est aussi oblitéré, kystique, mais la cicatrice forme un infundibulum allongé.

(Professeur J. Cloquet, 1816.)

N° 276. — Sac de hernie inguinale externe gauche.

Cette pièce provient d'un homme de 60 ans. La hernie, qui était inguinale interne, siégeait à gauche. Le sac était à moitié retourné dans la cavité du péritoine, et il se serait retourné complètement sans les fausses membranes qui unissaient ses parois les unes aux autres.

(Professeur J. Cloquet, 1816.)

N° 277. — Sac de hernie inguinale externe, épiploïque gauche.

Cette pièce provient d'une femme de 60 ans. Il existe un sac de hernie inguinale externe, épiploïque gauche : ce sac est retourné sur lui-même. On y voit des brides transversales et de fausses membranes adhérentes seulement par leurs bords, de sorte qu'on pouvait les soulever et les séparer de la face interne du sac par l'insufflation.

(Professeur J. Cloquet, 1814.)

N° 278. — Sac de hernie inguinale externe droite.

Cette pièce provient d'une femme de 50 ans. Il existait une hernie inguinale externe droite : le sac passait à travers le muscle transverse de l'abdomen, de telle sorte que les fibres les plus inférieures de ce muscle forment un petit faisceau, *crémaster accidentel*, en arrière de son petit collet.

(Professeur J. Cloquet, 1814.)

N° 279. — Deux sacs d'une double hernie inguinale.

Cette pièce provient d'une femme de 70 ans. Il existait une hernie inguinale externe ; les deux sacs étaient contenus en entier dans les deux canaux inguinaux, au-devant du ligament rond de l'utérus.

(Professeur J. Cloquet, 1816.)

N° 280. — Deux sacs de hernies inguinales externes.

Cette pièce provient d'un homme de 60 ans. Il existait deux hernies inguinales externes. Du côté gauche, le sac herniaire sort immédiatement en dehors de l'artère épigastrique, le *fascia transversalis* lui forme une gaîne particulière ; le crémaster et les enveloppes du cordon testiculaire recouvrent encore cette gaîne propre du sac. A droite, on a seulement préparé le sac.

(Professeur J. Cloquet, 1816.)

N° 281. — Sac de hernie inguinale interne du côté droit.

Cette pièce provient d'un homme de 55 ans, qui portait une hernie inguinale interne droite. Les viscères sortis en dedans de l'artère épigastrique sont venus se placer devant le cordon, en repoussant et dilatant l'anneau inguinal. Le petit oblique s'est décomposé, et forme une sorte de crémaster. En devant de la tumeur et en arrière, on trouve le véritable crémaster.

(Professeur J. Cloquet, 1814.)

N° 282. — Sac de hernie inguinale interne gauche.

Cette pièce provient d'un homme de 50 ans, qui portait une hernie inguinale externe gauche. Autour de l'orifice du sac, existaient deux pertuis entourés de plis et communiquant avec de petites cavités couchées sur le collet du sac. Un troisième pertuis se continuait avec un long filament tubaire, renflé au milieu, et qui, après s'être oblitéré, aboutit au haut de la tunique vaginale.

(Professeur J. Cloquet, 1814.)

N° 283. — Sac de hernie inguinale externe droite.

Cette pièce provient d'un homme de 60 ans, qui portait une

hernie inguinale externe droite. De chaque côté de l'orifice du sac sont des stigmates avec des plaques cartilagineuses. Ceux qui sont en dehors se continuent avec un petit kyste allongé, et accolé au sac de la hernie. Ceux qui sont en dedans se continuent avec un long cordon renflé, creux au milieu et descendant jusqu'à l'épididyme. Ce cordon est formé par le prolongement tubaire de la tunique vaginale.
(Professeur J. Cloquet, 1816.)

N° 284. — Sac de hernie inguinale externe droite, épiploïque.

Cette pièce provient d'une femme de 60 ans, qui portait une hernie inguinale externe droite, épiploïque. Le muscle petit oblique, entraîné à travers l'anneau, formait sur le sac et sur ses enveloppes immédiates, un véritable crémaster. Le ligament rond de l'utérus passe derrière, le sac lui adhérait fortement et le fixait dans cette position.
(Professeur J. Cloquet, 1814.)

N° 285. — Sac d'une hernie inguinale externe.

Cette pièce provient d'un homme de 60 ans : elle consiste en un sac de hernie inguinale externe. Le col du sac, quoique très-large, présentait de nombreux stigmates. Sur un des côtés et au-dessous de ces stigmates, naît une cavité kystique très-allongée, et terminée par un long prolongement celluleux, qui s'étendait jusqu'à la tunique vaginale.
(Professeur J. Cloquet, 1816.)

N° 286. — Sac d'une hernie inguinale externe gauche.

Cette hernie provient d'un homme de 60 ans. La hernie, qui était inguinale externe, siégeait à gauche et était compliquée de hernie crurale. La hernie inguinale avait été opérée. Le sac est volumineux, l'artère épigastrique était située entre les deux sacs. Celui de la hernie crurale, moins volumineux, s'était réduit par le développement de l'autre.
(Professeur J. Cloquet, 1816.)

N° 287. — Sac de hernie inguinale externe gauche.

Cette pièce provient d'un homme de 60 ans. La hernie, qui était inguinale externe, siégeait à gauche. Le sac est volumineux, pi-

piforme : il contenait une anse d'intestin formée par l'S iliaque du côlon. Elle semblait divisée en deux cavités par le mésocolon iliaque.

(Professeur J. Cloquet, 1815.)

N° 288. — Sac d'une hernie inguinale externe droite.

Cette pièce provient d'un homme de 60 ans, qui était affecté d'une hernie inguinale externe du côté droit. Le sac était très-adhérent au cordon testiculaire et par conséquent irréductible. Les fibres du crémaster forment à sa partie postérieure trois anses très-allongées, se terminant presque à angle aigu.

(Professeur J. Cloquet, 1816.)

N° 289. — Sac de hernie inguinale du côté droit.

Cette pièce provient d'une femme de 50 ans, qui était atteinte de hernie inguinale externe du côté droit. Il s'agissait d'un épiplocèle : le sac est volumineux, piriforme et cartilagineux à son collet. Il descendait jusqu'au bas de la grande lèvre.

(Professeur J. Cloquet, 1816.)

N° 290. — Sac de hernie inguinale externe droite, épiploïque.

Ce sac herniaire provient d'un homme de 50 ans. Il s'agit d'une hernie inguinale externe droite, épiploïque. L'épiploon adhère au côté du sac qui est retourné et insufflé. Le sac est remarquable par la grande quantité de vaisseaux qui le parcouraient. Ces vaisseaux naissent de ceux du cordon testiculaire.

(Professeur J. Cloquet, 1816.)

N° 291. — Sac de hernie inguinale externe gauche.

Ce sac herniaire provient d'un homme de 70 ans, qui portait une hernie inguinale gauche. Le fond du sac présente une large plaque crétacée, autour de laquelle existait une auréole de vaisseaux sanguins très injectés. Il y avait aussi quelques taches d'un noir foncé.

(Professeur J. Cloquet, 1814.)

N° 292. — Sac d'une hernie inguinale externe gauche.

Ce sac provient d'un homme de 70 ans qui portait une hernie

inguinale externe gauche. Au fond du sac est une plaque crétacée, entourée de plis rayonnés. Cette plaque est probablement due à un ancien sac qui s'est transformé en tissu crétacé.
(Professeur J. Cloquet, 1816.)

N° 293. — Sac d'une hernie inguinale externe droite.

Ce sac provient d'un homme de 60 ans, qui portait une hernie inguinale externe droite. Le sac ne contient que l'appendice cœcal; le cœcum appuie sur l'orifice du sac qu'il oblitère entièrement. Des adhérences membraneuses unissent intimement cet intestin à l'orifice du sac.
(Professeur J. Cloquet, 1816.)

N° 294. — Sac d'une hernie inguinale externe droite,

Ce sac provient d'un homme de 60 ans, qui portait une hernie inguinale externe droite. Ce sac est volumineux, son orifice est très-large et son collet était fibreux. On observe, au fond, six ou sept noyaux crétacés, qui sont entourés de plis rayonnés.
(Professeur J. Cloquet, 1814.)

N° 295. — Sac d'une hernie inguinale externe droite.

Ce sac provient d'un homme de 40 ans, qui présentait une hernie inguinale externe droite. Le sac a 17 centimètres de long, il est très-mince. On voit à la partie postérieure les vaisseaux spermatiques.
(Professeur J. Cloquet, 1815.)

N° 296. — Sac de hernie inguinale congénitale.

Cette hernie qui est congénitale provient d'un homme de 30 ans. Le testicule retenu par son gubernaculum s'est arrêté tout près de l'anneau, pendant que ce sac a poussé le cordon devant lui en descendant dans les bourses.
(Professeur J. Cloquet, 1814.)

N° 297. — Sac de hernie inguinale externe gauche.

Cette pièce provient d'un homme de 60 ans qui portait une

hernie inguinale externe du côté gauche. Le sac très-volumineux contenait plusieurs anses d'intestin grêle adhérentes entre elles, mais sans adhérence avec les parois du sac. Le sac est retourné pour montrer un paquet de fausses membranes qui en occupait le fond.

(Professeur J. Cloquet, 1816.)

N° 298. — Sac volumineux de hernie inguinale externe gauche.

Cette pièce provient d'un homme de 70 ans, qui portait une hernie inguinale externe, entéro-épiplocèle gauche. Ce sac, qui est volumineux, contenait une grande partie de l'épiploon, le cœcum et une portion d'intestin grêle. Le pourtour de l'anneau inguinal adhérait à son collet.

(Professeur J. Cloquet, 1814.)

N° 299. — Sac de hernie inguinale externe gauche.

Cette pièce provient d'un homme de 50 ans, qui portait une hernie inguinale externe gauche.

Le sac volumineux contenait plusieurs anses d'intestin grêle et l'S iliaque du côlon. Le crémaster était presque membraneux; à la surface du sac est le cordon spermatique décomposé.

(Professeur J. Cloquet, 1816.)

N° 300. — Sac de hernie inguinale externe gauche.

Cette pièce provient d'un homme de 60 ans, qui portait une hernie inguinale externe gauche. Le sac avait une très-large ouverture, il contenait une masse considérable d'intestin et d'épiploon. Le cordon testiculaire et le crémaster sont décomposés et étalés à sa surface.

(Professeur J. Cloquet, 1816.)

N° 301. — Sac de hernie inguinale externe droite.

Cette pièce provient d'un homme de 60 ans, qui portait une hernie inguinale droite. Le sac, très-volumineux, contenait une partie du cœcum suspendue par le mésocœcum, et renfermait aussi plusieurs anses d'intestin grêle, sans adhérences aucune.

(Professeur J. Cloquet, 1816.)

N° 302. — Sac de hernie inguinale externe du côté droit.

Cette pièce provient d'un homme de 50 ans, qui portait une hernie inguinale externe droite. Le cœcum descendait dans le sac qui n'avait point de paroi postérieure, il était irréductible à cause des adhérences avec les enveloppes herniaires. L'intestin grêle qui envoyait dans le sac plusieurs anses, était seul réductible. Cette hernie est compliquée d'une hydrocèle assez volumineuse de la tunique vaginale.

(Professeur J. Cloquet, 1816.)

N° 303. — Sac volumineux de hernie ombilicale.

Ce sac, qui est très-volumineux, provient d'une vieille femme. L'orifice ou collet a 7 centimètres de diamètre. Le sac est multiloculaire : il présente trois loges, dont deux principales présentent des collets intérieurs,

(Professeur Cruveilhier, 1830.)

N° 304. — Sac de hernie inguinale droite ; épiplocèle.

Cette pièce provient d'une femme de 60 ans, qui portait une hernie inguinale droite, épiplocèle. Le sac présente deux cavités séparées par une bride transversale: l'épiploon adhérait au fond de l'inférieure. Il est à remarquer que, dans cette même cavité, s'ouvre une troisième cavité conique, terminée par une pointe supérieurement.

(Professeur J. Cloquet, 1814.)

N° 305. — Sac de hernie inguinale interne droite.

Ce sac provient d'un homme de 50 ans, qui portait une hernie inguinale interne droite. Le sac est peu volumineux, son fond adhère à un kyste arrondi, ancien sac oblitéré. Il n'en est séparé que par un mince diaphragme, ayant une cicatrice au centre.

(Professeur J. Cloquet, 1816.)

N° 306. — Sac de hernie inguinale externe droite.

Ce sac provient d'un homme de 70 ans, qui portait une hernie

inguinale externe droite. Le sac présente extérieurement quatre bosselures principales, séparées par des collets fibreux saillants dans sa cavité. Ces collets paraissent appartenir à autant de formations successives de hernies. Le cordon adhérait intimement à ce sac, et s'opposait à la réduction.
(Professeur J. Cloquet, 1816.)

N° 307. — Sac de hernie inguinale externe gauche.

Ce sac provient d'un homme de 36 ans, qui portait une hernie inguinale externe gauche. Le sac était enveloppé par les muscles petit oblique et transverse. L'artère épigastrique passait à 8 millimètres en dehors du col. Le fond de la hernie est coiffé d'un kyste séreux.
(Professeur J. Cloquet, 1814.)

N° 308. — Sac de double hernie inguinale externe.

Ce sac provient d'un homme de 50 ans, qui portait une double hernie inguinale externe. L'un des sacs, le plus ancien, s'abouche sur une des parois de l'autre, et son orifice est fermé par un appendice graisseux de l'S iliaque.
(Professeur J. Cloquet, 1816.)

N° 309. — Sac de hernie inguinale externe gauche.

Ce sac provient d'une femme de 40 ans, qui portait une hernie inguinale externe gauche. Au-dessous du sac, existe un kyste qui occupait presque toute l'épaisseur de la grande lèvre. Ce kyste, analogue à ceux du cordon testiculaire, rendait par ses adhérences avec le sac la hernie irréductible.
(Professeur J. Cloquet, 1816.)

N° 310. — Sac de hernie inguinale externe gauche.

Ce sac provient d'un homme de 50 ans, qui portait une hernie inguinale externe gauche. Le collet du sac était placé derrière et sous le ligament rond. Au-dessous de ce sac sont deux kystes séparés par un étranglement. *Sacs oblitérés.*
(Professeur J. Cloquet, 1816.)

N° 311. — Sac de hernie inguinale externe.

Ce sac provient d'une femme de 60 ans, qui portait une hernie inguinale externe. Au-dessous du sac existe un appendice utriculaire dans lequel on reconnaît à peine la forme membraneuse; c'est un exemple de la transformation celluleuse des anciens sacs herniaires.

(Professeur J. Cloquet, 1816.)

N° 312. — Sac de hernie congénitale droite.

Ce sac provient d'un homme de 60 ans qui portait une hernie congénitale droite, épiplocèle. Le fond du sac adhère intimement à l'épiploon qui passe au travers pour venir s'épanouir dans une seconde poche ou sac plus ancien, enkysté par le fait même de ces adhérences. Au-dessous de cette seconde cavité est le fond d'un sac congénital plus ancien encore, formé par la tunique vaginale.

(Professeur J. Cloquet, 1814.)

N° 313. — Sac de hernie inguinale interne gauche.

Ce sac provient d'un homme de 60 ans, qui portait une hernie inguinale interne gauche. Le sac de cette volumineuse hernie représente, dans sa plus grande partie, un ovoïde : la grosse extrémité est en bas, et surmontée d'une cavité séparée du reste du sac par trois collets. Dans le sac était une masse assez considérable d'intestin grêle, et une anse de l'S iliaque longue de 22 centimètres. Celle-ci adhérait à la plus grande partie du sac, mais en bas elle envoyait un prolongement fibreux au fond de la petite cavité. Des fausses membranes tapissaient cette cavité; une, entre autres, percée de deux ouvertures, était traversée par une anse d'intestin grêle.

(Professeur J. Cloquet, 1816.)

N° 314. — Sac pyriforme du cordon testiculaire gauche.

Ce kyste du cordon provient d'un homme de 40 ans. Il existe sur cette pièce un kyste du cordon testiculaire gauche, qui résulte de l'oblitération d'un ancien sac herniaire.

(Professeur J. Cloquet, 1815.)

N° 315. — Sac herniaire ancien ; kystes superposés et séparés par un étranglement.

Ce sac provient d'un homme de 50 ans, qui portait une hernie ancienne. Les deux kystes sont superposés et séparés par un étranglement : ils proviennent de sacs herniaires oblitérés par le collet. Le kyste supérieur adhérait au péritoine par un infundibulum qui du côté de cette dernière membrane, est bouché par une cicatrice.

(Professeur J. Cloquet, 1815.)

N° 316. — Kyste formé par le canal de nuck.

Ce kyste a été trouvé sur une femme de 45 ans. Le canal de nuck, du côté droit, est long de 55 millimètres, les parois sont très-minces, et l'ouverture assez large.

(Professeur J. Cloquet, 1816.)

N° 317. — Kyste formé par le canal de nuck du côté droit.

Ce kyste provient d'une femme de 60 ans. Le canal de nuck du côté droit est long de 7 centimètres ; il était ouvert dans la cavité du péritoine et adhérait au cordon sus-pubien gauche.

(Professeur J. Cloquet, 1815.)

N° 318. — Sac de hernie crurale droite.

Ce sac provient d'un homme de 60 ans qui portait une hernie crurale droite. Le petit sac herniaire était vide, son col, très-allongé, était placé immédiatement au-devant de l'artère crurale.

(Professeur J. Cloquet, 1816.)

N° 319. — Sac de hernie crurale droite.

Ce sac a été trouvé sur un homme de 60 ans, qui portait une hernie crurale droite. L'orifice est très-large, le sac n'a pas de collet. L'artère épigastrique naît dans l'intérieur du canal crural, remonte en dehors de l'infundibulum formé par le péritoine et, à 7 millimètres au-dessous de l'orifice, fournit l'artère obturatrice. Celle-ci passe devant l'infundibulum, immédiatement derrière le ligament de Poupart, et contourne le premier pour descendre vers le trou obturateur.

(Professeur J. Cloquet, 1816.)

N° 320. — Sac de hernie crurale gauche.

Ce sac provient d'un homme de 60 ans, qui portait une hernie crurale gauche. Le sac offre en dedans de son collet une cicatrice au-dessus de laquelle se cache un petit kyste allongé, qui paraît être un ancien sac oblitéré, accolé au nouveau. Ces deux sacs sont enveloppés par une expansion cellulaire sacciforme, née du pourtour de l'anneau aponévrotique fourni à la hernie par un éraillement de la paroi antérieure du canal crural.

(Professeur J. Cloquet, 1816.)

N° 321. — Sacs de hernies crurales.

Ces sacs proviennent d'une femme de 60 ans. Ces petites hernies étaient presque entièrement formées des pelotons graisseux qui entraînaient de petits infundibulums péritoneaux. L'une d'elles, celle du côté droit, était compliquée d'entérocèle.

(Professeur J. Cloquet, 1816.)

N° 322. — Sac de hernie crurale gauche.

Ce sac provient d'une femme de 60 ans, qui portait une hernie crurale gauche. Le *septum crurale* a été entraîné par le sac qui offre un petit étranglement vers la partie moyenne, et se termine en haut par un large évasement. Ce septum était fortifié par un réseau de veinules, qui provenait des veines obturatrice et épigastrique.

(Professeur J. Cloquet, 1816.)

N° 323. — Moule en plâtre de la partie inférieure et postérieure du tronc ; hernie lombaire gauche.

Ce moule a été pris sur un homme de 70 ans qui a fait une chute dans un escalier ; il est tombé à la renverse et il a ressenti une violente douleur dans la région lombaire gauche ; puis il est apparu rapidement une tumeur au niveau où la douleur acquiert sa plus grande violence. Cette douleur était exaspérée par la toux et les efforts.

On constate sur ce moule, presque à égale distance, entre le bord supérieur de la crête iliaque et le bord inférieur de la dernière côte, la présence d'une tumeur du volume d'un gros œuf, dont le diamètre transversal est supérieur au diamètre vertical. La saillie que fait cette tumeur est à peu près de 1 centimètre.

Cette tumeur, au niveau de laquelle la peau avait conservé ses caractères physiologiques, était assez douloureuse à la pression : elle était mate, irréductible. La saillie qu'elle faisait était permanente, elle s'augmentait pendant la toux et dans les efforts que l'on faisait exercer au malade.

(Professeur Broca, 1872.)

ORDRE 4.

Anus contre nature.

Neuf pièces seulement, du n° 324 au n° 332, se rapportent aux lésions de l'anus contre nature. Quatre de ces anus contre nature sont survenus à la suite de hernie crurale, n°s 324, 325, 327 et 329; deux à la suite de hernie inguinale, n°s 326 et 331 ; un à la suite de la hernie ombilicale, n° 330.

Une de ces pièces, n° 332, est un exemple de fistules stercorales qui s'est produite dans l'aîne, par suite de lésion cancéreuse des ganglions.

N° 324. — Portion d'intestin grêle; hernie crurale gauche; anus contre nature.

Cette pièce provient d'un homme de 70 ans, qui portait une hernie crurale gauche avec étranglement de l'intestin grêle. L'intestin était pincé, comme cela peut se voir sur la pièce, dans les deux tiers de la circonférence. Les matières qu'il contenait, se sont épanchées à la suite d'une perforation gangréneuse, dans un foyer creusé dans la paroi antérieure du canal crural. Il s'était produit un anus contre nature.

(Professeur J. Cloquet, 1816.)

N° 325. — Moitié latérale droite du bassin ; anus contre natur suite de hernie crurale.

Cette pièce provient d'une femme qui a été opérée par la méthode de Dupuytren, d'un anus contre nature, lequel a été déterminé par une hernie crurale droite étranglée. L'entérotome a été appliqué deux mois après l'accident, et enfoncé de toute la longueur de ses branches. Les selles se rétablirent promptement, mais, comme de temps à autre il s'échappait encore par l'ànus des mucosités stercorales, M. Bérard se proposait de recourir à l'autoplastie pour obtenir une guérison complète, lorsque la malade succomba à une pleuro-pneumonie latente.

On constate sur cette pièce, que les deux bouts de l'intestin, aux dépens desquels est formé l'anus contre nature, appartiennent à l'intestin grêle ; le supérieur, plus large, se continue avec la portion stomacale, l'inférieur se rendait après un court trajet dans le cœcum. A 3 centimètres de l'ouverture extérieure, les tuniques intestinales des deux bouts sont confondues et communiquent à l'extérieur par un canal unique. Ce canal est uni au collet du sac dans une partie de sa face interne, mais en dehors, l'adhérence presque linéaire est très-faible et bornée au contour de l'ouverture crurale : en sorte que, sur ce point, la dissection même superficielle eût nécessairement produit une plaie pénétrante de l'abdomen.

(Professeur A. Bérard, *Soc. anat.*, 1840, t. XV, p. 80.)

N° 326. — Portion d'intestin grêle avec la paroi abdominale; anus contre nature. Autoplastie.

L'autoplastie sur ce malade n'eut aucune suite fâcheuse ; le lambeau ne contracta d'adhérences qu'avec la partie supérieure de l'intestin; et il resta au-dessous de lui une ouverture, par laquelle les matières intestinales continuèrent à s'échapper, bien que le malade allât tous les jours à la garde-robe.

M. Gosselin fit, le 20 août, une deuxième opération occlusive, analogue à la première. Le malade fut pris d'un érysipèle qui se compliqua de délire, d'une double pleurésie avec épanchement brusque. La mort eut lieu le 27.

On constate sur cette pièce, du côté de la paroi abdominale, que l'ouverture de l'anus contre nature est encore assez large, et des adhérences solides existent entre le lambeau de la première opération et la partie supérieure du renversement intestinal. Quant au lambeau de la deuxième opération, il n'avait pas eu le temps de contracter aucune adhérence.

Du côté de la cavité péritonéale, l'intestin adhère solidement à l'ouverture herniaire, qui est large, et on ne trouve avec lui aucune portion d'épiploon. Les deux bouts de l'intestin qui ont été soumis à l'action de l'entérotome, sont accolés dans l'étendue d'environ 10 centimètres, et réunis par une cicatrice bien apparente en avant et en arrière. Après avoir fendu le bout supérieur, on a pu constater l'existence d'une cavité commune aux deux bouts, très-large, sans rétrécissement, sans saillie ni bride extérieure, et dans laquelle s'ouvrent très-librement les deux bouts supérieur et inférieur de l'intestin.

(Professeur Gosselin, *Soc. de chir*, 1856, t. VII, p. 86.)

N° 327. — Segment antérieur de la moitié droite du bassin ; anus contre nature.

La nommée C..., admise le 8 décembre 1848, à l'hôpital des Cliniques, dit qu'elle portait depuis deux mois une hernie crurale qu'un médecin ponctionna avec un bistouri : il est probable que cette hernie avait été prise pour un abcès. Il s'écoula par l'incision, en abondance, des matières fécales, et, comme pendant deux mois que la malade resta livrée aux soins de ce médecin, elle ne voyait point d'amélioration, elle se décida à entrer à l'hôpital.

A son entrée, elle portait dans l'aîne droite, une tumeur de la grosseur d'une tête de fœtus, avec une petite ouverture au milieu qui laissait écouler les liquides intestinaux. La peau qui recouvrait cette tumeur était rouge violacée. M. Richet débrida largement l'abcès, qui ne tarda pas alors à se déterger, la peau se gangrena néanmoins, et mit à nu le triangle de scarpa, comme cela se constate sur la pièce ; au milieu de la base, se trouve l'ouverture intestinale. Le bout inférieur se présentait sous forme de masse rougeâtre boursouflée; sa disposition fit croire, qu'il appartenait au jéjunum, et M. Richet tenta de nourrir la malade en injectant du bouillon par le bout inférieur, mais de vives coliques obligèrent d'y renoncer.

Le samedi 13 mai, M. Richet, pensant que la malade était dans de bonnes conditions, résolut de tenter l'application de l'entérotome pour effacer l'éperon ; mais auparavant, il passa une sonde de femme dans le bout inférieur de l'intestin, en même temps qu'avec une autre sonde il alla à la recherche de l'orifice du bout supérieur qui fut assez facile à trouver. Le choc qui résulta de la rencontre des deux sondes, avertit M. Richet qu'elle était la saillie de l'éperon. Alors, avec des pinces à griffes et des ciseaux courbes, il excisa l'extrémité du bout inférieur qui faisait saillie au dehors, et l'application de l'entérotome fut remise au lendemain, à cause des douleurs qu'avaient déterminées cette première partie de l'opération.

Les douleurs persistant, et l'issue d'un fragment de graisse, qui se présenta le lendemain dans les tentatives que M. Richet fit pour aller à la recherche des deux bouts de l'intestin, déterminèrent le chirurgien à ne point encore appliquer l'entérotome. Le 17 au matin, l'examen de la plaie faisant constater une diminution notable dans la saillie de l'éperon. M. Richet résolut alors d'essayer à l'effacer à l'aide du moyen employé par Désault pour son matelot; à cet effet, il fit exécuter une plaque en forme de fourche. Les selles, après l'excision du bout inférieur, s'étaient déjà rétablies en partie et les matières s'écoulaient moins abondamment par l'anus contre nature. La fourche n'a pu rester appliquée que deux jours environ, à cause des douleurs vives qu'elle occasionnait à la malade; après son ablation, l'amélioration progressa néanmoins, de jour en jour ; des selles naturelles ont lieu, et le 1er février, M. Richet songe à chercher à obtenir la cicatrisation de la plaie.

Tout se passe assez bien : la plaie est en voie de cicatrisation; lorsque, le 21, la malade se plaint de coliques, elle vomit; de la diarrhée se développe le 23 mai, sans qu'il existe de péritonite, et la malade succomba le 28.

On constate à l'autopsie que la portion intestinale herniée est la dernière partie de l'iléon ; les deux bouts intestinaux sont rouges, enflammés, le supérieur présente une dilatation double de l'inférieur. La saillie de l'éperon, comme on le voit sur la pièce, est peu considérable. Les adhérences qui unissent l'intestin à la paroi abdominale sont très minces, très faibles et de plus très courtes ; la communication avec l'extérieur est réduite à un trajet fistuleux. On remarque au niveau du point où l'intestin adhère à l'anneau, une ligne celluleuse blanchâtre, correspondant au sommet de l'angle formé par le mésentère.

(Professeur, Richet, *Soc. anat.*, 1849, t. XXV, p. 228)

N° 328. — Portion d'intestin; anus contre nature.

L'homme sur lequel a été prise cette pièce était âgé de 56 ans, et il raconte que, vingt-trois mois avant son entrée à l'hôpital de la Pitié, dans le service de M. Maisonneuve, il subit l'opération de la hernie inguinale étranglée. La hernie ne datait pas de longtemps, elle était peu volumineuse ; le malade ne peut dire si l'intestin était gangrené, ou s'il a été ouvert par le chirurgien. Toujours est-il que c'est de cette époque que date l'anus contre nature.

Dans le pli de l'aîne du côté droit, vers le milieu de son étendue, existait une ouverture par laquelle sortaient des matières jaunes ou vertes mêlées, après le repas, de morceaux d'aliments. L'ouverture était circulaire, sa circonférence avait 10 centimètres environ, au fond ne se sentait point d'éperon. Le malade rendait par le rectum quelques selles normales, mais en petite quantité.

Deux jours après son entrée à l'hôpital, M. Maisonneuve fait une incision, en haut et en dehors, dans le sens du pli de l'aîne, pour agrandir l'ouverture de l'anus contre nature; il survint alors un peu d'érysipèle qui gagna rapidement les bourses et en détermina la gangrène en quarante-huit heures. Une semaine après cet accident, le malade allait assez bien, quoiqu'il eût le scrotum complètement détruit; on appliqua l'entérotome, la mort survint trois jours après, au milieu des phénomènes d'adynamie très-marqués : il n'y avait eu aucuns symptômes du côté de l'abdomen.

La hernie s'était opérée par la fossette inguinale moyenne. On trouve, en effet, en dehors, l'artère épigastrique qui sépare l'infundibulum de l'orifice abdominal du canal inguinal. En dedans de l'infundibulum, se trouve le cordon qui remplace l'artère ombilicale.

L'ouverture de l'intestin, existait à la réunion des deux tiers supérieurs avec le tiers inférieur de l'intestin grêle. L'infundibulum, depuis la peau jusqu'à la circonférence antérieure de l'intestin, a 6 centimètres ; la structure des parois de ce canal paraît en tout semblable à celle du bout supérieur de l'intestin ; il est enveloppé du péritoine pariétal, avec lequel il a contracté des adhésions assez résistantes.

Il n'existait point d'éperon, nulle part les faces mésentériques de l'intestin ne sont en contact; elles n'ont pas pu, par conséquent, adhérer l'une à l'autre. Ce qui sur le vivant aurait pu être pris pour un éperon, n'est autre chose qu'un repli des parois intestinales dont la circonférence supérieure s'affaissait et formait valvule; c'est là que l'entérotome a été appliqué. On voit sur la pièce, à l'extrémité postérieure de ce repli non permanent, deux ouvertures produites par la pression des branches de l'entérotome.

Le bout supérieur de l'intestin était hypertrophié; l'inférieur, au contraire, a des parois minces, transparentes comme une séreuse après dessication. Les vaisseaux du mésentère sont volumieux du côté du bout supérieur, ceux qui se dirigent vers le bout inférieur sont à peine visibles.

(M. Maisonneuve, *Soc. anat.*, 1855, t. XXX, p. 322.)

N° 329. Modèle en cire de l'abdomen; la région antérieure est représentée ouverte; anus contre nature.

Modèle en cire de la région abdominale; elle est représentée ouverte à sa partie antérieure, et l'on constate qu'il existe une oblitération d'une portion d'intestin qui, primitivement, avait donné lieu à un anus contre nature.

(Professeur Dupuytren, *Bul. de la Fac.*, t. III, p. 47.)

N° 330. — Portion de la paroi abdominale antérieure; anus contre nature.

Sur cette pièce on constate à la paroi abdominale antérieure, dans la région ombilicale, une vaste ulcération cicatrisée et déprimée, qui résulte probablement d'une gangrène de cette région. Au fond de cette dépression, existent deux orifices communiquant dans une anse d'intestin grêle, anus contre nature, suite probable de hernie ombilicale étranglée. Du côté de la face abdominale, on a laissé en place le cœcum et une grande portion du gros intestin qui est très-dilaté.

(Professeur Laugier, 1863.)

N° 331. — Segment de la paroi abdominale antérieure ; anus contre nature, consécutif à une hernie inguinale droite étranglée.

Cette pièce provient d'un homme de 72 ans, qui portait depuis 15 mois un anus contre nature, consécutif à une hernie inguinale étranglée. Cet anus contre nature occupait la région iléo-inguinale droite, un peu au-dessus de la partie moyenne de l'arcade de fallope.

L'orifice cutané présente environ 3 centimètres de diamètre, un bourrelet saillant et irréductible de la muqueuse du bout supérieur le recouvre en partie. Ce bourrelet adhère à la peau dans la partie périphérique de sa base. Le bout supérieur de l'intestin s'ouvre au centre de ce bourrelet muqueux, au côté interne du bout inférieur.

Le doigt pénétrait facilement dans le bout supérieur qui s'ouvre à fleur de la peau ; en le ramenant vers le bout inférieur, il trouvait la saillie de l'éperon, qui était peu distante de l'orifice cutané, 1 centimètre 1/2 environ. Le doigt arrivait ainsi dans le bout inférieur, et tombait dans un cul-de-sac qu'il ne pouvait dépasser, ce qui fit penser à M. Gosselin qu'il s'agissait d'un anus contre nature, qui portait sur une anse complète de la dernière portion de l'intestin grêle, avec absence d'infundibulum, et présence d'un éperon. L'individu succomba rapidement à un érysipèle qu'il gagna dans les salles.

On constate sur la pièce, que le bout supérieur de l'intestin arrive obliquement à la paroi abdominale, en s'y reliant fortement par son feuillet séreux, sans infundibulum. Le bout inférieur se détache également de la paroi abdominale parallèlement au bout supérieur et de même calibre que lui dans une étendue de 4 centimètres environ. Ces deux bouts sont adossés et unis par le mésentère, cet adossement constitue l'éperon. Puis le bout inférieur, au lieu de devenir libre, se contourne en décrivant un coude très-prononcé qui effaçait presque son calibre. C'est là que le doigt se trouvait arrêté. Après ce coude il remonte verticalement vers la paroi abdominale, adossé et intimement uni à sa première portion, et arrive ainsi à la paroi abdominale à laquelle l'attache une bride qui l'enserre, de façon à produire comme un étranglement, sans toutefois détruire complètement son calibre.

(Professeur Gosselin, *Soc. anat.*, 1872, 2e série, t. XVII, p. 244.)

N° 332. — Affection cancéreuse des ganglions inguinaux, qui s'est étendue jusqu'aux intestins et a déterminé un anus contre nature.

Cette pièce provient d'une femme de 68 ans, qui, à la suite d'un écoulement vaginal, fut prise d'un engorgement assez considérable des ganglions inguinaux; il se forma une collection purulente qui fut ouverte, ces ganglions restèrent fistuleux. Dix-huit mois après, ces ganglions se tuméfièrent de nouveau, on pensa qu'ils étaient cancéreux, et après s'être ramollis on vit s'écouler du centre de la tumeur des matières stercorales.

A l'autopsie, on constata derrière les parois abdominales, dont toute l'épaisseur est prise par la tumeur cancéreuse, qu'il se trouvait une portion du grand épiploon qui sert à établir des adhérences intimes entre elles et l'intestin dans l'étendue de 7 centimètres. La partie de l'intestin qui a contracté ces adhérences, est la portion iliaque du gros intestin. En arrière il a également contracté des adhérences intimes avec le muscle psoas.

En portant un stylet par l'ouverture médiane de la tumeur qui, la première, a donné passage aux matières stercorales, on arrive presque directement dans l'intérieur de l'intestin; mais si la sonde venait à dévier, elle pénétrait beaucoup plus profondément et arrivait dans une vaste cavité, où elle peut exécuter des mouvements plus étendus. (Voir l'observation.)

(M. Potier, *Soc. anat.*, 1842, t. XVII, p. 328.)

N° 333. — Segment de la partie antérieure et gauche du bassin; fistules stercorales, suite de hernie crurale étranglée.

Cette pièce provient d'une vieille femme de 70 ans, qui portait dans l'aîne gauche un ulcère, large comme la paume de la main. Cet ulcère, par un trajet très-oblique, se continuait jusque dans l'abdomen et communiquait par plusieurs fistules avec une anse intestinale.

(Professeur Broca.)

ORDRE 5.

Inversions splanchniques.

Cinq pièces seulement, n° 334, 335, 336, 337 et 338, sont relatives aux inversions splanchniques ; dans la plupart de ces pièces l'inversion est complète.

N° 334. — Portion de colonne vertébrale avec le thorax et le bassin, cœur d'adulte; inversion de la pointe du cœur qui est à droite.

Sur cette pièce, qui est préparée par dessiccation et en mauvais état de conservation, on constate qu'il existe une inversion du cœur, dont la pointe est dirigée à droite et la base à gauche.

Le ventricule droit regarde en bas et à gauche. La concavité de la crosse de l'aorte est à droite, et l'aorte thoracique est située sur le côté droit de la colonne vertébrale. Les trois troncs artériels qui naissent de la crosse de l'aorte, sont également déplacés ; le tronc brachio-céphalique est situé à gauche. La veine cave supérieure est à gauche de l'aorte. Il est probable qu'il y avait également transposition des poumons, mais ces organes, ainsi que l'estomac qui semble néanmoins plus porté à gauche, sont déformés et mal conservés.

(Professeur Thillaye.)

N° 335. — Portion de colonne vertébrale avec le thorax et l'abdomen d'un adulte ; inversion complète des organes splanchniques.

Cette pièce est préparée par dessication. Il existe une inversion complète des organes splanchniques sur un adulte. Le cœur présente une déviation de sa pointe à droite, ainsi que le ventricule gauche ; sa base est à gauche ainsi que le ventricule droit. L'artère aorte a la courbure de sa crosse située à droite, et sa portion thoracique est située sur le côté droit de la colonne vertébrale.

La grosse tubérosité de l'estomac est située à droite. La rate occupe l'hypocondre droit, le foie est à gauche, ainsi que le cœcum.

(Professeur Breschet, 1836.)

N° 336. — Portion du thorax et de la cavité abdominale; inversion complète des organes thoraciques et abdominaux.

Cette pièce a été observée en 1836 à l'Hôtel-Dieu, sur un jeune homme de 27 ans. Le cœur présente une déviation de sa pointe à droite, ainsi que le ventricule gauche. L'artère aorte à la courbure de sa crosse située à droite, et sa portion thoracique est située sur le côté gauche de la colonne vertébrale. Il existe également une inversion des poumons; celui de gauche présente trois lobes, tandis que celui de droite n'en présente que deux.

L'estomac a sa grosse tubérosité à droite, la rate est également à droite. Le foie, très-volumineux, est à gauche. Le reste de l'intestin n'a point été conservé.

(M. Marjolin, 1836.)

N° 337. — Tête, thorax et abdomen d'un fœtus ; inversion splanchnique complète.

Tête, thorax et abdomen d'un fœtus à terme ; le thorax et la poitrine sont ouverts. Sur cette pièce, on constate qu'il existe une inversion complète des viscères thoraciques et abdominaux.

(Professeur Breschet, 1823.)

N° 338. — Tête, thorax et abdomen d'un fœtus; inversion splanchnique complète.

Sur ce fœtus qui est né à terme, et dont la cavité thoracique et abdominale ont été ouvertes, on constate que l'inversion des organes thoraciques est aussi complète que possible. Le cœur est à droite, le poumon gauche a trois lobes, le gros cul-de-sac de l'estomac et la rate sont à droite. Le foie est à gauche ainsi que le cœcum.

(Professeur Breschet, 1823.)

ORDRE 6.

Corps étrangers de l'intestin grêle.

Le nombre des pièces qui se rapportent aux corps étrangers de l'intestin grêle, sont au nombre de 79, du n° 339 au n° 416 inclusivement. Une seule de ces pièces, n 339, se rapporte à l'homme: il s'agit d'une pipe qui a déterminé des accidents graves. Toutes les autres pièces ont été trouvées sur des animaux, et sont relatives à des concrétions, des bezoards et des calculs intestinaux.

N° 339. — Pipe qui a été avalée et a déterminé des accidents graves; la mort est survenue cinq jours après que la pipe a été rendue par les selles.

Cette pipe a été avalée par un homme de 40 ans, au moins un mois avant la mort du malade; les accidents qu'elle a déterminés, sont devenus très-graves, seulement on ne pouvait assurer si le corps étranger était encore dans l'estomac où s'il s'était arrêté dans l'intestin grêle. La percussion plessimétrique a permis à M. Gosselin de la reconnaître à deux reprises différentes dans la région iliaque droite; mais à ce moment, cette pipe a été expulsée par les selles, et la mort a eu lieu quelques jours après.

Cet homme pariait de temps à autre avec ses camarades qu'il avalerait divers corps étrangers. Il s'était ingéré une fois une pièce de 5 fr.; plus tard une cuiller à café, une autre fois un rouleau fermé. Ces objets avaient passé sans déterminer d'accidents, et avaient été rejetés par l'anus deux ou trois jours après. Cette pipe a été ingérée le 27 juillet, à la suite d'un pari dont l'enjeu était de 2 francs. Le lendemain, le malade est pris de coliques, de vomissements, de diarrhée. Les vomissements de matière bilieuse revenaient de cinq à sept fois par jour.

Il entre à l'Hôtel-Dieu le 30 août, dans le service de M. Gosselin, 34 jours après l'ingestion du corps étranger; les vomissements et la diarrhée persistaient encore, mais sans qu'il fût possible de reconnaître le siége du corps étranger. A l'autopsie, on a trouvé une péritonite légère. La pipe et le tuyau ont une longueur de 10 centimètres.

(Professeur Gosselin, *Gaz. des hôpitaux*, 1851, p. 504.)

N° 340. — Portion de boule de terre argileuse.

Cette pièce a été trouvée dans l'estomac d'un cheval. Cette masse argileuse est volumineuse; elle a une forme à peu près cubique.

(Ecole d'Alfort, 1795.)

N° 340 *a*. — Portion de boule de terre argileuse.

Cette boule de terre argileuse, quadrilatérale, volumineuse, a été trouvée dans l'estomac d'un cheval. Ce fragment a une forme à peu près cubique.

(Ecole d'Alfort, 1795.)

N° 341. — Concrétion volumineuse.

Cette concrétion, qui est volumineuse et contient une cavité à son centre, est formée de couches concentriques : elle est volumineuse, aplatie et a environ 7 centimètres de diamètre en tous sens. Elle a été trouvée dans l'intestin d'un animal qui est indéterminé.

N° 342. — Moitié de concrétion intestinale.

Cette concrétion, formée de couches concentriques, est volumineuse et a été trouvée dans l'intestin d'un bœuf.

(Professeur J. Cloquet.)

N° 343. — Concrétion.

Moitié d'une concrétion volumineuse trouvée dans la caillette d'un bœuf. La surface est mamelonnée. Cette masse paraît en partie formée de matières végétales, et est recouverte d'une enveloppe noire de matière animale.

(Ecole d'Alfort, 1795.)

N° 344. — Concrétion.

Moitié d'une concrétion volumineuse, trouvée dans la caillette d'un bœuf. Cette concrétion est enveloppée d'une couche brùnâtre ; la surface est mamelonnée.

N° 345. — Concrétion.

Moitié d'un corps étranger trouvé dans l'estomac d'un dromadaire. Cette concrétion parait être formée de radicules de végétaux, recouverts d'une couche noire.

N° 346. — Concrétion.

Moitié d'une concrétion très-volumineuse, trouvée dans la

caillette d'un bœuf et formée en partie de débris de substances végétales, récouvertes par une croûte de matière animale.
(Ecole d'Alfort, 1795.)

N° 347. — Egagropile.

Egagropile volumineuse, arrondie ; elle a 37 centimètres de circonférence et a été trouvé dans l'estomac d'un bœuf.

N° 348. — Egagropile.

Egagropile d'un très-gros volume; elle est arrondie et a 67 centimètres de circonférence. Ce corps étranger a été trouvé dans les intestins d'une vache âgée de 7 ans, qui a été abattue en novembre 1832, à Buenos-Ayres. Plusieurs coupes ont été pratiquées dans l'épaisseur de cette egagropile.
(M. Cambacerès et professeur Chomel.)

N° 349. — Egagropile.

Egagropile arrondie, d'environ 34 centimètres de circonférence, trouvée dans l'intestin d'une vache.

N° 350. — Egagropile.

Egagropile arrondie, volumineuse, trouvée dans l'intestin d'un bœuf.
(Professeur J. Cloquet.)

N° 351. — Egagropile.

Moitié d'une égagropile arrondie, trouvée dans l'estomac d'une vache, et ayant pour noyau des matières végétales.
(Professeur J. Cloquet.)

N° 352. — Egagropile.

Egagropile peu volumineuse arrondie.
(Professeur J. Cloquet.)

N° 353. — Egagropile.

Egagropile du volume d'un gros œuf, ovoïde. Elle a été divisée

en deux, suivant son grand axe et à son centre, elle a pour noyau des matières végétales.
(Professeur J. Cloquet.)

N° 354. — Egagropile.

Egagropile arrondie, du volume d'une pomme.
(Professeur J. Cloquet.)

N° 355. — Egagropile.

Egagropile ovoïde du volume d'un gros œuf, et qui a probablement pour noyau des matières végétales.
(Professeur J. Cloquet.)

N° 356. — Egagropile.

Egagropile arrondie, du volume d'une petite pomme, et ayant probablement au centre, pour noyau, des matières végétales.
(Professeur J. Cloquet.)

N° 357. — Egagropile.

Egagropile très-oblongue, du volume d'un petit œuf de poule.
(Professeur J. Cloquet.)

N° 358. — Egagropile.

Moitié d'une égagropile peu volumineuse, ovoïde, ayant à son centre, pour noyau, des matières végétales.
(Professeur J. Cloquet.)

N° 359. — Egagropile.

Moitié d'une égagropile de bœuf, très feutrée, aplatie.
(Professeur J. Cloquet.)

N° 360. — Egagropile.

Portion d'égagropile de bœuf, assez volumineuse.
(Professeur J. Cloquet.)

N° 361. — Egagropile.

Moitié d'une égagropile arrondie, peu volumineuse, trouvée dans l'estomac d'un bœuf.

N° 362. — Egagropile.

Portion d'une égagropile de bœuf; la couche lisse extérieure est à peine apparente.

N° 363. — Egagropile.

Egagropile du volume d'une grosse orange, recouverte à sa surface d'une couche lisse terreuse.
(Professeur J. Cloquet.)

N° 364. — Egagropile,

Egagropile arrondie d'un petit volume, recouverte d'une couche terreuse lisse.

N° 365. — Egagropile.

Moitié d'une égagropile trouvée dans la caillette d'un bœuf.

N° 366. — Egagropile.

Moitié d'une égagropile peu volumineuse, dont la surface est lisse et recouverte d'une couche terreuse.

N° 367 — Egagropile.

Egagropile du volume d'une orange parfaitement ronde, dont la surface lisse est recouverte d'une couche terreuse.

N° 368. — Egagropile.

Egagropile arrondie de 25 centimètres de circonférence, d'une légèreté remarquable et dont la surface est recouverte d'une couche lisse terreuse.

N° 369. — Egagropile.

Egagropile arrondie de 27 centimètres de circonférence; sa surface est recouverte d'une couche terreuse très-lisse.

N° 370. — Egagropile.

Egagropile du volume d'une pomme, dont la surface lisse est recouverte d'une couche terreuse.

N° 371. — Egagropile.

Egagropile de vache de forme triangulaire à facette, la surface est recouverte d'un enduit lisse, terreux.

N° 372. — Egagropile.

Egagropile de cheval, volumineuse, arrondie; dont la surface est recouverte d'une couche terreuse lisse.

N° 373. — Egagropile.

Egagropile volumineuse, arrondie, recouverte à sa surface d'une couche terreuse lisse.

N° 374. — Egagropile.

Egagropile volumineuse, arrondie, recouverte d'une couche terreuse lisse.

N° 375. — Egagropile.

Portion d'une égagropile volumineuse, dont la surface est recouverte d'une couche terreuse lisse.

N° 376. — Bézoard de bouc.

Ce bézoard a été trouvé sur un bouc; il a le volume d'une grosse prune et est lisse à sa surface.

N° 377. — Bézoard.

Bézoard de gazelle qui a le volume d'une orange ; la surface est lisse, arrondie.

N° 378. — Bézoard.

Bézoard du volume d'une petite orange, dont la surface est lisse, arrondie.
(Professeur J. Cloquet.)

N° 379. — Bézoard.

Bézoard de bouc des montagnes du Pérou.
(Professeur J. Cloquet.)

N° 380. — Concrétions développées sur un fichu de gaz.

Moitié d'un fichu de gaz qui a été avalé par un cheval. Ce fichu est divisé en lobules par des incrustations qui se sont déposées sur les plis qu'il formait.
(Ecole d'Alfort, 1795.)

N° 381. — Bézoard volumineux.

Ce bézoard, de forme sphérique, pèse 4 kilogrammes, et il a 50 centimètres de circonférence. Il a été trouvé dans l'intestin d'une jument.
(Ecole d'Alfort, 1795.)

N° 382. — Bézoard volumineux.

Moitié d'un bézoard volumineux trouvé chez un cheval.
(Professeur J. Cloquet.)

N° 383. — Bézoard volumineux.

Moitié d'un bézoard volumineux, formé de couches concentriques trouvé chez un bœuf.
(Professeur J. Cloquet.)

N° 384. — Calcul intestinal.

Trois portions d'un calcul intestinal qui était très-volumineux, et a été trouvé dans l'intestin d'un cheval. Ce calcul entier pesait 7 kilogrammes, il était arrondi.

N° 385. — Calcul intestinal.

Moitié d'un calcul intestinal qui a été trouvé chez un éléphant. Ce calcul qui est rond a 12 centimètres de diamètre.
(Professeur J. Cloquet.)

N° 386. — Calcul intestinal.

Moitié de calcul intestinal, trouvé chez un bœuf.
(Professeur J. Cloquet.)

N° 387. — Calcul instestinal.

Calcul intestinal de forme oblongue, arrondi, qui a été trouvé chez un cheval.

N° 388. — Calcul intestinal.

Moitié d'un calcul intestinal de cheval qui a 12 centimètres de diamètre.

N° 389. — Calcul intestinal.

Moitié d'un petit calcul intestinal trouvé chez un cheval.

N° 390. — Calcul intestinal.

Petite portion d'un calcul intestinal trouvé chez un cheval.

N° 391. — Calcul intestinal.

Calcul oblong de 16 centimètres de long, sur 31 de circonférence, trouvé dans l'intestin du cheval.

N° 392. — Calcul intestinal.

Moitié d'un calcul intestinal de forme triangulaire, trouvé dans l'intestin d'un cheval.

N° 393. — Calcul intestinal.

Ce calcul a été trouvé dans l'intestin d'un cheval; il est irrégulier à facettes et de forme triangulaire.
(Professeur J. Cloquet.)

N° 394. — Calcul intestinal.

Moitié d'un calcul intestinal de cheval; ce calcul est de forme triangulaire et à facettes.

N° 395. — Calcul intestinal.

Moitié d'un calcul formé par la réunion de trois autres calculs, d'abord distincts, puis réunis en un seul, affectant une forme tétraédrique. Il a été trouvé dans l'estomac d'un cheval.
(Ecole d'Alfort, 1795.)

N° 396. — Calcul intestinal.

Moitié d'un calcul de forme à peu près sphérique, recouvert d'une enveloppe noire, formée très-probablement, de substance animale.
(Ecole d'Alfort, 1795.)

N° 397. — Calcul intestinal.

Moitié d'un calcul intestinal de cheval; il est très-dur, compacte et a pour noyau un clou. Ce calcul paraît formé de deux portions ultérieurement réunies.
(Ecole d'Alfort, 1795.)

N° 398. — Calcul intestinal.

Calcul intestinal qui a été trouvé dans l'intestin d'un bufle sauvage. Ce calcul a pour noyau un fer de lance.
(Professeur J. Cloquet.)

N° 399. — Calcul intestinal.

Moitié d'un calcul lenticulaire trouvé dans l'estomac d'un cheval.
(Ecole d'Alfort, 1795.)

N° 400. — Calcul intestinal.

Moitié d'un calcul provenant de l'estomac d'un cheval, qui présente à son centre un corps étranger qui paraît lui avoir servi de base.

N° 401. — Calcul intestinal.

Trois calculs, de grosseur moyenne, de forme tétraédrique et à facettes, trouvés dans le côlon d'un cheval.
(Ecole d'Alfort, 1795.)

N° 402. — Calcul intestinal.

Fragments de bézoard oriental, du cabinet du cardinal Albani ; ce bézoard lui a été envoyé par le Grand Mogol.
(Professeur J. Cloquet.)

N° 403. — Calcul intestinal.

Moitié d'un calcul peu volumineux qui a été trouvé dans l'estomac d'un cheval.

N° 404. — Calcul intestinal.

Calcul peu volumineux, aplati, ayant la forme d'une amande et qui a été trouvé dans l'estomac d'un cheval.

N° 405. — Calcul intestinal.

Calcul de forme lenticulaire provenant de l'estomac d'un cheval.

N° 406. — Calcul intestinal.

Portion d'un petit calcul qui a été trouvé dans l'estomac d'un cheval.

N° 407. — Calcul intestinal.

Moitié d'un petit calcul trouvé dans l'estomac d'un cheval.

N° 408. — Calcul intestinal.

Moitié de calcul trouvé dans l'estomac d'un cheval ; il a une forme triangulaire.

N° 409. — Calcul intestinal.

Calcul rond peu volumineux, trouvé dans le canal intestinal d'un cheval.

N° 410. — Calcul intestinal.

Moitié d'un très-petit calcul trouvé dans l'estomac d'un cheval.

N° 411. — Calcul intestinal.

Moitié d'un très-petit calcul de l'estomac d'un cheval.

N° 412. — Calcul intestinal.

Ce corps étranger a été trouvé dans le troisième estomac d'un bœuf, entre les feuillets. Ce corps étranger, très-aplati, comme une planche, est assez solide.

N° 413. — Calcul intestinal.

Moitié d'un calcul retiré de l'estomac d'un bœuf.
(Ecole d'Alfort, 1795.)

N° 414. — Calcul intestinal.

Portions diverses de calculs intestinaux de la vache, dont la substance paraît mélangée de fourrage.

N° 415. — Calcul intestinal.

Calcul qui provient du canal intestinal d'un cheval. Ce calcul à facettes a été scié pour en montrer la structure.

N° 416. — Calcul intestinal.

Ce calcul provient du canal intestinal d'un cheval; il est à facettes.

ORDRE 7.

Emphysème de l'intestin grêle.

Trois pièces seulement, n°s 417, 418, 419, se rapportent à l'emphysème de l'intestin grêle, et dans ces trois pièces, l'emphysème est consécutif à la fièvre typhoïde. Ces pièces, très-remarquables, m'ont paru mériter une place à part, en attendant que de nouvelles viennent les éclairer.

N° 417. — Portion d'intestin grêle; Emphysème de l'intestin.

Cette portion d'intestin a été envoyée de Calais, à M. le professeur Cruveilhier. On constate qu'il existe dans l'épaisseur des valvules conniventes de l'intestin grêle, une très-grande quantité de bulles d'air, qui donnent une grande épaisseur à ces valvules, en même temps qu'elles sont plus saillantes.

Cette lésion peut quelquefois s'observer dans les cas de putréfaction; mais sans gangrène, la cause de cet emphysème, comme sur cette pièce, est le plus généralement inconnue.

(Professeur Cruveilhier.)

N° 418. — Portion d'intestin grêle; emphysème.

Cette pièce a une certaine analogie avec la précédente. Elle a été recueillie sur un homme jeune encore, qui est mort rapidement au début d'une fièvre typhoïde.

La portion d'intestin conservée, a été prise au niveau de la partie moyenne de l'iléon. Outre les lésions propres de la fièvre typhoïde, on trouve sur cet intestin un grand nombre de petites saillies arrondies, situées sous la muqueuse, dont quelques-unes acquièrent le volume d'un gros pois, et qui sont constituées par des bulles d'air; leur nombre est assez considérable. Il n'y avait point d'éraillure de la muqueuse, et rien n'a pu expliquer comment ont pu se former ces cavités kystiques aériennes, qui sont toutes isolées les unes des autres, et groupées dans certains points.

(M. Tassel, *S c. anat.*, 1851, t. XXIX, p. 284.)

N° 419. — Dessin à l'aquarelle représentant une portion d'intestin grêle; emphysème.

Ce dessin, très-bien exécuté, représente une portion de l'intestin grêle, sur laquelle on observe un grand nombre de petites bulles arrondies, du volume d'un gros pois, et qui étaient remplies d'air. Emphysème de l'intestin, survenu dans le cours d'une fièvre typhoïde.

(M. Blain des Cormiers, 1854.)

ORDRE 8

Rétrécissement de l'intestin grêle.

Les pièces relatives au rétrécissement de l'intestin grêle ne sont qu'au nombre de six dans le Musée, n°s 420, 421, 422, 423, 425 et 426. Ces rétrécissements tiennent à des causes bien diverses : sur la pièce n° 420, qui aurait pu être placée parmi les étranglements internes, le rétrécissement est produit par une tumeur fibreuse qui comprime une anse intestinale.

Sur les autres pièces, le rétrécissement est le résultat d'une ulcération en voie de cicatrisation, ou même cicatrisée. Mais une des causes les plus fréquentes du rétrécissement de l'intestin grêle, est certainement l'étranglement dans les hernies. Le rétrécissement peut alors être passager ; mais alors, il n'y a eu qu'inflammation ou paralysie des fibres musculaires. Lorsqu'il a existé une ulcération n° 424, le rétrécissement prenant un caractère fibreux, est permanent. La pièce n° 425 est un cas d'obstruction intestinale de l'intestin par un calcul biliaire.

N° 420. — Portion d'intestin grêle; rétrécissement.

Sur cette portion d'intestin grêle, on constate qu'il existe une tumeur fibreuse, du volume d'un gros œuf, qui s'était développée dans la cavité abdominale : cette tumeur est ovoïde, elle adhère au duodénum et à une anse de l'iléon. Elle a notablement rétréci l'intestin à ce niveau.

(M. Barth, 1842.)

N° 421. — Portion d'intestin grêle, rétrécissement.

Cette pièce provient d'une femme de 22 ans, malade depuis treize mois, qui éprouvait par intervalles, des douleurs abdominales avec gonflement du ventre, accompagnées d'éructations gazeuses; il n'y avait point de difficulté à aller à la selle.

L'intestin grêle, à 10 centimètres au-dessus de la valvule iléo-cœcale, est considérablement rétréci. Ce rétrécissement fibreux est dû à une ulcération circulaire en partie cicatrisée : elle occupe presque tout le pourtour de l'intestin ; à ce niveau, le diamètre du canal intestinal est de 1 cent. 1/2. Le bout supérieur de l'intestin grêle, dans une étendue de 1 mètre 1/2, est triplé de diamètre; la dilatation est telle, que, dans certains points, le calibre de l'intestin présente de 12 à 13 centimètres. Les parois en sont hypertrophiées, surtout aux dépens de la tunique musculeuse. Il existe dans plusieurs points des ulcérations qui pénètrent les parois intestinales à une profondeur variable ; sur un endroit, on voit une perforation de toutes les tuniques, elle à la grandeur d'une lentille, et c'est par elle que s'est fait un épanchement dans la cavité abdominale, qui a déterminé une péritonite qui a été mortelle. Au-dessous de l'étranglement l'iléon reprenait son volume normal.

(M. Louis, *Soc. anat.*, 1840, p. 339.)

N° 422. — Portion d'intestin iléon ; rétrécissement avec péritonite suraiguë.

Portion d'intestin grêle d'une femme de 45 ans, sur lequel on observe un rétrécissement très-prononcé. Ce rétrécissement, qui paraît devoir être consécutif à une fièvre typhoïde, est tellement prononcé, qu'il laissait à peine passer une sonde de femme. Le bout supérieur de l'intestin est très-dilaté, et les parois en sont épaissies.

(M. Barth, 1842.)

N° 423. — Portion d'intestin grêle ; rétrécissement.

Cette pièce provient d'un malade âgé de 35, qui avait pendant plusieurs mois, éprouvé de temps en temps de vives douleurs dans le ventre, qui duraient à peine quelques jours.

Trois jours environ avant sa mort, au milieu de son sommeil, il fut éveillé par une très-vive douleur dans le ventre, qui ne tarda point à déterminer des vomissements qui devinrent rapidement continus : les matières vomies étaient composées d'un liquide noirâtre, avec odeur aigrelette, mais n'étaient point constituées par des matières fécales. Les garde-robes, à partir de l'apparition subite des douleurs abdominales, demeurèrent supprimées, malgré l'emploi des lavements et de purgatifs. Le ventre était fortement météorisé.

A l'autopsie, on reconnut l'existence d'une péritonite aiguë, purulente et pseudo-membraneuse. A 1 mètre environ de la dernière portion du duodénum, on constata que l'intestin grêle formait une masse cylindrique, située dans l'hypocondre droit: cette masse était recouverte de pseudo-membranes qui faisaient adhérer les anses intestinales. Au milieu de cette masse intestinale, on constata, en un point, une perforation, et, au dessous, un étranglement circulaire marqué par une dépression. L'on peut constater qu'à ce niveau, l'iléon rétréci ne permet point le passage de l'extrémité du petit doigt.

Immédiatement au-dessus du rétrécissement, existe une vaste ulcération à bords coupés à pic, au centre de laquelle existe la perforation intestinale.

(M. Dumontpallier, *Soc. de Biologie,* 1863, p. 139).

N° 424. — Portion d'intestin grêle; rétrécissement considérable.

Ce rétrécissement de l'intestin grêle a été observé sur une femme, qui, trois mois et demi avant son entrée à l'hôpital, fut opérée d'une hernie étranglée. L'intestin a été réduit en entier et les accidents de l'étranglement n'ont jamais cessé complètement: elle est morte de péritonite.

Sur cette pièce on voit un rétrécissement circulaire considérable de l'intestin grêle, il siége vers son tiers inférieur; c'est à peine si une sonde d'homme pouvait le franchir. Son pourtour est dur fibreux, le calibre de l'intestin a doublé au-dessus et au-dessous de l'étranglement, les valvules conniventes sont complètement diparues, et les parois de l'intestin considérablement hypertrophiées. M. Guignard a pensé que l'intestin dilaté au-dessus du point rétréci, a formé une sorte d'infundibulum au fond duquel la muqueuse était un peu ulcérée: il s'est opéré une perforation qu'il n'a pu retrouver.

(M. Guignard. *Soc. anat.*, t. XVII p. 18, 175.)

N° 425. — Portion d'intestin grêle; oblitération par un calcul biliaire.

Cette portion d'intestin qui appartient à l'iléon, est complètement oblitérée par un calcul biliaire du volume d'une grosse noix, arrêté dans l'iléon qu'il oblitère complètement. Le corps étranger ne pouvait ni avancer ni reculer.

(M. Barth, 1841)

ORDRE 9.

Inflammations de l'intestin grêle.

Vingt pièces, du n° 426 au n° 445 inclusivement, sont comprises dans cette neuvième section. La plupart se rapportent aux lésions de la fièvre typhoïde. La pièce n° 431 est un exemple rare de lésions consécutive à une tuberculose et à une lésion simultanée de la fièvre typhoïde.

Les deux pièces n°s 443 et 444, sont des exemple de lésions de l'intestin, consécutives au choléra, et la pièce n° 445 est un exemple de lipôme de l'intestin, expulsé spontanément.

N° 426. — Trois portions d'intestin grêle ; plaques gaufrées.

Portions diverses, au nombre de trois, de l'intestin grêle d'un jeune homme de 18 ans, qui est mort au cinquième jour d'une fièvre typhoïde. Sur chacun de ces fragments d'intestin, on remarque une ou deux plaques gaufrées, saillantes, ovalaires, qui ne sont point ulcérées.

(Professeur Chomel.)

N° 427. — Modèle, procédé Thibert, de la fin de l'intestin grêle; plaques gaufrées.

Cette représentation est destinée à montrer le gonflement, la saillie des plaques de Peyer et des ganglions.

N° 428. — Modèle, procédé Thibert, des plaques de Peyer en voie de guérison.

Sur cette portion d'intestin grêle, on a représenté un certain nombre de plaques de Peyer de couleur ardoisée, en voie de guérison.

N° 429. — Diverses portions d'intestin grêle; ulcération des plaques de Peyer.

Toutes ces portions d'intestin appartiennent au même individu ; elles ont été prises sur un jeune homme de 20 ans, qui habitait

Paris depuis cinq ans. Ce jeune homme fut pris tout à coup, sans aucuns prodromes, à la suite d'une vive contrariété, d'une diarrhée très abondante, de maux de tête, de vertiges. Les selles ne tardèrent point à devenir involontaires. Dès le *quatrième jour de la maladie*, M. Chomel put constater l'existence de taches rosées lenticulaires. Ce malade mourut environ au dixième jour de sa fièvre typhoïde.

Les portions d'intestin conservées sont au nombre de neuf, et montrent la progression de la lésion à partir de la valvule de Bauhin. Les portions inférieures appartiennent à la dernière partie de l'intestin grêle, les supérieures au jéjunum. L'on peut voir sur ces pièces, de bas en haut, le développement simultané des plaques gaufrées et réticulées, et la différence qui existe entre elles comme aspect et comme saillie. Les lésions sont d'autant plus prononcées que l'on se rapproche de la valvule iléo-cœcale.

(Professeur Chomel.)

N° 430. — Portion d'intestin grêle; Plaque gaufrée très-développée dans un cas de fièvre typhoïde.

Cette pièce provient d'un jeune homme qui fut pris d'une fièvre typhoïde des mieux caractérisées; il succomba vers le douzième jour.

On constate sur cette pièce, dont on n'a conservé qu'une petite portion d'intestin, les altérations des follicules isolés et des plaques de Peyer. Ces altérations occupaient toute l'étendue de l'intestin grêle, où l'on pouvait compter une vingtaine de plaques de Peyer analogues à celle qui a été conservée. Cette plaque qui a environ 4 millimètres d'épaisseur, sur 5 centimètres de longueur et 3 de largeur, est oblongue. C'était surtout dans les plaques les plus voisines de la valvule iléo-cœcale que les altérations étaient les plus prononcées.

Professeur Rostan.

N° 431. — Portion d'intestin grêle; lésions simultanées de tuberculose et de dothiénenterie.

Cette pièce provient d'un jeune homme de 20 ans, qui a eu une pleurésie, dix mois environ avant sa mort. A la suite de cette pleurésie il n'a point cessé de tousser.

Neuf mois après cette pleurésie, il entra de nouveau à l'hôpital pour une poussée inflammatoire dans son ancien foyer pleurétique. Subitement, le surlendemain de son entrée, il présenta de graves symptômes: délire, incontinence d'urine, ballonnement du ventre, diarrhée, fièvre intense, épistaxis. Ces symptômes s'aggravèrent de jour en jour Au bout de neuf jours de séjour à l'hôpital, le malade succomba, ayant accusé dans les sept derniers jours tous les symptômes d'une fièvre typhoïde.

A l'autopsie, on trouva une tuberculose miliaire généralisée dans les poumons et dans le péritoine (phtisie aiguë). On constate en outre sur cette portion d'intestin, l'existence d'un grand nombre d'ulcérations, dont quelques-unes, de la largeur d'une pièce d'un franc, sont profondes, à bords taillés à pic. Leur fond granuleux était grisâtre. La muqueuse qui les sépare était fortement congestionnée.

Outre ces ulcérations, on y remarque trois ou quatre *plaques de Peyer dures, saillantes, granuleuses, gaufrées ;* l'une d'elles forme une masse de trois centimètres de long. Au niveau des plaques de Peyer, les petites granulations miliaires tuberculeuses du péritoine, forment sur la séreuse un véritable semis; il en est de même au niveau des ulcérations.

(M. Barié, *Soc. anat.*, 1874, 3e série, t. X, p. 705.)

N° 432. — Portions d'intestin grêle; ulcération des plaques de Peyer dans la fièvre typhoïde.

Cette pièce se compose de deux portions d'intestin grêle qui ont appartenu au même individu ; il est mort de fièvre typhoïde.

Sur ces deux portions d'intestin on constate un boursouflement considérable des plaques de Peyer, qui sont saillantes, mais peu ulcérées. Il existe aussi une altération des follicules isolés.

(Professeur Cruveilhier.)

N° 433. — Portions d'intestin grêle d'individus morts de fièvre typhoïde; ulcérations en voie de cicatrisation.

On a réuni ensemble huit portions d'intestin grêle, d'individus divers, qui sont morts de fièvre typhoïde. Sur toutes ces pièces, les ulcérations de formes variées sont en partie cicatrisées.

Quelques-unes de ces ulcérations sont en étoiles, d'autres sont plates, d'autres saillantes et très-irrégulières. La plus inférieure est circulaire et a rétréci cette portion d'intestin.

(M. Barth, 1841.)

N° 434. — Portion d'intestin grêle ; ulcérations suite de fièvre typhoïde.

Portion d'intestin grêle d'un individu mort au dix-septième

jour d'une fièvre typhoïde. Il existe sur cet intestin de larges plaques excavées, au fond desquelles la tunique musculeuse est à nu.

(Professeur Chomel.)

N° 435. — Portion d'intestin grêle ; ulcérations suite de fièvre typhoïde.

Cette pièce provient d'un jeune homme qui est mort au dix-huitième jour d'une fièvre typhoïde, à la suite d'une hémorrhagie considérable.

On constate sur différents points de cet intestin, des ulcérations multiples à divers degrés. Sur certains points, les plaques de Peyer sont saillantes, sur d'autres elles sont excavées, et une de ces ulcérations présente à son fond une très petite perforation de l'intestin, qui a donné lieu à un épanchement dans la cavité abdominale et déterminé une péritonite mortelle.

(Professeur Grisolle.)

N° 436. — Portion d'intestin grêle ; ulcérations suite de fièvre typhoïde.

Cette portion d'intestin provient d'un homme mort au treizième jour d'une fièvre typhoïde. Il existe sur cette pièce de nombreuses plaques ulcérées et excavées qui, dans certains points, ont mis à nu la tunique musculeuse.

(Professeur Grisolle.)

N° 437. — Représentation, procédé Thibert, d'une anse intestinale ; ulcération des plaques de Peyer.

Sur cette représentation d'une portion d'anse intestinale d'un individu qui a succombé à la fièvre typhoïde, on a reproduit une ulcération des plaques de Peyer, avec inflammation chronique et gangrène. Il existe aussi un engorgement des ganglions lymphatiques.

N° 438.— Représentation, procédé Thibert, d'une anse intestinale ; ulcération des plaques de Peyer.

Sur cette représentation d'une portion d'anse intestinale d'un individu qui est mort des suites d'une fièvre typhoïde, on a figuré un certain nombre de plaques de Peyer, qui sont ulcérées ; les bords en sont taillés à pic.

N° 439. — Diverses portions d'intestin grêle; ulcérations suite de fièvre typhoïde.

Douze portions diverses d'intestin qui présentent des traces d'ulcération par suite de fièvre typhoïde. De un à dix, en comptant de haut en bas, on voit qu'il existe sur ces pièces des ulcérations intestinales à divers degrés de développement. Sur quelques-unes, la muqueuse est détruite comme avec un emporte-pièce, la tunique musculaire est à nu. Sur d'autres, nos 11 et 12, on constate l'existence d'une perforation. Sur la portion n° 12, la perforation siège au fond d'un diverticulum particulier de l'intestin.

(M. Barth, 1841.)

N° 440. — Diverses portions d'intestin grêle; ulcérations suite de fièvre typhoïde.

Treize fragments d'intestin grêle pris sur des individus qui sont morts à la suite de fièvre typhoïde; ces fragments sont destinés à montrer les ulcérations de l'intestin. On en trouve à tous les degrés, depuis la première période jusqu'à celle de cicatrisation.

(M. Barth, 1841.)

N° 441. — Représentation d'une anse intestinale; ulcération des plaques de Peyer, suite de fièvre typhoïde.

Sur cette représentation d'une portion peu étendue d'intestin grêle, d'un individu qui a succombé à la fièvre typhoïde; on a figuré l'ulcération d'un certain nombre de plaques de Peyer et la perforation de l'intestin au niveau d'une de ces plaques.

N° 442. — Représentation, procédé Thibert, d'une portion d'intestin grêle; ulcération et perforation de l'intestin.

N° 443. — Représentation, procédé Thibert, d'une portion d'intestin grêle; éruption dans le choléra.

Sur cette pièce, on a représenté une portion d'intestin grêle, sur laquelle on a figuré une hypertrophie très-considérable des follicules de l'intestin grêle dans un cas de choléra.

N° 444. — Dernière portion de l'intestin grêle avec le cœcum; éruption cholériforme.

Cette pièce, qui est composée de la dernière portion de l'intestin grêle et du cœcum, a appartenu à un artilleur qui, en 1848, était de garde à l'Hôtel-de-Ville. Cet individu fut pris du choléra et succomba en sept heures.

Toute l'étendue de l'intestin grêle était le siége d'une éruption abondante que l'on retrouve sur la dernière portion de cet intestin. Elle avait pour siège les follicules de l'intestin. Les saillies de ces follicules, du volume d'un grain de millet, étaient très nombreuses.

(Professeur Chomel, 1848.)

N° 445. — Lipôme volumineux de l'intestin grêle, chez un homme de 43 ans.

Cette tumeur, qui provient d'un homme de 43 ans, a été expulsée spontanément par l'anus ; elle a une forme ovoïde et mesure 12 centimètres de hauteur sur 6 de diamètre transversal. La tumeur a été incisée verticalement et la surface de section laisse distinguer un grand nombre de lobules, et on constate que cette tumeur est enveloppée d'une membrane assez résistante. A une des extrémités de cette production morbide, existe un pédicule assez mince et long de 2 à 3 centimètres. L'examen microscopique de cette tumeur, fit voir qu'elle est constituée par un nombre considérable de vésicules adipeuses, avec quelques fibres de tissu conjonctif et des vaisseaux. Il s'agit donc ici d'un lipôme de l'intestin, affection assez rare, qui ne paraît avoir été décrite que par Sangalli et Virchow. (*Voir, pour les détails, l'observation.*)

(M. Castelain, *Bulletin médical du nord de la France*, 1870, p. 81.)

TABLE DES MATIÈRES

DU TOME QUATRIÈME

Nos des pièces — Pages

CHAPITRE II.

LÉSIONS DES ARTÈRES, GÉNÉRALITÉS.

Nos des pièces | Pages

CHAPITRE III.

CHAPITRE IV.

Nos des pièces | Pages

Nos des pièces — Pages

CHAPITRE II.

CHAPITRE III.

Nos des pièces — Pages

CHAPITRE IV.

FIN DU QUATRIÈME VOLUME

Paris, - Imp. PAUL DUPONT, 41, rue Jean-Jacques-Rousseau.— 114.79

www.ingramcontent.com/pod-product-compliance
Ingram Content Group UK Ltd.
Pitfield, Milton Keynes, MK11 3LW, UK
UKHW020320200726
13857UKWH00001B/227